Medizin im Konzentrationslager Flossenbürg 1938 bis 1945

Medizingeschichte im Kontext

Herausgegeben von Karl-Heinz Leven, Mariacarla Gadebusch Bondio, Hans-Georg Hofer und Livia Prüll

Begründet als Freiburger Forschungen zur Medizingeschichte von Ludwig Aschoff, fortgesetzt von Eduard Seidler

Band 21

PL ACADEMIC RESEARCH

Jessica Tannenbaum

Medizin im Konzentrationslager Flossenbürg 1938 bis 1945

Biografische Annäherungen an Täter, Opfer und Tatbestände

PL ACADEMIC RESEARCH

Bibliografische Information der Deutschen Nationalbibliothek
Die Deutsche Nationalbibliothek verzeichnet diese Publikation in der Deutschen Nationalbibliografie; detaillierte bibliografische Daten sind im Internet über http://dnb.d-nb.de abrufbar.

Zugl.: Erlangen-Nürnberg, Univ., Diss., 2016

Umschlagabbildung:
Vorderseite der Postkarte Friedrich Mennickes von 1942:
Hessisches HStArch Wiesbaden (Signatur 631 A, 1652).
Obj-Nr. D-Ver2.

D 29 (n2)
ISSN 1437-3122
ISBN 978-3-631-67563-2 (Print)
E-ISBN 978-3-653-07091-0 (E-PDF)
E-ISBN 978-3-631-70120-1 (EPUB)
E-ISBN 978-3-631-70121-8 (MOBI)
DOI 10.3726/b10764

PL Academic Research ist ein Imprint der Peter Lang GmbH.

Peter Lang – Frankfurt am Main · Bern · Bruxelles · New York · Oxford · Warszawa · Wien

Diese Publikation wurde begutachtet.

www.peterlang.com

„Wer Dachau eine Hölle nennt, hat für Flossenbürg keinen Ausdruck mehr.“
Walter Adam

„Irgendwann beginnst Du Dich zu fragen, ob Du vielleicht wirklich ein *Untermensch* bist. – Wie soll man sich davon erholen?“
Jack Terry

Inhaltsverzeichnis

1. Einleitung

Abriss der Geschichte des Lagers Flossenbürg

Der Bau des Konzentrationslagers Flossenbürg wurde im Frühling 1938 beschlossen und am 3. Mai 1938 trafen die ersten Gefangenen ein. Diese wurden aus Dachau in die Oberpfalz deportiert, um das neue Lager aufzubauen. Grund für die Wahl des Standortes war der nahe gelegene Steinbruch, in dem grauer Granit für die großen Bauvorhaben des Reichs gebrochen werden sollte. Flossenbürg gehörte damit zu den Lagern der Zweiten Generation wie Mauthausen oder Sachsenhausen, die weniger der Inhaftierung von Regimegegnern dienten, sondern wo die Arbeitskraft der Gefangenen ausgenutzt werden sollte. Neben Flossenbürg wurden auch die Lager Mauthausen, Natzweiler-Struthof und Groß-Rosen errichtet, um die Gefangenen bei der Schwerstarbeit in einem Steinbruch auszubeuten.

Die ersten Gefangenen gehörten zu den nationalsozialistischen Häftlingskategorien der „Berufsverbrecher" und der „Asozialen". Die „Berufsverbrecher" oder „BVer" wurden im Lagerjargon auch „Grünwinkel" oder „die Grünen" genannt. Es handelte sich hierbei um verurteilte Männer, die nach Beendigung ihrer Gefängnisstrafe nicht freikamen, sondern zur „Polizeilichen Vorbeugungshaft" in ein Konzentrationslager eingewiesen wurden.[1] Aus dieser Gruppe rekrutierte sich für die gesamte Zeit des Bestehens des Lagers Flossenbürg der Teil der Gefangenen, der bestimmte Aufgaben in der inneren Organisation des Lagers übernahm, wie etwa die Aufsicht in einer Baracke oder Vorarbeiter im Steinbruch und damit die „Häftlingsselbstverwaltung" stellte. Sie wurden „Kapos" genannt, der neutralere und heute von Historikern gebrauchte Terminus ist „Funktionshäftling". Die „Berufsverbrecher" wurden vonseiten der anderen Gefangenen als Handlanger der SS angesehen, zum Teil zurecht. Dies trug dazu bei, dass ihnen nach Kriegsende lange Zeit der Status von Opfern nationalsozialistischer Verfolgung verwehrt wurde. Darüber hinaus hatte die SS bereits während des Bestehens des Lagers den Mythos genährt, dass es die Häftlinge waren, die sich gegenseitig umbrachten.[2] Der Heterogenität dieser Häftlingsgruppe wird eine solch vereinfachende und für

1 Benz, Wolfgang/Distel, Barbara (Hrsg.): *Flossenbürg. Das Konzentrationslager Flossenbürg und seine Außenlager*, München 2007, S. 16.

2 Ebenda, S. 18. Zur Problematik der unreflektierten Übernahme dieser Bezeichnungen von Häftlingskategorien siehe ebenda, S. 17 f. Zum Mythos des gegenseitigen Mordes s.a. Gipsmodell und geschnitzte Kreuzigungsgruppe von Wilhelm Vierling, KZ-Gedenkstätte Flossenbürg/Stiftung Bayerische Gedenkstätten (Hrsg.): *Was bleibt –*

die Täter exkulpierende Sichtweise allerdings kaum gerecht. Die Zwangssituation, in der sich auch „kriminelle" Gefangene eines Konzentrationslagers befanden, kann hier nur angedeutet werden.

Zur Gefangenengruppe der „Asozialen" wurden aus der Sicht des Regimes unerwünschte Menschen wie Arbeits- und Wohnungslose, Bettler und Prostituierte gerechnet, vor allem aber Sinti und Roma.[3]

Mit Kriegsbeginn wurden Gefangene aus den von Deutschland besetzten Ländern nach Flossenbürg verschleppt. Insgesamt stammte dabei die größte Gruppe aus Polen, die zweitgrößte aus der Sowjetunion und die drittgrößte aus Ungarn.[4] Darüber hinaus wurden Menschen aus fast allen europäischen Staaten nach Flossenbürg deportiert. Flossenbürg wurde erst 1941 ein Einweisungslager, das heißt, die Gestapodienststellen konnten Gefangene vor diesem Datum nicht direkt nach Flossenbürg bringen lassen.[5] Zwischen September 1941 und Sommer 1942 wurden mindestens 2.000 sowjetische Kriegsgefangene im Lager Flossenbürg hingerichtet. Jüdische Häftlinge, die sich für 1942 nachweisen lassen, wurden im Herbst desselben Jahres nach Auschwitz verschleppt.

Aufgrund des Paragraphen 175 StGB, der Homosexualität unter Strafe stellte, waren in Flossenbürg über 300 Männer eingesperrt. Sie wurden als „artfremd" kategorisiert und waren im Lager einerseits schwulenfeindlichen Einstellungen und andererseits Zwangssterilisationen ausgesetzt.[6] Eine weitere Opfergruppe waren die im sogenannten „Sonderbau", dem 1943 errichteten Lagerbordell, zur sexuellen Zwangsarbeit eingesetzten Frauen.[7] Alle anderen weiblichen Häftlinge, insgesamt 16.000, waren in Außenlagern zur Zwangsarbeit eingesetzt.

Trotz verschiedener Erweiterungen blieb Raumknappheit während der ganzen Zeit seines Bestehens ein Charakteristikum des Lagers Flossenbürg.[8] Des

---

Nachwirkungen des Konzentrationslagers Flossenbürg. Katalog zur Dauerausstellung, Ulm 2011, S. 66.

3 KZ-Gedenkstätte 2008, S. 259.

4 Von ca. 100.000 Gefangenen waren 31.400 aus Polen, 22.000 aus der SU und 11.000 aus Ungarn. KZ-Gedenkstätte 2007, S. 239.

5 Orth, Karin: *Das System der nationalsozialistischen Konzentrationslager*, Hamburg 1999, S. 39.

6 KZ-Gedenkstätte 2007, S. 299. Einer der ersten Berichte eines ehemaligen als „homosexuell" stigmatisierten Gefangenen war Heinz Heger. Ders.: *Die Männer mit dem rosa Winkel. Der Bericht eines Homosexuellen über seine KZ-Haft von 1939–1945*, Gifkendorf 2011.

7 Sommer, Robert: *Das KZ-Bordell. Sexuelle Zwangsarbeit in nationalsozialistischen Konzentrationslagern*, Paderborn [2]2010, S. 119.

8 Benz/Distel 2007, S. 16.

Weiteren zeichnete sich das Hauptlager durchgehend durch extreme klimatische Bedingungen, schwierige topographische Gegebenheiten und die Schwere und Gefährlichkeit der Arbeit im Steinbruch (später für die Messerschmitt-Werke) aus.[9] „Die Verletzungshäufigkeit bei diesen Arbeiten war derart hoch, dass im Sommer 1938 eine Häftlingsbaracke zum Notrevier umfunktioniert werden musste."[10] Ein dauerhaftes Häftlingsrevier, also eine medizinische Anlaufstation, gab es erst ab 1940 in einer Holzbaracke. Ebenfalls 1940 wurde das Krematorium fertiggestellt, in den Jahren zuvor hatte man die Leichname nach Selb transportiert.[11] Bereits im „Hunger- und Seuchenwinter 1939/40" gab es eine erste Epidemie: Die mangelhafte Wasserversorgung führte zu Ruhr. Wahrscheinlich 1944 wurden die Krankenbaracken, zumindest formal, in welche für Innere Krankheiten und welche für chirurgische Behandlungen aufgeteilt. Dabei verfügte die chirurgische Station über einen Operationssaal und ein Röntgen-Gerät.[12] Mehrere Krankensäle hatten dreistöckige Betten.

1943 wurde der letzte Kommandant Flossenbürgs, Max Koegel, dort stationiert. Seine Dienstzeit zeichnete sich von Anfang an durch konsequente Verschlechterung der Verhältnisse im Lager aus.[13] 1944 stieg die Häftlingszahl rasant, und mit ihr der Anteil jüdischer Häftlinge. Grundlage hierfür war einerseits ein Befehl Himmlers vom April 1944, angesichts des Arbeitskräftemangels wieder verstärkt auf die Ausbeutung jüdischer Gefangener zu bauen. Andererseits wurden die Lager in Polen vor dem Herannahen der Roten Armee geräumt. 1944 bestand die Häftlingszwangsgemeinschaft nicht mehr nur aus Männern jeglicher Nationalität, Religion, sozialer Schicht und Ausbildung, sondern zunehmend auch aus Kindern und Jugendlichen,[14] von denen viele Vollwaisen waren (siehe auch exemplarische Lebensläufe in Kapitel 5).[15]

---

9 Ebenda, S. 18.

10 Ebenda, S. 20.

11 Ebenda, S. 20 f.

12 Über die genaue Ausstattung des Operationsraumes ließ sich bislang wenig Material finden. Zeitzeugen erwähnen die Verwendung eines Röntgen-Gerätes. Rudimentäre Röntgen-Befunde sind für einen kurzen Zeitraum (September 1944) erhalten geblieben. AGFl, Obduktionsbuch, Transkript, S. 58–59.

13 Benz/Distel 2007, S. 39.

14 Ebenda, S. 41.

15 Zu den überlebenden Kindern des Lagers Flossenbürg siehe Andlauer, Anna: *Zurück ins Leben. Das Internationale Kinderzentrum Kloster Indersdorf 1945–1946*, Nürnberg 2011 und KZ-Gedenkstätte 2011, S. 61–66.

Ab Oktober 1944 wütete eine Fleckfieber-Epidemie im Lagerkomplex Flossenbürg. Eine Strategie, wie mit dieser tödlichen Epidemie und mit dem völlig überbelegten Lager umzugehen sei, gab es nicht. Ursprünglich für 3.000 Menschen vorgesehen, waren im März 1945 um die 15.000 Menschen im Hauptlager zusammengepfercht. Am 16. April 1945 wurde eine erste Marschkolonne, die aus jüdischen Gefangenen aufgestellt worden war, auf den Todesmarsch getrieben. Am 20. April folgten drei weitere Kolonnen. Die Todeszahlen derer, die aus Schwäche zusammenbrachen oder erstochen, erschlagen oder erschossen wurden, belaufen sich auf 5.000 bis 8.500. Erst am 23. April befreite eine Einheit der US Army das Hauptlager. Zu diesem Zeitpunkt waren 1.527 schwerkranke Gefangene im Revier untergebracht. Es sollte noch mehrere Tage dauern, bis auch alle Kolonnen des Todesmarsches befreit waren. Der gesundheitliche Zustand der meisten überlebenden Gefangenen war katastrophal. Von den fast 100.000 Gefangenen des Lagerkomplexes Flossenbürg sind 30.000 nachweislich während ihrer Haft umgekommen.

Ärzte im Nationalsozialismus

Die Rolle der Ärzte für den Nationalsozialismus war in vielerlei Hinsicht bedeutend. Erstens führten Ärzte an ihren unterschiedlichen Arbeitsplätzen (Praxis, Klinik, amtliche Stelle, Lazarett oder Lager) die für das Regime entscheidende Überwachung durch, das heißt, alle Patienten, die den Arzt aufsuchten, wurden, so legte es die ideologische Theorie aus, auf rassenhygienisch wichtige Merkmale geprüft. Diese erstreckten sich von der Körperstatur und der Haarfarbe über den allgemeinen Gesundheitszustand bis hin zur Anzahl der Kinder, zum Beruf, zum sozialem Engagement und zur psychischen Verfassung. Selbst die Führung des Haushaltes wurde bei Frauen Teil der medizinischen Beurteilung. Den Ärzten kam demnach eine Schlüsselstellung im Aufspüren und Diagnostizieren von „Volksschädlingen", „Nicht-Ariern", aber auch von unerwünschten Lebensweisen zu, etwa der Homosexualität, die nicht nur als Krankheit, sondern auch als Straftat galt. Zweitens war es expliziter Auftrag der Ärzteschaft, die „Volksgemeinschaft"[16] zu reinigen; mit welchen Mitteln dies geschehen sollte, wurde deutlich formuliert.

---

16 Wildt, Michael: *Geschichte des Nationalsozialismus*, Göttingen 2008, S. 109–121. Die Volksgemeinschaft war durch Inklusion und Exklusion bestimmt. Eingeschlossen wurden Menschen, die man als „arisch" oder „arteigen" bezeichnete. Radikal ausgeschlossen wurden alle, die man nicht als inklusionswürdig betrachtete. Sie wurden als „Artfremde", „Gemeinschaftsfremde" oder „Volksfeinde" bezeichnet. Der Begriff wurde weitgehend deckungsgleich mit dem des „Volkskörpers" verwendet.

„Herausschneiden", „abstoßen", „eliminieren" sind radikale Vokabeln, die direkt zu Zwangssterilisation, Krankenmord (die euphemistische Bezeichnung „Euthanasie" suggeriert Sterbehilfe) und Mord an anderweitig missliebigen Menschen führten.

Darüber hinaus wurde das Bild des Arztes an sich instrumentalisiert. Werner Best, Stellvertreter des Chefs des Reichssicherheitshauptamtes (RSHA) Reinhard Heydrich, bemühte den Vergleich der nationalsozialistischen Polizei mit einem Arzt, der „jedes Krankheitssymptom (...) erkennt und die Zerstörungskeime (...) feststellt und mit jedem geeigneten Mittel beseitigt".[17] Die Verwendung des Wortes „Keim" war eine aufgeladene Metapher: Sie spielte gleichzeitig auf die Errungenschaften Robert Kochs in der Mikrobiologie an (in Rivalität zum französischen Zeitgenossen Louis Pasteur) und auf die antisemitische Darstellung der jüdischen Bevölkerung Deutschlands, Europas und der gesamten Welt als Tuberkel, Läuse oder andere Krankheitserreger.[18]

Wie beispielsweise Michael Kater zeigen konnte, wurden diese Aufgaben der Ärzteschaft aber alles andere als aufgezwungen. Vielmehr bemühte sich ein Großteil der Mediziner bereits während der Weimarer Republik um Erlangung genau der Möglichkeiten, die ihnen nach der Machtübertragung 1933 geboten wurden. Nur im „Anpacken des Übels an seiner Wurzel", im „schonungslosen Kampf" gegen rassische, religiöse oder andere vermeintliche Feinde wurde eine Chance auf Heilung des angeblich durch die Folgen der Zivilisation, des Ersten Weltkrieges und der Dominanz des Judentums „degenerierten" und „verweichlichten Volkskörpers" gesehen. Einen Großteil der Ärzteschaft verband also ein gewollter, herbei gesehnter und im Rückblick fast lückenlos ausgeführter Auftrag, ein Sendungsbewusstsein, das nichts mit ärztlicher Hilfeleistung und dem Versuch Leid zu mindern zu tun hatte, sondern diese ins Gegenteil verkehrte. Nicht wenige fanden über genau diese Inhalte den Weg in die NSDAP oder in andere NS-Organe. Darüber hinaus waren viele der „arischen" Ärzte erst durch Vertreibung ihrer als „jüdisch" deklarierten Kollegen in ihre machtvollen, einflussreichen und nicht selten finanziell rentablen Positionen gelangt.[19]

---

17 Wildt, Michael: *Generation des Unbedingten. Das Führungskorps des Reichssicherheitshauptamtes,* Hamburg 2002, S. 14.

18 Weindling, Paul J.: *Epidemics and Genocide in Eastern Europe 1890–1945*, Oxford 2000, S. 2, 16–18.

19 Zur Vertreibung jüdischer Ärzte beispielsweise Damskis, Linda Lucia: *Zerrissene Biografien. Jüdische Ärzte zwischen nationalsozialistischer Verfolgung, Emigration und Wiedergutmachung*, München 2009.

Die Medizin in den Konzentrationslagern wiederum erlangte durch Namen wie Josef Mengele oder Aribert Heim, die in Auschwitz bzw. Mauthausen stationiert gewesen waren, traurige Berühmtheit. Täter im Nationalsozialismus allgemein, aber besonders die medizinisch Tätigen wurden in der Nachkriegszeit gerne als „gespaltene Persönlichkeiten", Sadisten oder als Psychopathen, also als krankhaft und von der Norm negativ abweichend, charakterisiert. Für die Ärzte, die im Lager Flossenbürg stationiert waren, trifft diese Beschreibung wahrscheinlich nur in einem Fall zu. Bei der Beantwortung der Frage, was die anderen Männer dazu brachte, sich (in unterschiedlichem Ausmaß) an medizinischem (Massen-) Mord zu beteiligen, sollte die Feststellung Michael Wildts gelten, dass diese Männer „nicht vom Rand als vielmehr aus der bürgerlichen Mitte der Gesellschaft" kamen, eine akademische Ausbildung und in fast allen Fällen (ähnlich wie in den oberen Verwaltungsebenen des Regimes) einen Doktortitel hatten.[20] Harald Welzer argumentiert ähnlich, wenn er beschreibt, wie weder die Promotion noch die humanistische Bildung Menschen davon abhielten, zu Massenmördern zu werden.[21] Sie, die Mörder, waren „offenkundig weltanschaulich überzeugt von dem, was sie taten"[22]. Bei nicht wenigen der hier vorgestellten Ärzte dürfte die nationalsozialistische Auffassung, dass das Töten nur der letzte Schritt in einem „umfassenden therapeutischen Konzept"[23] darstellt, Grundüberzeugung gewesen sein. Gegenstand dieses „Konzeptes" war für einen Lagerarzt eines KZ allerdings nicht das Wohlergehen des Individuums, allenfalls dessen Arbeitsfähigkeit war aus utilitaristischen Gründen interessant; auch das Wohlergehen des Kollektivs der Häftlinge war nicht entscheidungslenkend. Dieses wurde, wenn überhaupt, nur dann berücksichtigt, wenn von diesem Kollektiv eine (Ansteckungs-) Gefahr bei Infektionskrankheiten wie beispielsweise Fleckfieber ausging. Die Konzentrationslager wurden für die Ärzte zur abgeschirmten und sicheren Bühne ihres biomedizinischen Bestrebens, die „kranken Elemente" auszusondern und spurlos zu vernichten. Die Lager und damit ihre Häftlingskrankenbaracken (HKB) oder „Reviere" waren Teil der „inneren Front", die, ähnlich wie die „äußere Front",

---

20 Wildt 2002, S. 14. Der Begriff der gespaltenen Persönlichkeit der nationalsozialistischen Ärzte wurde von Lifton geprägt: Lifton, Robert J.: *Ärzte im Dritten Reich*, Stuttgart 1988.

21 Welzer, Harald: *Täter. Wie aus ganz normalen Menschen Massenmörder werden*, Frankfurt/Main 2007, S. 42.

22 Wildt 2002, S. 14.

23 Pötzl, Ulrich: Dr. Valentin Faltlhauser, in: Von Cranach, Michael/Siemen, Hans-Ludwig (Hrsg.): *Psychiatrie im Nationalsozialismus. Die Bayerischen Heil- und Pflegeanstalten zwischen 1933 und 1945*, München 1999, S. 385–403.

einen Kampf gegen allgegenwärtige Feinde führte. Der Vernichtungskrieg, den die Soldaten von Wehrmacht und SS über fast ganz Europa brachten, wurde in den Lagern unter anderem durch Ärzte fortgesetzt. Vor diesem Hintergrund ist auch die zunächst paradox anmutende Formulierung zu verstehen, der Lagerarzt sei „mit einem Pinsel bewaffnet" zur Untersuchung der neu angekommenen Häftlinge erschienen.[24] Pinsel lösen normalerweise kein Bedrohungsgefühl aus; weiße Kittel wiegen Menschen eher in Sicherheit. Es war den Gefangenen aber bald kein Geheimnis mehr, dass auch diese Annahme, der Arzt würde ihnen helfen, im Lager nicht mehr galt und dass man besser nicht ins Revier gehen solle, da man von dort nicht zurück kam.[25] Die Männer im weißen Kittel (es gab in Flossenbürg keine Ärztinnen) waren genauso Teil der Mordmaschinerie wie die Erschießungskommandos, nur töteten sie mit anderen Mitteln. Ausgerechnet die Persönlichkeit, die nach überzeitlichem und überregionalem Verständnis eine Vertrauensperson darstellt, wurde (meist freiwillig) zu einem Spitzel, Folterer und Henker. Medizinisches Material, vor allem die Spritze, wurde Sinnbild für Macht, Verfolgung, Terror und gezielten Mord. Damit nahmen diese Gegenstände die gegenteilige ihrer ursprünglichen harmlosen, mitunter Hoffnung spendenden Bedeutung an. Auch diese psychologische Täuschung war Teil des Verbrechens. Die Tatsache, dass viele der hier vorgestellten Männer nur kurz im Lager stationiert waren, um dann in einem anderen eingesetzt zu werden, steigerte die Anonymität und nahm den Gefangenen oft die Möglichkeit, sich einzelne Namen zu merken. Nur diejenigen SS-Ärzte, die sich durch ihr Verhalten von den anderen unterschieden, egal ob im negativen oder – vereinzelt – im positiven Sinne, wurden und werden namentlich erinnert.

Was Paul Weindling zu Opfern von Humanexperimenten allgemein anmerkt, gilt insbesondere für Flossenbürg: „Studies of concentration camp clinics – the Krankenrevier – despite their importance as centres of killing, as well as resistance, remain rudimentary."[26] Im Lager Flossenbürg sind offiziell keine verbrecherischen Humanexperimente durchgeführt worden, es gab dort keine Gaskammern, und verglichen mit Buchenwald kam Flossenbürg den befreienden und durch ungezählte Grausamkeiten vordringenden US-Army-Soldaten nur wie ein weiterer von vielen Leichenbergen vor. So oder ähnlich könnte man die Rolle, die die Medizin

24 Terry, Jack/Nitecki, Alicia: *Jakubs Welt. Die Erinnerungen des Jack Terry*, Stamsried 2005, S. 57.

25 Jakob Silbermann, in: Muggenthaler, Thomas: *„Ich lege mich hin und sterbe!" Ehemalige Häftlinge des KZ Flossenbürg berichten*, Stamsried 2005, S. 68.

26 Weindling, Paul J.: *Victims and Survivors of Nazi Human Experiments. Science and Suffering in the Holocaust*, London, New York 2015, S. 7.

in Flossenbürg und die das Lager Flossenbürg bei der Erforschung der Medizin im Nationalsozialismus bisher spielte, sehr vereinfacht beschreiben.

Doch immerhin waren in Flossenbürg zwei Ärzte stationiert, die kurze Zeit später Standortärzte in Auschwitz werden sollten (Popiersch und Dienstbach). Es waren drei andere Ärzte, zwei davon relativ lange, in Flossenbürg stationiert, die 1948 von alliierten Militärgerichten exekutiert wurden (Wolter bzw. Schmitz und Schiedlausky). Vier weitere Ärzte wurden von alliierten bzw. westdeutschen Gerichten verurteilt (Fischer, Geiger, Hellinger und Weck). Sechs der Ärzte haben den Krieg nicht überlebt oder gelten seit Kriegsende als vermisst (Dienstbach, Hattler, Hofmann, Litschel, Popiersch, Trommer). Zu sechs Ärzten konnten für diese Arbeit keine Hinweise für die Nachkriegsbiografie gefunden werden (Jäger, Louis, Neumann, Osenbrügge, Trischkat, Weyand). Aber vierzehn ehemalige KZ-Ärzte konnten nach 1945 wieder ihrem Beruf ohne jegliche oder ernsthafte strafrechtliche Konsequenzen nachgehen (Adam, Baader, Böhmichen, Bremmer, Einfeldt, Geiger, Gräff, Louis, Pütz, Schnabel, Seitscheck, Trischkat – die oben erwähnten Fischer und Weck konnten bis zu ihrer Verurteilung praktizieren.)

Wer waren nun diese Männer? Aus welchen familiären Verhältnissen kamen sie, wo und wann hatten sie studiert? Wann waren sie Mitglieder der Waffen-SS und eventuell anderer NS-Organisationen geworden? Wann wurden sie in Flossenbürg stationiert und was lässt sich über diese Stationierung sagen, insbesondere, was lässt sich über eine etwaige Beteiligung an Medizinverbrechen eruieren? Welche Taten lassen sich belegen, welche sind wahrscheinlich, aber nicht beweisbar und welche haben nicht stattgefunden? Welchen Ruf hatten diese Ärzte bei den Gefangenen? Wie lebten diese Männer nach 1945? Wurden sie in irgendeiner Weise juristisch zur Rechenschaft gezogen? Sind Motive ihres Handelns auszumachen?

Dies sind die Fragen, die die vorliegende Arbeit beantworten möchte, um eine biografische Analyse hinsichtlich Herkunft, Sozialisation, politischer Tätigkeit und Überzeugungen und des Karriereverlaufs zu ermöglichen. Eine chronologische Erzählung der Ereignisse im Revier bzw. Häftlingskrankenbau (HKB) und dessen Rolle im Hinblick auf Widerstand der dort eingesetzten Gefangenen ist damit nicht möglich, wird aber umrissen. Die biographischen Darstellungen der SS-Ärzte, Zahnärzte, Dentisten in alphabetischer Reihenfolge und des Vertragsarztes Schmitz nehmen den Hauptteil dieser Arbeit ein. Dies schien nötig, um eine gute Basis zur Beurteilung der einzelnen Personen, die fast alle SS-Mitglieder waren, zu schaffen, hat aber zur Folge, dass die Situation der Opfer nur indirekt, nicht umfassend und kaum aus ihrer Sicht behandelt werden kann. Der zweite Teil der Arbeit legt den Fokus auf die Art und Bedeutung der medizinischen

Vorgänge bzw. Medizinverbrechen. Die gesundheitlichen Konsequenzen für diejenigen Patienten, die die Konzentrationslager-Haft überlebten und die sowohl praktisch als auch ethisch schwierige Situation der Häftlingsärzte werden anhand ausgewählter Beispiele skizziert. Zuletzt wird der Versuch unternommen, einen tödlich endenden Krankheitsverlauf zu rekonstruieren.

Forschungsstand

Über die im Hauptlager Flossenbürg stationierten Ärzte ist relativ wenig publiziert worden. Toni Siegert lieferte 1979 mit seiner Pionierarbeit zur Geschichte des Lagers auch einen ersten Einblick in die sogenannten medizinischen Vorgänge.[27] Er beschränkte sich in seiner Darstellung der Lagerärzte auf die zwei „Extremvarianten" unter den mindestens 30 Ärzten und Zahnärzten: Fritz Baader wurde von ihm als „human" und „rühmliche Ausnahme" dem vermeintlich psychisch kranken zivilen Vertragsarzt Heinrich Schmitz gegenübergestellt. Ersterer sei ein Ausbund an Menschlichkeit und Letzterer ein Wahnsinniger gewesen. Über die anderen Männer machte Siegert wenige (Schnabel, Trommer) oder gar keine Angaben (Neumann, Hofmann, Bremmer etc.). Die Tatsache, dass es keine SS-Ärztinnen und auch keine NS-Krankenschwestern in Flossenbürg gab, ist bisher nicht weiter analysiert oder historisch eingeordnet worden.

Nach Siegerts Veröffentlichung analysierte Stefan Voit 1985 die Todesbescheinigungen der ersten viereinhalb Jahre (von Mai 1938 bis September 1942).[28] Durch eine Aufgliederung der auf den Todesbescheinigungen erwähnten Informationen konnten so Fragen nach dem Alter, der Nationalität, der Konfession und der Häftlingskategorie der Verstorbenen beantwortet werden. Auch der rasante Anstieg der Todeszahlen 1942 wurde hier zum ersten Mal statistisch aufbereitet. Zu den hinterlegten Todesursachen merkte Voit richtig an, dass ihr Wahrheitsgehalt sehr kritisch betrachtet werden muss.

Die 1984 von Toni Siegert veröffentlichte kurze Zusammenstellung zur Geschichte des Lagers[29] und die Überblicksdarstellung von Peter Heigl aus dem

---

27 Siegert, Toni: Das Konzentrationslager Flossenbürg. Gegründet für sogenannte Asoziale und Kriminelle, in: Broszat, Martin/Fröhlich, Elke/Grossmann, Anton (Hrsg.): *Bayern in der NS-Zeit. Soziale Lage und politisches Verhalten der Bevölkerung im Spiegel vertraulicher Berichte*, Band 2, München, Wien 1979, S. 429–492.

28 Voit, Stefan: *Die Totenbücher des KZ Flossenbürg 1938–42.* Erste Staatsprüfung für das Lehramt an Grundschulen in Bayern [unveröffentlicht], Regensburg 1985.

29 Siegert, Toni: *30 000 Tote mahnen. Die Geschichte des Konzentrationslagers Flossenbürg und seiner 100 Außenlager von 1938 bis 1945*, Weiden 1984, Amberg [7]2003.

Jahr 1989[30] fügten den ursprünglichen Informationen wenig Neues hinzu. Sie versammelten allerdings eine große Menge des zeitgenössischen Bildmaterials, darunter auch Fotografien aus der ehemaligen Krankenbaracke, aufgenommen kurz nach der Befreiung.[31] Der Band „Begegnungen mit Flossenbürg", von mehreren Herausgebern 1998 editiert, machte einen wichtigen Schritt hin zur Re-Individualisierung bzw. Aufhebung der aufgezwungenen Anonymität der Opfer.[32] Wie viel seit 1979 an wissenschaftlicher Bearbeitung stattgefunden hatte, wurde mit dem von Wolfgang Benz und Barbara Distel 2007 herausgegebenen und von den Historikern der Gedenkstätte Flossenbürg verfassten Band 4 der Reihe „Der Ort des Terrors" sichtbar.[33] Hier wurden nicht nur das Hauptlager, sondern auch die Flossenbürger Außenlager alphabetisch dargestellt, in Bezug zum Hauptlager und zur allgemeinen Kriegsentwicklung gesetzt und nach den wichtigsten Gesichtspunkten beschrieben. Da der Lagerkomplex Flossenbürg vor allem auf die Ausnutzung der Arbeitskraft der Gefangenen durch Zwangsarbeit ausgerichtet war, spielt die Darstellung der unterschiedlichen Arbeits- und Rüstungskommandos und ihre Verwicklungen mit der Industrie (u. a. Messerschmitt, Siemens, Auto-Union) eine vordringliche Rolle.

Auf dem Gedenkstättengelände wurde 2007 die erste Dauerausstellung zur Geschichte des Lagers eröffnet. Sowohl in der Reihe „Ort des Terrors" als auch in dieser Ausstellung kommen die medizinischen Vorgänge en détail kaum vor. Dies hat mehrere Ursachen. Erstens wurden in Flossenbürg keine Versuche am Menschen durchgeführt, die auf Anordnung von außen oder in Kooperation mit auswärtigen Stellen stattfanden. Entsprechend wurden die Vorgänge in Flossenbürg nicht im Nürnberger Ärzteprozess erörtert, der in der Folgezeit einen viel größeren Bekanntheitsgrad erreichen sollte als der Dachauer Flossenbürg-Prozess (DFP) oder andere Dachauer Verfahren. In letzterem wurden medizinische Vorgänge ausschließlich im Hinblick auf Heinrich Schmitz thematisiert.[34] Nachdem die Gerichtsbarkeit auf die beiden deutschen Staaten übergegangen war, dauerte es bis 1954, bis Ermittlungen gegen ehemaliges Lager-Personal des Hauptlagers begannen. Der von 1949 bis 1950 vor dem Landgericht (LG) Nürnberg geführte

---

30 Heigl, Peter: *Konzentrationslager Flossenbürg in Geschichte und Gegenwart. Bilder und Dokumente gegen das zweite Vergessen*, Regensburg [3]1994.

31 Heigl 1994, S. 68.

32 Vieregg/Eisele et al.: *Begegnungen mit Flossenbürg. Beiträge, Dokumente, Interviews, Zeugnisse Überlebender*, Weiden 1998.

33 Benz/Distel 2007.

34 Heinrich Schmitz war der einzige angeklagte Arzt. Daneben wurde noch der SS-Apotheker Walter Reupsch angeklagt.

Prozess zu Personal des Außenlagers Hersbruck fand im Weidener Verfahren kaum Erwähnung.

Zweitens liegt der Grund für den verhältnismäßig dünnen Forschungsstand zur Medizin im Hauptlager darin begründet, dass die wissenschaftliche Erarbeitung der Geschichte des Lagers allgemein sehr spät begann. Viele der Zeitzeugen waren in den 1980er und 1990er Jahren bereits verstorben oder, enttäuscht durch die bis dahin ausbleibende Gedenkkultur in und in Bezug auf Flossenbürg, nicht mehr bereit, sich zur Verfügung zu stellen.[35] Die sich gegenseitig verstärkende Wechselbeziehung zwischen Gedenkstätte einerseits, die neben einer Besucherbetreuung vor allem eine Betreuung der ehemaligen Gefangenen leistet, und einem wissenschaftlichen Archiv andererseits, konnte in Flossenbürg bis in die 1990er Jahre hinein nicht entstehen. Der Großteil der Gefangenen kam aus Polen, der Sowjetunion und Ungarn, was die Zugänglichkeit nicht nur in sprachlicher Hinsicht erschwerte oder gar unmöglich machte. Darüber hinaus wurden viele, wahrscheinlich auch medizinisch relevante Dokumente entweder vor Räumung des Lagers vernichtet oder von den amerikanischen Streitkräften dem Nationalarchiv in Washington D.C. übergeben. Ein anderes wichtiges Archiv, das Dokumente mit potentieller medizinischer Information aufnahm, war der Internationale Suchdienst (International Tracing Service, ITS, in Bad Arolsen), der allerdings bis vor wenigen Jahren nur Familienforschung erlaubte und den Zugang für Historiker schwierig gestaltete. Die Quellen lagerten und lagern also an weit verstreuten Orten.

Vor allem aber lagen die Prioritäten der bisherigen wissenschaftlichen Bearbeitung klar auf der Erläuterung des Häftlingsalltags und der Erforschung dessen, was „Vernichtung durch Arbeit“ für den einzelnen Gefangenen bedeutete. Im Zentrum stand das Bestreben, den ehemals entmenschlichten Männern, Frauen und Kindern ihre Identität und ihre Individualität zurückzugeben und sie der Darstellung als Opfer, kahl geschoren und in gestreifter Kleidung, bewusst zu entreißen.[36]

Eine 2004/2005 entstandene Zulassungsarbeit an der Universität Passau befasste sich mit allen Ärzten, Zahnärzten und einem signifikanten Teil des medizinischen Hilfspersonals.[37] Viele Personen wurden hier zum ersten Mal

---

35 Vgl. Terry/Nitecki 2005, S. 117.

36 KZ-Gedenkstätte Flossenbürg/Stiftung Bayerische Gedenkstätten (Hrsg.): *Konzentrationslager Flossenbürg 1938–1945. Katalog zur ständigen Ausstellung*, Ulm 2008, S. 266–299.

37 Scherer, Kathrin: *Ärzte, Helfer, Mörder – zur Medizin im Dritten Reich anhand des Krankenreviers Flossenbürg.* Zulassungsarbeit [unveröffentlicht] im Studiengang Lehramt für Realschulen, Universität Passau, Passau 2004/2005.

systematisch erwähnt und ihre Tätigkeiten im Lager bzw. Vorgänge, an denen sie beteiligt waren, in einen größeren Zusammenhang gesetzt (beispielsweise im Rahmen der massenhaften Hinrichtungen sowjetischer Kriegsgefangener). Eine Aufschlüsselung der Biografien nach 1945 im Hinblick auf eine juristische Strafverfolgung unterblieb hingegen (obwohl die entsprechenden Quellen genutzt worden waren), genauso wie eine kritische Auseinandersetzung mit den unterschiedlich genutzten Handlungsspielräumen der einzelnen Ärzte. Eine Magisterarbeit mit gleicher Fragestellung zu den SS-Ärzten des Lagers Neuengamme entstand in Hamburg. Sie ist interessant, weil viele der Flossenbürger Ärzte auch dort stationiert waren.[38]

Ebenfalls 2005 veröffentlichte Thomas Muggenthaler, Journalist beim Bayerischen Rundfunk, Zusammenfassungen von Interviews, die er mit Zeitzeugen und Zeitzeuginnen geführt hatte. In diesen Berichten taucht die „Medizin im Lager" immer wieder in der Angst vor dem Arzt oder der Angst vor Verletzungen, die das Ende bedeuten könnten, auf. Auch die Erinnerung, dass die komplette Kleidung immer nass war und dadurch Krankheiten leichter eintreten konnten, gehört hierzu.[39]

In den Veröffentlichungen von Ernst Klee, Astrid Ley oder im ersten Band der Reihe „Der Ort des Terrors" wird Flossenbürg nur kursorisch erwähnt. Die medizinische Komponente als genuines, zur Vernichtung gedachtes Element des Konzentrationslagers kommt in den Darstellungen Flossenbürgs als einem Komplex aus Arbeitslagern zur Ausbeutung der Arbeits- und Lebenskraft von fast 100.000 Menschen aber nur selten vor, etwa im Hinblick auf die "Sonderbehandlung 14f13".

Vergleicht man die Vorkommnisse in Flossenbürg mit denen in anderen Lagern, wie etwa Buchenwald[40] oder Auschwitz-Birkenau[41], die beide Schauplatz für unvorstellbar grausame Humanexperimente waren, scheinen die Medizin und das Schaffen der in Flossenbürg stationierten Mediziner vollends in den Hintergrund zu treten.

---

38 Fritz, Sven: *Die SS-Ärzte des Konzentrationslagers Neuengamme.* Wissenschaftliche Hausarbeit [unveröffentlicht] zur Erlangung des akademischen Grades eines Magister Artium der Universität Hamburg, Hamburg 2008.

39 Muggenthaler 2005, S. 48 f.

40 Gedenkstätte Buchenwald (Hrsg.): *Konzentrationslager Buchenwald 1937–1945. Begleitband zur ständigen historischen Ausstellung*, Göttingen ^{8}2011. Zu den dort stationierten Ärzten S. 57 ff.

41 Einen Überblick zum Konzentrations- und Vernichtungslager Auschwitz-Birkenau liefert Steinbacher, Sybille: *Auschwitz. Geschichte und Nachgeschichte*, München ^{2}2007. Zu den dort stationierten Ärzten S. 89 f.

Zur Situation der Häftlingsärzte, die sich auf der anderen Seite des Spektrums der medizinisch handelnden Personen befanden, sind bislang wenige Arbeiten erschienen. Einen allgemeinen Überblick schafft Astrid Ley und geht der Frage nach, ob und wie die gefangenen Mediziner mit der SS kooperierten, sowie welche ethischen Fragestellungen dies aufwarf.[42] Am Beispiel des jüdischen Häftlingsarztes Dr. Samuel hat kürzlich Sari Siegel eine faszinierende Einzelstudie vorgelegt.[43] Der ehemalige Kapo des Flossenbürger Krankenreviers Carl Schrade erwähnt zwar französische und Häftlingsärzte anderer Nationalitäten, allerdings oftmals ohne ihre kompletten Namen zu nennen, so dass deren Zuordnung schwierig ist.

Allgemein zur Medizin in einem Konzentrationslager war die Erarbeitung einer Ausstellung in der Gedenkstätte Sachsenhausen wegweisend.[44] Hierfür wurden bereits bekannte Fakten aufgegriffen und mit neuen Erkenntnissen, insbesondere zu individuellen Schicksalen, verbunden. Eine ebenfalls auf die Auswirkungen der „Lagermedizin" ausgerichtete Publikation ist die Studie von Paul Weindling, die anhand einer breit angelegten Analyse von Entschädigungsakten ein komplexeres Bild der Experimente selbst, aber vor allem von deren Folgen und Nachwirkungen entwirft.[45] Für einen einführenden Überblick zum Nürnberger Ärzteprozess bietet sich nach wie vor die Dokumentensammlung von Alexander Mitscherlich und Fred Mielke an.[46] Gleichermaßen juristische wie medizinische Aspekte dieses Prozesses erläutert der Band „Vernichten und Heilen" von Angelika Ebbinghaus und Klaus Dörner.[47]

Publikationen zur Täterforschung, die hier berücksichtigt wurden, sind die Studien von Karin Orth zur SS in den Konzentrationslagern[48], Michael Wildt zu

42 Ley, Astrid: *Kollaboration mit der SS zum Wohle von Patienten? Das Dilemma der Häftlingsärzte in Konzentrationslagern*, in: Zeitschrift für Geschichtswissenschaft 61, 2013, S. 121–139.

43 Siegel, Sari: *Treating an Auschwitz Prisoner-Physician. The case of Dr. Maximilian Samuel.* Holocaust and Genocide Studies 28, no. 3 (Winter 2014), S. 450–481.

44 Ley, Astrid/Morsch, Günther: *Medizin und Verbrechen. Das Krankenrevier des KZ Sachsenhausen*, Berlin 2007, und: Ley, Astrid: *Medizin im Konzentrationslager. Gezielte Vernachlässigung, medizinische Minimalversorgung, ärztliche Verbrechen. Dauerausstellung in der Gedenkstätte Sachsenhausen*, in: Medizinhistorisches Journal 41, 2006, S. 99–108.

45 Weindling 2015.

46 Mitscherlich, Alexander/Mielke, Fred: *Medizin ohne Menschlichkeit. Dokumente des Nürnberger Ärzteprozesses*, Frankfurt/Main [17]2009.

47 Ebbinghaus, Angelika/Dörner, Klaus: *Vernichten und Heilen. Der Nürnberger Ärzteprozess und seine Folgen*, Berlin 2002.

48 Orth, Karin: *Die Konzentrationslager-SS. Sozialstrukturelle Analysen und biographische Studien*, Göttingen 2000.

den oberen Führungsschichten des Regimes[49], Harald Welzer zur sozialpsychologischen Erklärung der „partikularen Moral" der nationalsozialistischen Mörder[50] und Thomas Kühnes Analyse des Mythos der „Kameradschaft"[51].

Die hier präsentierten Ergebnisse werden in das DFG-geförderte Projekt zu gruppenbiografischen Studien von KZ-Ärzten, durchgeführt von Philip Rauh an der Universität Erlangen-Nürnberg, eingehen.

Quellenlage

Ein grundlegendes Quellenproblem ist, dass die SS viele ihrer selbst erstellten Dokumente, die oft die Verbrechen minutiös dokumentierten, verschwinden ließ. In Flossenbürg geschah dies durch Verbrennen. Erhaltenes ist dem Mut einiger Häftlinge zu verdanken, die es auf sich nahmen, etwa die Nummernbücher oder eine Operationsliste heimlich zu verstecken oder abzuschreiben. Die Nummernbücher verzeichneten fast jeden Häftling mit seinen Personalien, seinem Ankunftsdatum und seinem Verbleib, also ob er gestorben, in ein anderes Lager deportiert oder entlassen worden war. Diese Nummernbücher sind die Basis für die heutige Datenbank des Archivs der Gedenkstätte, die es ermöglicht, Häftlingsschicksale zu rekonstruieren.[52]

Die zeitgenössischen Dokumente, die im Archiv des Internationalen Suchdienstes (ITS) überliefert sind, sind nach Lagernamen und nicht nach medizinischen Schlagworten geordnet und im Hinblick auf ihre medizinisch-klinische Aussagekraft höchst unterschiedlich zu bewerten. Für die vorliegende Arbeit wurden nur einzelne Dokumente des ITS-Bestandes verwendet, die für die Fragestellung besonders relevant sind. Dies sind ein Obduktionsbuch und eine „Anklageschrift" (s. u.). Das Obduktionsbuch beweist knapp 160 Obduktionen, die zwischen Juli 1944 und April 1945 im Lager durchgeführt worden sind.[53]

Der Überlieferungsweg einer Operationsliste, die heute lediglich in einer englischen Übersetzung vorliegt, ist noch nicht abschließend geklärt. Damit ist ihre quellenkritische Einordnung problematisch. Die wahrscheinlichste Herkunft ist, dass Häftlinge heimlich eine deutsche Kopie des Operationsbuches, das sich im OP

---

49 Wildt 2002.

50 Welzer 2007.

51 Kühne, Thomas: *Kameradschaft. Die Soldaten des nationalsozialistischen Krieges und das 20. Jahrhundert*, Göttingen 2011.

52 Abrufbar unter: http://kzgedenkstaette.no-ip.biz:1080/

53 C.C. Flossenbürg, „Sektionsberichte" (Individual Death Reports), ITS, Bad Arolsen: G.C.C. 5/76. Kopie und Transkription durch die Verfasserin in AGFl.

des Häftlingskrankenbau (HKB) befand, anfertigten und diese bei Befreiung amerikanischen Offizieren aushändigten, so schildert es Carl Schrade. Zu einem späteren Zeitpunkt wurde sie ins Englische übersetzt, um sie im DFP gegen Lagerpersonal verwenden zu können. Zum Zeitpunkt des Prozesses lag allerdings die deutsche Kopie und selbstverständlich kein Original mehr vor. Aus diesem Grund wurde die kopierte englische Operationsliste nicht als Beweismaterial anerkannt. Sie findet sich demnach auch nicht unter den amerikanischen Gerichtsakten, sondern im Flossenbürg-Bestand des Bundesarchivs.[54] Für die vorliegende Arbeit war sie ein wichtiger Grundstein, da sie es erlaubt, in Zusammenschau mit dem oben erwähnten Obduktionsbuch einige Patientenschicksale zwischen Herbst 1944 und Frühling 1945 nachzuvollziehen. Wenn auch rudimentär, so nennt diese Liste das Aufnahmedatum, die Diagnose, das Datum der Operation und der Entlassung bzw. ein eventuelles Todesdatum von insgesamt 120 Männern, bei einigen Doppelnennungen. Aus medizinischer Sicht ist dies ein Glücksfall, da eine vergleichbare Dokumentation, so unzureichend sie auch sein mag, bisher nicht bekannt ist. Ausserdem unterstreichen diese beiden Aufzeichnungen aus der Lagerzeit quasi forensisch den verbrecherischen Charakter der durchgeführten Operationen, denen oft noch am Todestag des Patienten eine Obduktion folgte.

Ein weiteres Dokument in den Unterlagen des ITS ist eine persönliche und inoffizielle „Anklageschrift" ehemaliger Gefangener, die alle im HKB eingesetzt gewesen waren. Neben eindeutigen Anschuldigungen erlaubt diese Liste auch eine Zuordnung der Unterschriften zu den Personen, die entweder Häftlingsärzte, Häftlingspfleger oder in einer administrativen Funktion eingesetzt gewesen waren.[55]

Operationsbücher oder Obduktionsprotokolle vor 1944 konnten bislang nicht eruiert werden.

Die bei der Gemeinde Flossenbürg überlieferten Sterbebescheinigungen sind ein weiterer zeitgenössischer Quellenbestand. Sie wurden vom jeweiligen Lagerarzt unterschrieben und nannten die Personalien, das Sterbedatum und eine – oft fingierte – Todesursache. Anhand dieser Bescheinigungen wurden die Stationierungszeiten der hier vorgestellten Ärzte zwischen Mai 1938 und September 1942 teilweise ermittelt. Für die Zeit nach September 1942 musste auf andere SS-Dokumente zurückgegriffen werden, jedoch konnten nicht alle Stationierungs-

---

54 BArch, NS 4/Fl – 388.

55 „Der wahre Sozialismus und die DEUTSCHE Kultur im Revier des Konzentrationslagers Flossenbürg, Straflager, Gruppe III, das sogenannte Haeftlingsspital, in der Zeit vom 18. November 1943 bis 20. April 1945." ITS, Bad Arolsen, 82107277–82107280. (Kopie in AGFl).

zeiten lückenlos eruiert werden. Auch ist die hier vorgestellte Anzahl an Personen nicht vollständig, da zwei Unterschriften nicht zugeordnet werden und zu anderen Personen (Blaschke, Ehrlich, Fürst) keine weiteren Unterlagen gefunden werden konnten.

Da zu den hier vorgestellten Ärzte kaum oder keine Ego-Dokumente zu ihrer Stationierungszeit in Flossenbürg oder zu den ihnen vorgeworfenen Taten berücksichtigt wurden, sind es neben den oben erwähnten zeitgenössischen Dokumenten vor allem Entnazifizierungs-, Ermittlungs- und Strafakten, die einzelne Aspekte ihrer Taten, aber auch ihrer Selbstsicht enthüllen. Dadurch unterliegt diese Selbstsicht automatisch dem Versuch sich zu verteidigen und Schuld abzuwehren. Die hier genutzten Strafakten wiederum teilen sich auf in die Akten des amerikanischen Militärgerichts, die im DFP entstanden sind, und in die Akten der westdeutschen Gerichte, genauer in die von der Staatsanwaltschaft Weiden ab 1953 geführten Ermittlungs- und Strafverfahren und einzelne Verfahren anderer Staatsanwaltschaften. Die in diesen Akten – teils unter Eid – gemachten Angaben und Aussagen unterliegen immer einem Bias, da der Angeklagte selbstverständlich versuchte, seine Schuld herunterzuspielen oder ganz zu leugnen. Des Weiteren ist das juristische Erkenntnisinteresse ein anderes als das historiographische.[56] Vor Gericht geht es nicht ausschließlich, aber primär um die Ermittlung von Schuld und die Festlegung des entsprechenden Strafmaßes. Diesem Zweck dient die Aufklärungsarbeit. Zur Aufklärung gehören aber mitunter auch Aspekte, die zwar nicht zwingend strafwürdig, aber für die Rekonstruktionsarbeit wichtig sind.

Bei der Beurteilung der Prozess-Akten ist der zentrale Punkt die Bereitschaft ehemaliger Gefangener, auszusagen. Ohne diese Zeitzeugen wären viele Verfahren oder Urteilssprüche gar nicht zustande gekommen:

> „Durchzuführen waren die Prozesse nur, da die überlebenden Opfer der Konzentrationslager es auf sich nahmen zu sprechen; sie mußten das Schweigen der Toten zum Sprechen bringen, sie mußten es auf sich nehmen, nicht nur ihren Peinigern gegenüberzutreten, sondern das, was sie erlitten hatten, in exakter, gerichtlich verwertbarer Form wiederzugeben und sich darüber einem Kreuzverhör auszusetzen."[57]

Von Ebbinghaus wurde das grundsätzliche Problem der juristischen Verfolgung von nationalsozialistischen Gewaltverbrechen in Westdeutschland herausgearbeitet, nämlich der bei den Strafverfolgungsbehörden oft mangelnde Wille, die Täter konsequent ausfindig zu machen und anzuklagen:

---

56 Sigel, Robert: *Im Interesse der Gerechtigkeit: die Dachauer Kriegsverbrecher-Prozesse 1945–1948*, Frankfurt/Main 1992.

57 Ebenda, S. 9.

„So gingen das vom Zeitgeist geprägte Denken und die Einstellung der Juristen genau so wie die Tatsache, dass diese Akademikergruppe keine wirklich durchgreifende Entnazifizierung durchlief, als außerjuristische Faktoren in die Rechtsprechung ein und hatten auf diese nachweislich erheblichen Einfluss.“[58]

Eine spezifische Schwierigkeit der alliierten Militärgerichte wiederum war die zu leistende Pionierarbeit auf dem Gebiet der Simultanübersetzung, die sich auch auf medizinisches Fachvokabular erstrecken musste:

„Many of the translators were refugees, called ‚thirty-niners,' referring to the year they left Germany. Few had lived long enough with the English language to speak it well, and each sentence took painfully long to go from English to German, or Polish to English.“[59]

Der DFP fand vom 12. Juni 1946 bis zum 22. Januar 1947 auf dem Gelände des ehemaligen Konzentrationslagers Dachau statt. Dieser Prozess wurde wie diejenigen zu anderen Konzentrationslagern nicht in Nürnberg abgehalten, weil es dort an Kapazitäten fehlte.[60] Im Hauptverfahren USA vs. Friedrich Becker et al.[61] wurden 52 Personen angeklagt, an Verletzungen der Gesetze und Gebräuche des Krieges im Allgemeinen und an Tötungen, Schlägen, Folter, Verhungernlassen und Misshandlungen im Speziellen beteiligt gewesen zu sein. Auch medizinische Experimente wurden explizit in der Anklage erwähnt.[62] Es folgten insgesamt 18 abgekoppelte Verfahren oder Nachfolgeverfahren, unter anderem das Verfahren gegen Ewald Heerde et al.,[63] in dem auch die einzige Anklage gegen einen ehemaligen Lagerarzt Flossenbürgs (Schmitz) verhandelt wurde.[64] In diesen Nachfolgeverfahren wurde auf die Ergebnisse des Hauptverfahrens zurückgegriffen, so dass es nur noch darum ging, Art und Ausmaß der Beteiligung zu bestimmen.[65]

58 Ebbinghaus, Angelika: Mediziner vor Gericht, in: Henke, Klaus-Dietmar (Hrsg.): *Tödliche Medizin im Nationalsozialismus. Von der Rassenhygiene zum Massenmord.* Schriften des Deutschen Hygiene-Museums Dresden, Köln 2008, S. 217.

59 Greene, Joshua M.: *Justice at Dachau. The trials of an american prosecutor*, New York 2003, S. 53.

60 Schlaffer, Rudolf: *GeRechte Sühne? Das Konzentrationslager Flossenbürg. Möglichkeiten und Grenzen der nationalen und internationalen Strafverfolgung von NS-Verbrechen*, Hamburg 2001, S. 59.

61 Becker wurde aufgrund der alphabetischen Aufzählung der Angeklagten als Erster genannt. Das Hauptverfahren erhielt den Code 000-50-46.

62 Sigel 1992, S. 107 f.

63 Es erhielt den Code 000-50-46-3.

64 Sigel 1992, S. 108 f.

65 Ebenda, S. 76.

Ähnliche Verfahren vor einem amerikanischen Militärgerichtshof fanden zu den Lagern Buchenwald, Mauthausen, Dachau, Mittelbau-Dora und Mühldorf statt. Im Verfahren um das Mauthausener Außenlager Ebensee wurde ein zweiter ehemaliger Lagerarzt Flossenbürgs verurteilt (Geiger), allerdings spielte dabei seine Tätigkeit im Lagerkomplex Flossenbürg keine Rolle.

Der Prozess zu Flossenbürg war mit 142 Prozesstagen der längste der Dachauer Kriegsverbrecherprozesse. Er endete mit empfindlichen Strafen, unter anderem wurde in 15 Fällen die Todesstrafe verhängt, wovon später drei in lebenslängliche Haftstrafen umgewandelt wurden. Unter den Verurteilten war eine große Anzahl ehemaliger Gefangener, was auf den besonderen Charakter des Lagers Flossenbürg hinweist, wo es der SS gelungen war, die Funktionshäftlinge für ihre Ziele zu instrumentalisieren.[66] Anfang der 1950er Jahre wurden im Rahmen von Straferlassprogrammen viele Urteile abgemildert oder ganz aufgehoben.[67]

Die Akten der Weidener Staatsanwaltschaft sind zunächst im Rahmen des Ermittlungsverfahren gegen den ehemaligen Leiter der Politischen Abteilung und Kripo-Beamten, Wilhelm Faßbender, entstanden. Aus diesem Verfahren, das über 1200 Seiten stark ist,[68] wurden schnell weitere Verfahren gegen ehemaliges Lagerpersonal abgekoppelt, u. a. gegen die Ärzte Adam, Baader, Böhmichen, Geiger, Gräff, Fischer, Neumann, Schnabel und Trommer, jeweils mit unterschiedlichem Umfang und Erfolg. Oft lag es an widersprüchlichen Zeugenaussagen ehemaliger Gefangener oder – wie im Falle von Schnabel und Faßbender, die sich gegenseitig entlasteten – an einer offensichtlichen Milde seitens der Strafkammer, dass die Ermittlungen nicht zu Strafverfahren führten.

Die frühesten der für diese Studie verwendeten Gerichtsakten stammen von 1938 und betreffen Heinrich Schmitz. Bei diesen zwei Konvoluten muss zwischen dem Verfahren vor dem Erbgesundheitsobergericht (EOG) Jena und den Ermittlungen der Staatsanwaltschaft (Sta) Osnabrück wegen Betrugs unterschieden

---

66 Ebenda, S. 108.

67 Beispielsweise das von Hans-Joachim Geiger, der 1954 frühzeitig aus dem Kriegsverbrechergefängnis Landsberg entlassen wurde.

68 Wilhelm Faßbender (1892–1970), Beamter der Kripo Köln, war von 1938 bis 1943 als Leiter der Politischen Abteilung in Flossenbürg stationiert. In seine Dienstzeit fallen zahlreiche Folterungen zur Erpressung von Geständnissen und Hinrichtungen sowohl an Gefangenen des Lagers als auch an polnischen und sowjetischen Kriegsgefangenen. Durch Beschluss der Strafkammer des LG Weiden vom 15.7.1955 wurde er außer Verfolgung gesetzt. StArch Am, Sta Wen, (NSG) 81/1–81/8, Ermittlungsverfahren gegen Wilhelm Faßbender.

werden, was vor allem anhand der ideologischen Durchtränkung sowohl der verwendeten Sprache als auch der Argumentation möglich und wichtig ist.

Zentral für die Sicht der Häftlinge ist die Quellengruppe der veröffentlichten Memoiren; für die vorliegende Arbeit wurden insbesondere die Erinnerungen von Carl Schrade berücksichtigt. Der ehemalige „Kapo" des Reviers war insgesamt elf Jahre als „Krimineller" in unterschiedlichen Konzentrationslagern gefangen gehalten worden. Seine Erinnerungen, die er bereits Ende der 1940er Jahre niederschrieb, nannte er bezeichnenderweise „Le vétéran".[69] Das Manuskript blieb zu seinen Lebzeiten unveröffentlicht und wurde erst 2010 im Anwesen eines Freundes in Südfrankreich entdeckt. Seit 2014 liegt nun auch die deutsche kommentierte Übersetzung vor.[70] Für die vorliegende Arbeit ist sie die Hauptquelle, die aus der Sicht eines ehemaligen Gefangenen geschrieben wurde. Ein unmittelbarer, mit allen Einzelheiten des brutalen Lagerlebens vertrauter Blick und eine deutliche Sprache machen die Aufzeichnungen für die Rekonstruktion der Geschehnisse im Häftlingskrankenbau Flossenbürgs wertvoll.

Vorgehen

Das Ziel des ersten Teils der Arbeit ist es, im Rahmen einer Quellenstudie aus SS-Personalakten, Akten des Rasse- und Siedlungshauptamtes (RuSHA), Gerichtsdokumenten, Dokumenten aus der Bestehenszeit des Lagers und aus Zeitzeugenberichten eine möglichst komplette Skizzierung der biografischen Eckdaten der einzelnen Ärzte zu erhalten und ihre Tätigkeiten in Flossenbürg, wenn möglich, zu rekonstruieren. Biographien im klassischen Sinne können nicht vorgelegt werden, da die überlieferten bzw. die hier herangezogenen Materialien dafür nicht ausreichen: „Dies ist für NS-Biografien die Regel, nicht die Ausnahme."[71] Die Familien der hier erwähnten Männer wurden vorerst nicht kontaktiert.[72] Damit sind eingehende Charakterstudien, die die jeweiligen Persönlichkeiten ausleuchten und in ihrer Zeit verorten, nicht oder bestenfalls ansatzweise (Schnabel, Trommer, Schmitz) möglich. Die biografische Darstellung der Täter soll als Basis dafür dienen, das, was den Opfern angetan wurde, besser zu beschreiben und zu analysieren und vor allem bestimmte Taten einzelnen Personen zuzuordnen. Sie

---

69 Schrade, Carl: *Le vétéran. Onze ans dans les camps de concentration*, Mayenne 2011.

70 Schrade, Carl: *Elf Jahre. Ein Bericht aus deutschen Konzentrationslagern*, Göttingen 2014.

71 Herbert, Ulrich: *Best. Biographische Studien über Radikalismus, Weltanschauung und Vernunft 1903–1989*, Bonn 1996, S. 23.

72 Vgl. hierzu Orth 2000, S. 13.

kann auf eine breit angelegte Studie zur strukturellen Entwicklung des Häftlingskrankenbaus (HKB) zwischen 1938 und 1945 hinführen.

Der zweite Teil der Studie behandelt die stattgefundenen medizinischen Verbrechen und versucht nicht nur, diese Vorgänge dem Laien verständlich darzustellen, sondern auch zu interpretieren, beispielsweise im Hinblick auf die Frage, ob ein bestimmtes Vorgehen als Humanexperiment eingestuft werden kann oder nicht. Wenn möglich, werden Opferzahlen geschätzt.

In jeweils einem exemplarischen Kapitel wird die Bedeutung des Handelns der SS-Ärzte einerseits für die Lebens- und Arbeitsbedingungen der Häftlingsärzte als gefangene Mediziner bzw. andererseits für die Häftlinge allgemein skizziert.

Terminologie

Eine Beschäftigung mit der Medizin im Nationalsozialismus beinhaltet auch eine Auseinandersetzung mit einer schwierigen und belasteten Terminologie. Dabei ist die spezifische Sprache der Lager nochmals abzugrenzen von der ohnehin schon ideologisch aufgeladenen Sprache der biologistisch und rassenhygienisch ausgerichteten NS-Medizin. Die Bezeichnung „Abspritzen" für die Tötung durch eine Giftinjektion etwa gehört mitnichten zur medizinischen Fachsprache, sondern ist in sich ein direkter Ausdruck der Menschenverachtung. Sie gehört damit klar zur Tätersprache. Analog gilt dies für Bezeichnungen wie „Vergasen", „Liquidieren", „Eliminieren", „der Sonderbehandlung zuführen"; alle diese Umschreibungen sind Euphemismen für befohlenen Mord und dienen darüber hinaus der Vortäuschung legitimer Vorgänge. In dieser Studie wurde darauf verzichtet Begriffe dieser Tätersprache zu verwenden. Wenn ein Verzicht nicht möglich war, wurden sie historisch eingeordnet.

Auch die Medizin verwendet eine spezielle Fachsprache: Krankheitsbezeichnungen, Substanzen und Ausdrucksweisen von Medizinern sind weder dem interessierten Laien noch dem Historiker ohne Weiteres zugänglich, so dass dieser Arbeit ein Glossar der medizinischen Fachtermini angefügt wurde. An dieser Stelle sei lediglich auf einen schweren, wiederkehrenden Fehler der Übersetzung des Wortes „Typhus" sowohl aus dem Englischen als auch aus dem Französischen hingewiesen. Die angelsächsische und frankophone Bedeutung von „typhus" entspricht dem deutschsprachigen Fleckfieber, Typhus exanthematicus, und bezeichnet eine völlig andere Erkrankung als der deutschsprachige „Typhus", bei dem es sich um Typhus abdominalis oder typhoides Fieber handelt.[73]

---

73 Vgl. beispielsweise: Colonel Abner Zehm, MC: Experiences at a Concentration Camp. Medical Bulletin of the US Army, Europe, Vol. 6, No. 5–6, May/June 1949, S. 4., Repro-

Für allgemeine Aspekte des Lagerlebens gibt es unzählige Beispiele der bitter zynischen Umkehr von Wortbedeutungen, die hier nicht umfassend diskutiert werden können. Es sei lediglich auf den aus medizinischer Sicht extrem wichtigen „Muselmann" eingegangen: Unabhängig von der Diskussion über die Herkunft dieses Begriffs[74] wurde ein Gefangener, der das extremste Stadium der Abmagerung erreicht hatte und der dem Tod näher zu sein schien als dem Leben, von anderen Gefangenen „Muselmann" genannt. Dieser Begriff beinhaltete damit zugleich Mitleid, Abscheu und die instinktive Angst davor, selbst dem Tod entgegen zu vegetieren und zu sterben.

Entgegen mancher Tendenzen, Opfernamen nur teilweise zu nennen oder gar völlig zu pseudonymisieren, werden in dieser Arbeit immer alle Namen, soweit bekannt, vollständig genannt. Namen sind Teil einer Identität und nur ihre Nennung kann eine Würdigung der dahinter stehenden Person ermöglichen. Mit dieser Praxis soll explizit der Weg der Re-Individualisierung der einstigen Opfer weiter gegangen werden, gerade weil hauptsächlich Täter untersucht wurden.

Im Falle der mutmaßlichen Täter musste berücksichtigt werden, dass einige wenige Aktenbestände von Nachkriegsermittlungen immer noch einer Schutzfrist unterliegen. Da es offentsichtlich ist, dass die Aufarbeitung der Geschichte dieses Lagers sehr spät begonnen hat, dass es viele ehemalige Gefangene gibt, die bis heute unter ihren Verletzungen bzw. deren Folgen leiden, und viele der potentiell als Täter in Frage kommenden Ärzte nie irgendwo wissenschaftlich oder öffentlich in Erscheinung getreten sind, werden Letztere als Personen der Zeitgeschichte eingestuft, zu denen berechtigter Aufklärungsbedarf besteht.

Ortsnamen werden sowohl auf Deutsch als auch in der entsprechenden Landessprache angegeben, beispielsweise: Litzmannstadt (Łodz). Damit wird deutlich, dass diese Orte zwar Teil der deutschen Geschichte und Erinnungskultur, aber genauso auch Teil eines jeweils anderen Landes sind und dass ihre Vergangenheit komplex und mehrsprachig ist.

---

duktion in: *Medical Bulletin of the US Army*, Europe, Vol. 37, No. 2, February 1980 oder Ebbinghaus/Dörner 2002, S. 152. Leider wird auch in neueren Publikationen dieser Fehler wiederholt, beispielsweise in der Übersetzung der französischen Memoiren von Fliecx, Michel: *Vom Vergehen der Hoffnung. Zwei Jahre in Buchenwald, Peenemünde, Dora, Belsen*, Göttingen 2013.

74 Vgl. Huber, Markus: *Lagersprache und Zynismus. Über die mutmaßliche Herkunft von „Muselmann"*, FAZ vom 31. 12. 2013.

2. Das Personal

Zwischen 1938 und 1945 waren mindestens 22 Ärzte und sieben Dentisten (Zahntechniker) beziehungsweise Zahnärzte im Lager Flossenbürg stationiert. Für die Ärzte Blaschke, Meinck und Richter konnten die Stationierungszeiten nicht zweifelsfrei belegt werden, so dass ihre Darstellung entfällt. Mindestens zwei Unterschriften in den Originalquellen konnten nicht identifiziert werden, so dass die tatsächliche Anzahl der in Flossenbürg stationierten SS-Ärzte auf mindestens 34 geschätzt werden muss.

Von den hier vorgestellten 29 Männern waren bis auf einen (zu Schmitz siehe Kapitel 2.3) alle Mitglieder der SS. In der Position des Lagerarztes hatten sie die Verantwortung für die Betreuung der Gefangenen im Häftlingskrankenbau (HKB, auch Krankenbaracke oder Revier) inne, der übergeordnete Standortarzt übernahm vor allem die medizinische Betreuung der SS-Männer im SS-Truppenrevier, aber auch der Zivilbevölkerung. Der Standortarzt war dem Lagerkommandanten nur in militärischen Belangen unterstellt. In medizinischen Fragen unterstand er direkt Amt D III im Wirtschaftsverwaltungshauptamt (WVHA) in Berlin-Oranienburg (bis 1942 Inspektion der Konzentrationslager IKL).

Das Häftlingsrevier war erst ab 1941 mit einer Zahnstation ausgestattet. Vor diesem Datum wurde ein Gefangener, der Zahnprobleme hatte, soweit ihm dies gestattet wurde, in der SS-Zahnstation vorgestellt. Die Apotheke befand sich ebenfalls im SS-Teil des Lagers, hier war zuletzt Walter Reupsch, ein nicht als Apotheker ausgebildeter Mann, eingesetzt.

Im Folgenden sollen die Biografien dieser 29 Ärzte skizziert werden. Der Fokus liegt dabei auf einer zusammenhängenden Darstellung ihrer Vita über 1945 hinaus, die ihre Tätigkeit(en) im Hauptlager Flossenbürg untersucht, auch, um die Frage zu klären, ob und in welchem Ausmaß die Betroffenen sich an Medizinverbrechen beteiligt haben. Die Erarbeitung der Biografien der Ärzte in den über 90 Außenlagern, die extrem heterogene Krankenversorgung dort und die entstehenden Wechselwirkungen mit dem HKB im Hauptlager stellt ein eigenes Desiderat dar. Außenlager werden in der vorliegenden Arbeit nur dann erwähnt, wenn sie zum besseren Verständnis einer Biografie oder eines Vorgangs beitragen.

Es werden standesamtliche Einträge, Immatrikulationsbücher von Universitätsarchiven, die Akten des ehemaligen Berlin Document Centers (BDC), die alliierten Nachkriegsprozesse (hauptsächlich der Dachauer Flossenbürg-Prozess, DFP), Entnazifizierungsakten, die westdeutschen Ermittlungsakten und – wenn dies möglich war – Aufzeichnungen von Stadtarchiven ausgewertet, um die biografischen Daten der medizinischen Ausbildung, der Stationierungszeiten oder der Kampfeinsätze, aber auch die Nachkriegsstationen der Männer möglichst umfassend wiederzugeben. Erkenntnisse und Urteile unterschiedlicher Nachkriegsverfahren (vergleiche Abschnitt Quellenlage) und die darin enthaltenen Aussagen der betroffenen Ärzte werden dem zweiten großen Quellenbestand an Aussagen von ehemaligen Gefangenen (in Prozessen, in Zeitzeugen-Interviews im Rahmen der oral history oder in ihren Autobiografien) und eventuell vorhandenen zeitgenössischen Dokumenten gegenübergestellt. Abschließend wird die Rolle des Betroffenen in einem Fazit diskutiert.

2.1 Die Ärzte der SS

Die sieben Jahre, die das Lager Flossenbürg bestand, lassen sich in unterschiedliche Phasen einteilen. Die Abkürzungen stehen für Standortarzt (Sta) bzw. Lagerarzt (La). Einige Dienststellungen konnten nicht sicher ermittelt werden.

Tab. 1: 1938 bis 1940, Aufbauphase

Name	**1938**	**1939**	**1940**
Walter Weyand	ab Mai bis August		
Fritz Baader (Sta)	ab August	x	bis Juni/Juli
Gustav Litschel (La)		ab Februar bis Juni, Mitte Oktober	
Max Popiersch (La)		ab September	bis Februar
Josef Hattler (Sta)		ab Dezember bis ?	ab April bis Dezember und Februar bis April 1941
Heinz Neumann (La)			Juli, August und Dezember
Herbert Louis (La)		ab Dezember	bis April
Karl Gustav Böhmichen (La)			ab Juni/Juli bis August/ September 1941

Tab. 2: 1941 bis 1942, Konsolidierungsphase

Name	1941	1942
Karl Gustav Böhmichen (La)	bis August/September 1941	
Josef Hattler (Sta)	Februar bis April	
Herbert Gräff	März bis Mai	
Robert Seitschek (La)	April	
Oskar Dienstbach (Sta)	ab Mai	bis ?
Hans Trischkat	Mai bis Juli	
Gerhard Schiedlausky	Oktober bis Dezember Oktober 1943?	
Richard Trommer (La)	ab November	bis Herbst/Winter
Hofmann (Sta)	ab Dezember	bis Juli
Alfred Schnabel (Sta)		ab August

Tab. 3: 1943 bis 1944, Phase der Verunsicherung

Name	1943	1944
Alfred Schnabel (Sta)	x	bis September
Hermann Fischer (Sta)		ab Oktober bis 20.4.45
Gerhard Schiedlausky	?	
Waldemar Wolter (Sta)		Mai bis Juni
Richter		Juni
Heinrich Schmitz (La)		ab Mai bis März 1945
Hans-Joachim Geiger (La)		ab Oktober bis?

Tab. 4: 1945, Die letzten Kriegsmonate und die Todesmärsche

Name	1945
Heinrich Schmitz	bis 22.3.45
Otto Adam	ab Februar?
Hermann Fischer	bis 20.4.45

Aus den Tabellen wird gut sichtbar, dass vor allem für das Jahr 1943 und das erste Halbjahr 1944 keine Lagerärzte identifiziert werden konnten, da entsprechende

Quellen, die Stationierungszeiten nennen oder zeitgenössische Dokumente, die die Unterschrift eines Arztes tragen, nicht vorliegen. Standortarzt zu dieser Zeit war Schnabel.

Die Ärzte werden im Folgenden in alphabetischer Reihenfolge abgehandelt, um deren Auffindbarkeit zu erleichtern. Der jeweilige Doktorgrad wird, soweit vorhanden, aufgrund der besseren Lesbarkeit nur einmalig in der Überschrift erwähnt.

Dr. med. Otto Adam

Otto Wilhelm Rudolf Adam wurde am 28. August 1903 in Schumburg an der Desse (Šumburk nad Desnou) im Sudetenland, das damals zu Österreich-Ungarn gehörte, geboren.[75] Nach dem Abitur in Gablonz (Jablonec) 1922 begann er im selben Jahr, Medizin an der Deutschen Universität in Prag zu studieren und erhielt am 14. Januar 1928 seinen Doktortitel und die Bestallung als Arzt.[76] Zunächst arbeitete er als Universitätsassistent am Anatomischen Institut bei Professor Otto Grosser,[77] später an der Chirurgischen Universitätsklinik bei Professor Alexander Schloffer, jeweils in Prag.[78] Beim NS-Ärztebund wurde er als Praktischer Arzt,

---

75 Eigene Angaben im Lebenslauf vom 27.7.1948, Spruchkammerakte in: Staatsarchiv Ludwigsburg: EL 90217 Bü 131, S. 2. und: SS-Stammkarte, BArch, SSO (ehem. BDC), Adam, Otto, 28.8.1903.

76 Ebenda sowie BDC Erhebungsbogen vom 8.12.1959, Mitgliedschaft im NS-Ärztebund, Ermittlungsakten der Staatsanwaltschaft Weiden, in: StArch Am, Sta Wen, 133 (NSG), Bl. 22 und: Registry book of Doctors of the German University in Prague (1924–1931), https://is.cuni.cz/webapps/archiv/public/bookfull/bf/1840355044744327/306/?lang=en (Zugriff am 8.7.2014).

77 Erklärung von Prof. Grosser über die mehrjährige Tätigkeit von Adam an seinem Institut vom 24.10.1946, Spruchkammerakte in: Staatsarchiv Ludwigsburg: EL 90217 Bü 131, S. 14. Otto Grosser wurde am 21.11.1873 in Wien geboren, wo er auch Medizin studierte und sich 1902 in Anatomie und Embryologie habilitierte. Er war ab 1909 Professor der Anatomie an der Deutschen Universität in Prag. Seine Forschungen betrafen hauptsächlich entwicklungsgeschichtliche Grundlagen von Körpermissbildungen, Ernährungswege des Embryos und Berechnungsmöglichkeiten von Empfängnisterminen. Er starb am 21.3.1951 in der Nähe von Salzburg. Siehe von Engelhardt, Dietrich: *Biographische Enzyklopädie deutschsprachiger Mediziner*, 2 Bände, München 2002, S. 234.

78 Hermann Alexander Schloffer wurde am 18.5.1868 in Graz geboren, studierte dort und in Freiburg/Br. Medizin bevor er sich 1900 an der Deutschen Universität in Prag habilitierte. Zwischen 1903 und 1911 war er Ordinarius für Chirurgie in Innsbruck. Ab 1911 war er Ordentlicher Professor für Chirurgie an der Deutschen Universität in

später als kommissarischer Chefarzt der Bezirks-Krankenversicherungsanstalt Bilin (Bílina), ebenfalls im Sudetenland, dann als Stadtarzt für das Gesundheitsamt geführt.[79] Am 15. September 1930 hatte er sich ausserdem als Allgemeinpraktiker niedergelassen.[80] Seine damalige ärztliche Tätigkeit beschreibt er als „vorwiegend internistisch".[81] Im Winter 1938 trat er der Allgemeinen SS bei[82] und wurde am 7. September 1939 zur Waffen-SS eingezogen, als deren Mitglied er nach Stationierungen in Bayrischzell und Posen (Poznań) als Truppenarzt zu unterschiedlichen SS-Regimentern versetzt wurde. Die Stationierung im II./8. SS-Infanterie-Regiment unterbrach er von Januar bis März 1941 für seine militärische Grundausbildung in Hamburg. In dieser Zeit, am 30. Januar 1941, wurde er zum Untersturmführer befördert. Bereits am 20. April desselben Jahres erhielt er die Beförderung zum Obersturmführer.[83] Den Russland-Feldzug machte er „von Anbeginn an" mit „und zwar stets bei der Feldtruppe", wie er in Vernehmungen Ende der 1950er Jahre, offenbar nicht ohne Stolz, angab.[84] Am 9. November 1942 wurde er zum Hauptsturmführer der Reserve befördert. Des Weiteren erhielt er unterschiedliche militärische Auszeichnungen. Eine NSDAP-Mitgliedschaft ließ sich für Adam nicht nachweisen.

Adam war für unbestimmte Zeit Teil der 1. SS-Infanterie-Brigade (mot.), die SS- und Polizeiführer Curt von Gottberg[85] unterstand und unter dessen Leitung

---

Prag, wo er 1936 emeritiert wurde. Er starb am 21.1.1937 in Prag. Er entfernte 1907 als Erster einen Hypophysentumor ohne Eröffnung der Schädeldecke, wie Fußnote 77, S. 542.

79 BDC Erhebungsbogen vom 8.12.1959 in: StArch Am, Sta Wen (NSG) 133, Ermittlungsverfahren gegen Dr. Otto Adam, Bl. 22.

80 Karteikarte der RÄK, BArch, RÄK, Adam, Otto, 28.8.1903.

81 Erklärung Adams vom 4.12.1959 vor dem Staatsanwalt Nicolaus, Ermittlungsakten der Staatsanwaltschaft Weiden, StArch Am, Sta Wen, (NSG) 133, Ermittlungsverfahren gegen Dr. Otto Adam, Bl. 29.

82 Seine SS-Nummer lautete 347 121. LG Münster vom 19.2.1962, 6 Ks 1/61 in: Rüter, Christiaan F./de Mildt, Dick W. (Hrsg.): *Justiz und NS-Verbrechen. Sammlung (west-) deutscher Strafurteile wegen nationalsozialistischer Tötungsverbrechen, 1945–2012*, 49 Bände, Amsterdam, München 1968–2012. Hier ebenda 1978, S. 226.

83 Führerstammkarte, BArch, SSO (ehem. BDC), Adam Otto, 28.8.1903.

84 LG Münster vom 19.2.1962, 6 Ks 1/61 in: Rüter/de Mildt 1978, S. 226.

85 Curt von Gottberg, geboren 11.2.1896 in Preußisch Wilten, hatte am Hitlerputsch teilgenommen und war 1937 zum Chef des Siedlungsamts im Rasse- und Siedlungshauptamt ernannt worden. Als Kommandeur der „Kampfgruppe Gottberg" gab er 1942 den Einsatzbefehl heraus: „Als Feind ist anzusehen jeder Bandit, Jude, Zigeuner." Nach seiner Festnahme durch alliierte Streitkräfte beging er am 31.5.1945 in Flensburg

die „Kampfgruppe Gottberg“ im Herbst 1942 Massenmordaktionen in Polen und Weißrussland durchgeführt hat. Adam gab hierzu später an, dass er an diesen Erschießungen nicht beteiligt war.[86] Im Hinblick auf die Anzahl der verwundeten Soldaten und die Art der Verletzungen, die er als Arzt dieser Einheit medizinisch versorgt haben muss, war seine Vernehmung unergiebig.

Bei einem Unfall im Januar 1944 wurde er selbst schwer verletzt; nach eigenen Angaben zog er sich einen Schädelbruch mit begleitender Gehirnverletzung zu und wurde bis September 1944 in verschiedenen Lazaretten behandelt.[87] Ein gleichzeitig eingereichter Antrag auf Entlassung aus der SS sei nicht genehmigt worden.[88] Ende September sei er aus „Mangel an SS-Ärzten in den Konzentrationslagern“ nach Sachsenhausen, dann als Truppenarzt nach Dachau und von dort Ende Oktober 1944 wieder nach Sachsenhausen abkommandiert worden.[89] Dort habe er in der Inneren Abteilung des Krankenreviers und „in eigenen Häusern außerhalb des eigentlichen Stammlagers“ die sogenannten prominenten Häftlinge betreut.[90] Sein Vorgesetzter in Sachsenhausen sei Baumkötter

---

Suizid. Siehe Klee, Ernst: *Das Personenlexikon zum Dritten Reich. Wer war was vor und nach 1945*, Frankfurt/Main [2]2007, S. 193.

86 In der Ermittlungsakte zu dieser Kampfgruppe finden sich außerdem Abschriften von Berichten von Gottbergs, die die Opferzahlen der sogenannten „Bandenbekämpfung“ genau aufführen. Kinder und Frauen wurden hierbei separat aufgezählt, ebenso wie die Beute an Waffen oder anderem Material. ZStL, BArch B162/5552, Bl. 553–555.

87 Die Identifikationskarte des War Crimes Prison (WCP) Landsberg beschreibt eine Narbe an der Stirn.

88 Eigene Angaben entnommen der Erklärung Adams vom 4.12.1959 vor dem Staatsanwalt Nicolaus. Starch Am, Sta Wen 133 (NSG), Ermittlungsverfahren gegen Dr. Otto Adam, Bl. 29 f.

89 Ebenda, Bl. 30.

90 Eigene Angaben Adams vor dem Untersuchungsrichter Schmalacker beim Landgericht Münster am 23.12.1959 in: StArch Am, Sta Wen, 133 (NSG), Ermittlungsverfahren gegen Dr. Otto Adam, Bl. 34. „Prominente Häftlinge“ waren einerseits Gefangene, die von der SS zwar in oder in der Nähe von Konzentrationslagern gefangen gehalten, in der Regel aber weitgehend korrekt behandelt wurden. In Flossenbürg war das zum Beispiel die königliche Familie von Bayern, die eine Zeit im Arrestbau, dann in einem privaten Haus im Dorf (unter Bewachung) untergebracht war. Siehe Muggenthaler, Thomas: „Die dunklen Jahre des Hauses Wittelsbach.“ Podcast des Bayerischen Rundfunks, Bayern 2, 2011. In der Lagersprache waren „Prominente“ aber andererseits auch Funktionshäftlinge („Kapos“), die sich durch unterschiedliche Methoden der Nahrungs- und Kleidungsbeschaffung, auch durch Diebstahl oder Erpressung, Überlebensvorteile oft auf Kosten anderer verschafften.

gewesen.[91] Dessen Vorhaben, bei Herannahen der Front alle marschunfähigen Gefangenen zu töten, sei von Adam „von vornherein" abgelehnt worden. Diese Ablehnung sei der Grund für seine Versetzung nach Flossenbürg „am nächsten Tage" gewesen, so Adam.[92] Ob sein Widerstand echt oder nur ein retrogrades Verteidigungsmanöver war und ob seine Weigerung der wahre Grund für seine Versetzung war oder nicht, lässt sich heute nicht mehr nachvollziehen.

In Flossenbürg herrschte im Winter 1944/45 eine Fleckfieber-Epidemie, wie Adam selbst, mehrere Häftlingsärzte[93] und der Revierkapo Carl Schrade[94] übereinstimmend angeben. Adams ausführliche Beschreibung und Beurteilung durch Schrade, der als Verwaltungschef des Krankenbaus eine entscheidende Position innehatte, ist eine der wenigen Beschreibungen eines Flossenbürger SS-Arztes, die sich nicht auf Schmitz beschränken. Schrades Urteil fällt durchweg positiv aus: „Dieser SS-Mann, der aus dem Grenzgebiet stammte (...) und dessen Name so gar nicht nationalsozialistisch klang, kam zu spät in eine finstere und irrsinnige Welt."[95] Er sei ohnmächtig, schwach[96] und gutgläubig[97] gewesen, habe aber „berufliche und moralische Gewissenhaftigkeit an den Tag gelegt", verzichtete „auf jede unnötige Operation, versuchte, die Typhus- und Fleckfieberpatienten von den anderen zu trennen und vertraute vor allem den Häftlingsärzten, denen er bei Behandlung und Diagnose zum Teil freie Hand ließ."[98] Schrade zufolge war es auch Adam zu verdanken, dass in den letzten Stunden vor der „Evakuierung" des Lagers, also vor Beginn der Todesmärsche, viele Gefangene im Revier versteckt und so vor dem Todesmarsch bewahrt werden konnten. Adam habe daran

91 Baumkötter leitete das Sanitätswesen im KZ Sachsenhausen von Ende Oktober 1942 bis zur „Evakuierung" Ende April 1945. Baumkötter wurde zusammen mit Adam und Dr. Gaberle vor dem Landgericht Münster angeklagt und im Gegensatz zu Adam auch verurteilt. Zu Baumkötter in Sachsenhausen siehe auch Ley/Morsch 2007, S. 188 ff.

92 StArch Amberg, Sta Wen, 133 (NSG), Ermittlungsverfahren gegen Dr. Otto Adam, Bl. 31. Ähnlich Bl. 32: „Meine Versetzung nach Flossenbürg, welches ein Fleckfieberverseuchtes Lager war, führe ich nur auf meine Befehlsverweigerung zurück." Etwas differenzierter Bl. 34: „Ob dies eine Massregelung [sic!] gewesen ist oder ob man eingesehen hatte, dass ich, der ich zur Folge meiner Hirnverletzung nervlich sehr empfindlich war für solche Aufgaben nicht zu gebrauchen war, weiss [sic!] ich nicht."

93 Vgl. beispielsweise die Aussage von Frantisek Polák am 24.6.1946, NARA, US vs Friedrich Becker et al., 000-50-46, Seiten 602–645.

94 Schrade 2014, S. 234.

95 Ebenda, S. 289.

96 Ebenda.

97 Ebenda, S. 297.

98 Ebenda, S. 289.

nicht aktiv mitgeholfen, aber das Personal des Reviers gewähren lassen.[99] Adam habe vor seinem Rückzug aus dem Hauptlager Carl Schrade persönlich „Glück" gewünscht.[100] Allerdings beschreibt Schrade auch die Gefahr, mit der die im Revier zurückgebliebenen Gefangenen durchaus rechneten, nämlich dass die SS zurückkommen und alle Patienten im Revier kurz vor deren Befreiung durch die US Army doch noch erschießen oder verbrennen könnte. Ob es an Adam oder am energischen Auftreten eines anderen, ebenfalls verhältnismäßig einflussreichen Funktionshäftlings, Kurt Goltz,[101] gelegen hat (wie Schrade nahelegt), dass dies nicht geschah, muss vorerst offen bleiben.

Adams Biografie nach Kriegsende

Adam geriet am 6. Mai 1945 in amerikanische Kriegsgefangenschaft und wurde am 12. August 1947 den französischen Militärbehörden übergeben.[102] Am 3. Januar 1948 wurde er außer Strafverfolgung gesetzt und von der französischen Militärregierung entlassen.[103] Er ließ sich in Germersheim nieder und arbeitete wieder als Arzt.

Während seiner französischen Kriegsgefangenschaft sagte er am 1. Dezember 1947 im Nachfolgeverfahren zu Heinrich Schmitz vor dem amerikanischen Militärgericht im DFP als Zeuge aus.[104] Er versuchte hierbei, die Angeklagten Heinrich Schmitz und Friedrich Becker zu entlasten. Was unterblieb, war eine eingehende Befragung zu seiner eigenen Tätigkeit in Flossenbürg. Beispielsweise gab er an, für die internistische und für die gynäkologische Station zuständig gewesen zu sein. Da aber der überwiegende Teil der weiblichen Häftlinge in den Außenlagern eingesetzt war, wäre es notwendig gewesen zu eruieren, ob und wieso eine gynäkologische Station in einem fast ausschließlich von Männern belegten Lager eingerichtet wurde. Dies unterblieb jedoch. Ebenso problematisch erscheint die ausweichende Aussage Adams, dass es unter den SS-Ärzten unterschiedliche Mei-

99 Ebenda, S. 297.

100 Ebenda, S. 301.

101 Ebenda, S. 299 f.

102 Wo er sich bei seiner Gefangennahme aufhielt und welches Interesse die französischen Behörden an Adam hatten, ließ sich nicht klären. Abschrift vom 27.7.1948 des Office of the Provost Marshal, Prisoner of War Information Bureau, adressiert an Otto Adam, Germersheim, Spruchkammerakte in: Staatsarchiv Ludwigsburg, EL 90217 Bü 131, Bl. 21.

103 Ordonnance de non lieu vom 3.1.1948, Abschrift vom 8.4.1948, ebenda, Bl.22.

104 Aussage Dr. Otto Adam am 1.12.1947. NARA, US vs. Heerde et al, 000-50-46-3, Seiten 526–531.

nungen hinsichtlich bestimmter Therapien gegeben habe und dass er sich kein Urteil über mutmaßliche Vernachlässigungen durch Heinrich Schmitz erlauben könne. Auf Nachfrage, ob er konkrete Fälle nennen könne, antwortete Adam: „Zum Beispiel unterschiedliche Meinungen zur Behandlung von Frostbeulen oder Schlimmeres.“[105] Zu diesem Zeitpunkt – im Dezember 1947 – war jedem Angehörigen des Gerichts klar, dass Frostbeulen ein in Relation gesehen kleines gesundheitliches Problem von KZ-Häftlingen darstellten, aber auch hier unterblieb jegliche kritische Nachfrage. Im weiteren Verlauf seiner Anhörung stellte sich heraus, dass Adam auf die von Schmitz offenbar auch bei Frostbeulen durchgeführten Amputationen anspielte. Seine Anhörung war somit kurz, inhaltlich unergiebig und erbrachte nur die zu erwartende Entlastung der Angeklagten.

Auf der anderen Seite ist Adams Aussage zu entnehmen, dass es regelmäßige Berichte seitens der Lagerärzte an den Standortarzt Fischer gegeben hat[106] und dass die drei Ärzte Schmitz, Adam und Fischer sich auch über das organisatorische Vorgehen bei septischen Operationen ausgetauscht hatten.

Im Flossenbürger Hauptverfahren wurde Adam zwar öfters von anderen Zeugen erwähnt, und über seine Stationierungszeit bestand keinerlei Zweifel, er wurde aber nicht selber angeklagt. So machte der tschechische Internist und ehemalige Häftlingsarzt MuDr. Frantisek Wenzel Polák (siehe Kapitel 3) im Juni 1946, ähnlich wie Schrade, deutlich entlastende Angaben: Adam habe sich um die bessere Behandlung der Fleckfieber-Patienten verdient gemacht, indem unterschiedliche, hygienisch wichtige Maßnahmen ergriffen worden seien; etwa die Errichtung einer größeren Desinfektionsbaracke, die regelmäßige Entlausung betroffener Wohnbaracken und die Aufnahme von Kranken in den Krankenbau. Außerdem sei es Adams Verdienst gewesen, eine Statistik zu den tatsächlichen oder im Verdacht stehenden Fleckfieber-Patienten angefertigt zu haben.[107] Durch diese Maßnahmen sei die Fleckfieber-Sterblichkeit zwischen Februar und April 1945 stark zurückgegangen.[108]

---

105 Ebenda, S. 526–531. Nach eigener Übersetzung.

106 Diese sind leider nicht erhalten geblieben.

107 Bei dieser Liste scheint es sich um ein beim ITS überliefertes Dokument zu handeln. Die bisherige Analyse bestätigt die Angaben Poláks. GCC 5_69/Infektionskrankheiten. ITS, Bad Arolsen. Kopie und Transkription AGFl.

108 „Es ist sehr schwer etwas über die erste Zeit zu sagen, da die Fälle nicht schriftlich festgehalten wurden [Anm. gemeint ist die Sterberate durch Fleckfieber]. Meine Schätzung ist, dass jeder Dritte, also 30 Prozent, starb. Später fanden wir 24 und 26 %. Später, als weitere präventive Maßnahmen errichtet wurden von Dr.Adam, sank die Sterblichkeit auf 10 %. (…) Er begann mit der Statistik im Februar 45 und

Für sein 1948 einsetzendes Entnazifizierungsverfahren vor der Spruchkammer Schwäbisch-Gmünd reichte Adam umfangreiche Unterlagen ein: einen ausführlichen Lebenslauf, den gründlich beantworteten Fragebogen, Arbeitszeugnisse über seine freiwilligen ärztlichen Tätigkeiten in Militärgefangenschaft und bemerkenswerte eidesstattliche Erklärungen, unter anderem von Carl Schrade, vom ehemaligen französischen Häftling Dr. Jacques Michelin und von Prinz Albrecht von Bayern.[109]

Da Carl Schrade für die gesamte vorliegende Arbeit wichtig ist, soll auch hier genauer auf seine Erklärung vom Oktober 1947 über Adams Verhalten eingegangen werden,[110] in der er im Wesentlichen seine Angaben aus dem Dachauer Verfahren wiederholte. Adam wurde von Schrade bescheinigt, niemals einen Gefangenen misshandelt, nicht an Exekutionen teilgenommen und sich mit aller Kraft gegen den „Operationswahnsinn von Schmitz" gestellt zu haben.[111] Seine Dienste gegenüber den Häftlingen seien im positiven Sinne indiskutabel gewesen.[112]

Die Angaben Prinz Albrechts von Bayern lauteten ähnlich, allerdings waren die Wittelsbacher nicht Teil der gewöhnlichen Häftlingszwangsgemeinschaft, sondern in einem abgetrennten Teil des Lagers, ohne Zwangsarbeit oder Nahrungsentzug untergebracht, so dass ihre Perspektive eine völlig andere war als die Schrades. Das Entnazifizierungsverfahren endete am 17. August 1948 mit der Einstufung als „Mitläufer". Adam sollte einen Sühnebeitrag von 100 DM und 20 Tage Ersatzarbeit leisten.[113] Dagegen erhob der bisher als eher vorsichtig und zurückhaltend, bisweilen ängstlich erscheinende Adam Einspruch. Die Revision ergab 1948 weiterhin die Eingruppierung als „Mitläufer", allerdings wurde die zu zahlende Geldstrafe auf 10 DM herabgesetzt.[114]

---

begann mit der Entlausung des Lagers." Aussage von Dr. Polák am 24.6.1946 im Flossenbürg-Hauptverfahren, NARA, US vs. Becker et al., 000-50-46, S. 602–645.

109 Spruchkammerakte in: Staatsarchiv Ludwigsburg, EL 90217 Bü 131.

110 Diese Erklärung wurde für die Ermittlungen in Kriegsgefangenschaft angefertigt. Seiner Eingabe zur Spruchkammer fügte Adam eine entsprechende Kopie bei. Ebenda, S. 26 f.

111 Im Original: „Il s'est défendu avec toutes ses forces contre la fureur d'opération, dont son collègue Dr. SCHMITZ ètait obc[s]édé." Schrade 2011, S. 27. Großschreibung im Original.

112 Ebenda, S. 26.

113 Aktenvermerk vom 17.8.1948, Spruchkammerakte in: Staatsarchiv Ludwigsburg, EL 90217 Bü 131, Bl. 54.

114 Spruchkammerakte in Staatsarchiv Ludwigsburg, EL 90217 Bü 131.

In den 1950er Jahren wurde Adam immer wieder im Rahmen verschiedener Ermittlungsverfahren zu anderen Personen vernommen. 1959 strengte die Staatsanwaltschaft Weiden ein Ermittlungsverfahren gegen ihn an, da Heinrich Schmitz ihn 1946 im DFP als Beteiligten bei der Tötung durch Phenol-Injektionen genannt hatte.[115] Am 12. Oktober 1960 wurde dieses Verfahren eingestellt, da keine Anhaltspunkte für Beteiligung an Tötungen und keine Belastungen für Sterilisierungen oder Kastrationen gegen Adam vorlägen. Zusammenfassend formulierte die Weidener Staatsanwaltschaft ihre Einschätzung:

> „Während bisher die Namen der Ärzte Dr. Schnabel, Dr. Baader, Dr. Fischer, Dr. Trommer und Dr. Schmitz immer wieder in Erscheinung traten, wurde der Name Dr. Adam fast nicht genannt. Daraus kann geschlossen werden, daß der Beschuldigte im Lager Flossenbürg unter den Häftlingen wenig bekannt war und er sich nicht besonders hervorgetan hat.“[116]

Im Anschluss an das Weidener Verfahren wurde in Münster ein Strafverfahren zu den Aktivitäten im Konzentrationslager Sachsenhausen gegen den damaligen Standortarzt Baumkötter und die Lagerärzte Gaberle und Adam eröffnet. Dieses Verfahren ist eine der wichtigsten Quellen zur Vita Adams. Adam wurde als einziger im Februar 1962 „in Ermangelung eines ausreichenden Schuldnachweises“ frei gesprochen.[117] Er betrieb nunmehr eine Praxis in Hammelburg.

Im Frühling 1965 wurde Adam im Rahmen eines anderen Verfahrens nochmals befragt. Erstaunlicherweise konnte er sich nach über 20 Jahren sehr genau an seine Einheiten und deren geografische Lage erinnern. Über Details der euphemistisch genannten „Bandenbekämpfung“, also das Aufspüren und Töten von Partisanen, konnte oder wollte er gleichwohl nichts berichten. Vernommen wurde er von der Bayerischen Landpolizei in Bad Kissingen, die zum damaligen Zeitpunkt jedoch noch nicht einmal darüber informiert war, in welchen Konzentrationslagern Adam stationiert gewesen war.[118]

Zu einem unbekannten Zeitpunkt bekam Adam vom Versorgungsamt 50 % Erwerbsminderung wegen Unfallfolgen zugebilligt.[119] Er verstarb am 30. September

---

115 NARA, US vs. Heerde et al., 000-50-46-3, P-Ex 9. Siehe auch Kapitel 2.3 zu Heinrich Schmitz.

116 StArch Am, Sta Weiden, 133 (NSG), Verfahren gegen Adam, Otto Dr.med..

117 LG Münster vom 19.2.1962, 6 Ks 1/61 und BGH vom 29.3.1963, 4StR 500/62. In: Rüter/de Mildt, 1978, S. 215.

118 Zeugenvernehmung Otto Adams am 29.3.1965 in Hammelburg. BArch, ZStL, B 162/5552, Bl. 555.

119 Klee, Ernst: *Auschwitz, die NS-Medizin und ihre Opfer*, Frankfurt/Main [5]2012, S. 47.

1967 während eines Kur-Aufenthaltes in Bad Oeynhausen.[120] Er hatte nie geheiratet, ob er Kinder hinterließ, ist nicht bekannt.

Fazit zu Otto Adam:

Otto Adam schaffte es durchgehend, sich einerseits als Kriegsopfer mit einer schweren Kopfverletzung und einer daraus resultierenden Schwerbehinderung darzustellen und andererseits als jemand, der dem nationalsozialistischem Regime im Allgemeinen und dem System der Konzentrationslager im Speziellen kritisch gegenüberstand. Dieses Bild erscheint unstimmig, denn Adam war Mitglied der Waffen-SS und als solches bis zu seiner Verwundung im Januar 1944 durchweg aktiv. Er erhielt mehrere militärische Auszeichnungen, so dass davon ausgegangen werden muss, dass er eine Militärkarriere anstrebte. Aus den persönlichen Zeugnissen ergeben sich erstaunlich detaillierte Angaben zu Daten und Ereignissen, was die Zeit von seiner Bestallung bis zu seiner Verwundung betrifft; spezifische Vorkommnisse in den Lagern Sachsenhausen und Flossenbürg hingegen wurden nicht oder nur ungenau erinnert. Ebenso nannte Adam Namen von ehemaligen Gefangenen nicht aus eigenem Bestreben, auch nicht von solchen, die ihm mehrmals entlastendes Material zur Verfügung stellten. Andere Angeklagte (z. B. Friedrich Becker und Heinrich Schmitz) entlastete er. Immer wieder führte Adam seine schwere Kopfverletzung an, die ihm Probleme und insbesondere Merkschwierigkeiten bereite. Hier wäre ein Blick in die Akte des Versorgungsamtes oder in andere medizinische Berichte weiterführend, um unter Umständen beurteilen zu können, wie schwer er neurologisch, psychiatrisch und eventuell orthopädisch beeinträchtigt war, ob er etwa regelmäßig Medikamente einnehmen oder Krankengymnastik machen musste, aber auch, wie gut er in der Lage war, seine Praxis zu führen, was mit ausgeprägten Merkschwierigkeiten sicherlich problematisch gewesen wäre. Gedächtnislücken nach einer schweren Kopf- und Gehirnverletzung sind zwar durchaus medizinisch möglich und realistisch, allerdings scheinen sie bei Adam immer genau dann aufgetreten zu sein, wenn es für ihn oder einen anderen SS-Angehörigen unbequem hätte werden können.

Den amerikanischen Ermittlern und dem Gericht des DFP wiederum scheint es genügt zu haben, in Otto Adam einen Arzt vor Augen geführt zu bekommen, der menschlicher zu sein schien als sein Vorgänger Heinrich Schmitz. In der Zusammenschau aller vorliegenden Dokumente muss man feststellen, dass Otto Adam mit großer Wahrscheinlichkeit seinen Handlungsspielraum tatsächlich

---

120 Abschrift des Sterbeeintrags, StA BO und: „Dr. med. Otto Adam in seinem Kurort gestorben", erschienen in der Hammelburger Saale-Zeitung, 3.10.1967, StA Hab.

eher zum Vorteil der Häftlinge ausnutzte und dass er sich, verglichen mit Heinrich Schmitz oder Richard Trommer, nicht aktiv und aus eigenem Antrieb an Mord im Namen der Medizin beteiligt hat. Das wesentliche Moment, mit dem er die Häftlinge für sich einnehmen konnte, scheint die von ihm gewährte relative Autonomie gewesen zu sein. Aus Sicht der Gefangenen konnte das nur positiv bewertet werden, da sie so Selbstbestimmung zurück gewannen und ihre eingeschränkten Möglichkeiten maximal nutzen konnten, etwa um medizinische Entscheidungen zu treffen (siehe Kapitel 5: Stefan Hajdu wurde nicht von einem SS-Arzt, sondern von einem Häftlingsarzt notoperiert) oder um Widerstandshandlungen im weitesten Sinne und Rettungsaktionen zu organisieren.[121] Nichtsdestotrotz trug Adam das System mit. Die französischen, die amerikanischen und später die deutschen Ermittler beleuchteten dies nicht kritisch genug und waren nicht interessiert, vor allem im Sinne einer Aufklärung, mehr Details seiner eigentlichen ärztlichen oder medizinischen Tätigkeit im Lager Flossenbürg in Erfahrung zu bringen.

Mögliche Motive für Adams Haltung bleiben unklar. Hat er wirklich, wie er behauptet, eine fundamentale Abneigung gegen das Lagersystem gehabt, war er durch seine Gehirnverletzung mental beeinträchtigt oder war er klug genug, sich kurz vor Kriegsende nicht die Gunst der Gefangenen zu verspielen?[122] Versuchte Adam eine Gratwanderung, um weder von Gefangenen noch von SS-Angehörigen angegriffen zu werden? Vieles scheint für letztere Hypothese zu sprechen, denn bei allem Lob, das Schrade und andere für Adam in ihren Memoiren oder eidesstattlichen Erklärungen reserviert haben, muss eine viel komplexere Situation angenommen werden. So kommt auch Carl Schrade in seiner Biografie nicht umhin, den Augenblick zu erwähnen, als die SS kurz vor der Räumung des Lagers stand,

121 Die bekannteste Rettungsaktion in Flossenbürg ist wahrscheinlich die Unterbringung des damals 15-jährigen Jakub Szabmacher/Jack Terry in einem Tunnel als Versteck, damit er dem Todesmarsch der jüdischen Gefangenen entgehen konnte. Hieran waren Carl Schrade und der tschechische Häftling Milos Kucéra beteiligt. Jack Terry hat überlebt und ist heute 86 Jahre alt.

122 Hermann Langbein, der Schreiber des Standortarztes in Auschwitz, beobachtete in den letzten Wochen vor Auflösung des Lagers auch eine Verhaltensänderung des Personals und umschrieb dies mit dem Wunsch der SS-Männer „sich eine Rückfahrkarte“ zu kaufen, also einer strengen Strafverfolgung oder gar einer Lynchaktion nach dem absehbaren Kriegsende zu entgehen. Hermann Langbein in Lasik, Aleksander/Piper, Franciszek/Setkiewicz, Piotr/Strzelecka, Irena (Hrsg.): *Auschwitz 1940–1945. Studien zur Geschichte des Konzentrations- und Vernichtungslagers Auschwitz*, 5 Bände, Oświęcim 1999, S. 76.

und er Adam aufforderte, die Gefangenen doch endlich als Wesen mit Gefühlen und einer Seele zu betrachten.[123]

Dr. med. Fritz Baader

Fritz Baader wurde am 9. April 1909 in München geboren. Sein Medizinstudium absolvierte er in Erlangen und Rostock.[124] Er heiratete im Juli 1935, trat im Oktober 1935 der NSDAP und im Oktober 1936 der SS bei.[125]

Abb. 1: Fritz Baader, undatierte Aufnahme.

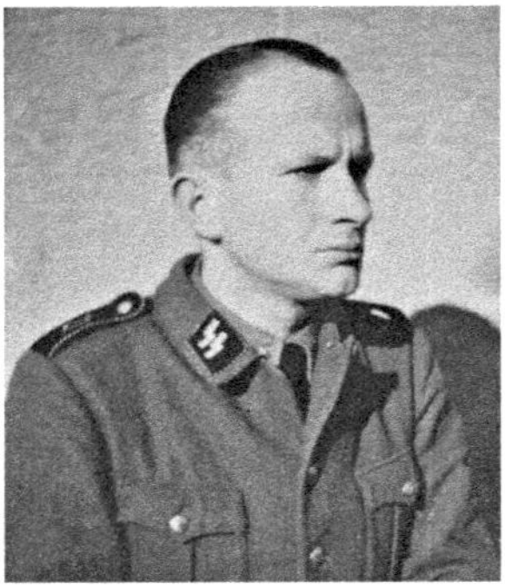

Von November 1936 bis Januar 1937 war er zur militärischen Grundausbildung beim SS-Regiment „Deutschland" in Ellwangen eingesetzt. Seine Meldung zum Sanitätsdienst der Waffen-SS war freiwillig erfolgt.[126] Zwischen Februar und Mai 1937 war er bei einer Sanitätsabteilung von SS-Totenkopfverbänden (TV) eingeteilt. Vom 1. Mai bis 1. Dezember 1937 war er der Sanitätsstaffel der TV „Sachsenburg" und ab Dezember 1937 bis Jahresbeginn 1941 der Sanitätsstaffel der SS-Totenkopfverbände der SS-Standarte „Oberbayern" zugeteilt.[127] Für kurze

123 Schrade 2014, S. 300 f.

124 Matrikel der Universität Rostock: 1929 SS–1931 SS. http://matrikel.uni-rostock.de/id/200023017 (Zugriff am 8.1.2014).

125 NSDAP-Mitgliedsnummer: 3 687 942, SS-Nummer: 278 278. Führerstammkarte. BArch, SSO (ehem. BDC), Baader, Fritz, 9.4.1909.

126 Beschluss der Spruchkammer des Internierungslagers Regensburg vom 19.1.1948 (Abschrift): StArch Am, Lagerspruchkammer Regensburg 74: Baader Fritz, geb. am 9.4.1909 in München, Dr. prakt. Arzt, Nürnberg, Obersturmbannführer (Chefarzt). Akte nicht paginiert.

127 Führerstammkarte. BArch, SSO (ehem. BDC), Baader, Fritz, 9.4.1909.

Zeit war er als Lagerarzt im Konzentrationslager Dachau stationiert, um dann am Einmarsch in Österreich als Truppenarzt teilzunehmen. Nach seiner Rückkehr wurde Baader von Mitte (spätestens August) 1938 bis April oder Juni 1940 im Lager Flossenbürg stationiert.[128] Er baute dort als Truppenarzt den Sanitätsdienst auf und übernahm die ärztliche Betreuung, sowohl der SS-Angehörigen als auch der Gefangenen.[129] Er tritt durch ein Schreiben vom 8. Juni 1940 hervor, in dem er „im Interesse der Produktion sowie im Interesse des Volksganzen" fordert, dass „die unbedingt nötigen Vorsichtsmaßregeln" im Steinbruch eingehalten werden, „da mit jedem Unfall-Verletzten ungeheure Ausgaben an Ort und Stelle und in Zukunft verbunden sind".[130] Angeblich als Strafe hierfür wurde er kurze Zeit später nach Nordnorwegen versetzt. Bis Juni 1941 war er daraufhin dem SS-Sanitätsamt und dann bis Mai 1942 der SS-Kavallerie-Brigade zugeteilt, wobei die chronologische Darstellung in seiner Entnazifizierung lautet, dass er ab Januar 1941 bis Frühling 1942 zunächst in Polen und dann beim Feldzug gegen die Sowjetunion als Regiments- und Divisionsarzt der SS-Kavallerie eingesetzt war. Zwischen Mai und September 1942 tat er beim Sanitäts-Ersatzbataillon Dienst oder war selber krank. Zwischen September 1942 und August 1944 war er im SS-Standortlazarett Nürnberg eingesetzt. Ab dem 25. August 1944 war Baader Chefarzt des Feldlazaretts 500 in Budapest[131] und Leitender Arzt des Befehlshabers der Waffen-SS bis kurz vor der vollständigen Befreiung Budapests[132] durch die Rote Armee am 13. Februar 1945.[133] Während der deutschen Besetzung Ungarns soll

---

128 Zwischen August 1938 und Juni 1940 stellte Fritz Baader regelmäßig Todesbescheinigungen aus. Standesamt Flossenbürg, Sterbebücher 1938–1942. (Kopie in AGFl).

129 Beschluss der Spruchkammer des Internierungslagers Regensburg vom 19.1. 1948 (Abschrift): StArch Am, Lagerspruchkammer Regensburg 74: Baader Fritz, geb. am 9.4.1909 in München, Dr. prakt. Arzt, Nürnberg, Obersturmbannführer (Chefarzt). Akte nicht paginiert.

130 KZ-Gedenkstätte 2008, S. 110.

131 Führerstammkarte. BArch, SSO (ehem. BDC), Baader, Fritz, 9.4.1909.

132 Beschluss der Spruchkammer des Internierungslagers Regensburg vom 19.1. 1948 (Abschrift): StArch Am, Lagerspruchkammer Regensburg 74: Baader Fritz, geb. am 9.4.1909 in München, Dr. prakt. Arzt, Nürnberg, Obersturmbannführer (Chefarzt). Akte nicht paginiert.

133 Wann genau Baader Budapest verließ, lässt sich nicht nachvollziehen. Die Befreiung der ungarischen Hauptstadt dauerte vom 26.12.1944, als sowjetische Soldaten die Stadt komplett einschlossen, bis zum 13.2.1945, als nach Pest schließlich auch Buda fiel. Siehe Jäckel, Eberhard/Longerich, Peter/Schoeps, Julius H. (Hrsg.): *Enzyklopädie des Holocaust. Die Verfolgung und Ermordung der europäischen Juden*, 4 Bände, München, Zürich ²1998.

Baader jüdische Mitarbeiter im Lazarett versteckt und somit vor dem sicheren Tod durch Mordaktionen der Pfeilkreuzler[134] oder durch Deportationen bewahrt haben. Bis zum 9. April 1945 war Baader schließlich Chefarzt im Lazarett Einbeck bei Hannover, das amerikanischen Truppen übergeben wurde.

In seiner Dienstzeit als Arzt der Waffen-SS wurde Baader vom Untersturmführer (1937) zum Obersturmbannführer (1943) befördert. Er erhielt zahlreiche militärische Auszeichnungen. Eine undatierte Beurteilung durch einen SS-Hauptsturmführer bescheinigt ihm „unermüdlichen Arbeitswillen" und „wertvolle Dienste" als Regimentsarzt.[135]

Bei Kriegsende geriet er bis 1948 in amerikanische Kriegsgefangenschaft und war ab dem 22. März 1947 im Internierungslager Regensburg inhaftiert. Im DFP wurde er nicht angeklagt und auch nicht als Zeuge gehört. Dies lag daran, dass im Dachauer Verfahren nur Taten nach dem 1. Januar 1942 verhandelt wurden, also ein Zeitraum, zu dem sich Baader nicht mehr in Flossenbürg aufgehalten hatte.

In seinem Entnazifizierungsverfahren wurde Baader von etlichen ehemaligen Häftlingen stark entlastet.[136] Den Grund für seinen Eintritt in die NSDAP gab er damit an, dass eine Parteimitgliedschaft von den Arbeitgebern verlangt worden sei, nur so habe er eine Assistenzarztstelle am Städtischen Krankenhaus Bamberg bekommen können. Die Spruchkammer schenkte ihm darin Glauben. Sein Verfahren fand 1948 in zwei Schritten statt: Die Lagerspruchkammer Regensburg stufte ihn am 19. Januar 1948 zunächst als Minderbelasteten ein und erlegte ihm eine einjährige Bewährungsfrist auf.[137] Mittels Gnadenerlass endete diese vorzeitig am 1. September 1948 und Baader wurde endgültig als Mitläufer eingestuft, diesmal von der Spruchkammer Nürnberg. Nach der Zahlung eines Sühnebetrags

---

134 Die Pfeilkreuzpartei – Hungaristische Bewegung war die nationalsozialistische Partei Ungarns unter dem „Volksführer" Ferenc Szálasi, die ab Oktober 1944 mit Hilfe der deutschen Besatzer die Regierungsgewalt in Ungarn übernahm. Sie war für Raub, Terror und die Deportationen der jüdischen ungarischen Bevölkerung mit verantwortlich. Siehe Benz, Wolfgang/ Graml, Hermann/Weiß, Hermann (Hrsg.): *Enzyklopädie des Nationalsozialismus*, München ^{5}1998, S. 699 f.

135 Undatierte Beurteilung über Fritz Baader. BArch, SSO (ehem. BDC), Baader, Fritz, 9.4.1909.

136 StArch Nü. Spruchkammer Nürnberg-Lager, B-58, Fritz Baader.

137 Beschluss der Spruchkammer des Internierungslagers Regensburg vom 19.1. 1948 (Abschrift): StArch Am, Lagerspruchkammer Regensburg 74: Baader Fritz, geb. am 9.4.1909 in München, Dr. prakt. Arzt, Nürnberg, Obersturmbannführer (Chefarzt). Akte nicht paginiert.

von 150,- DM war sein Verfahren abgeschlossen.[138] Er blieb als praktischer Arzt in Nürnberg tätig.

Baaders Werdegang nach 1948

Im Ermittlungsverfahren gegen Fassbender u. a. sagte ein ehemaliger Kapo des Reviers, Wilhelm Rücker, 1954 über Baader, dass dieser sich auch mit einer Pistole gegen unerwünschten Besuch (gemeint war der Kommandant) im Häftlingskrankenbau energisch und im Sinne der Häftlinge durchzusetzen wusste.[139] Rücker ist allerdings als Zeuge problematisch einzustufen.

Erst Ende 1958 wurde von der Staatsanwaltschaft Weiden gegen Fritz Baader selbst ermittelt. Die Anschuldigung lautete auf schwere Körperverletzung, da er im Lager während seiner Dienstzeit Sterilisationen und Kastrationen durchgeführt haben soll.

Im Rahmen dieses Ermittlungsverfahrens wurden mehrere ehemalige Gefangene befragt, teilweise diejenigen, die schon zu seinem Entnazifizierungsverfahren ausgesagt hatten. Es wurden außerdem Erkundigungen bei der Staatsanwaltschaft am Landgericht Nürnberg-Fürth eingeholt. Bei dieser war nach 1945 nur ein Verfahren wegen Betrugs gegen Baader anhängig gewesen, die Akten (Nr. 1 Js 9/46) waren aber bereits zum damaligen Zeitpunkt ausgeschieden und vernichtet.[140]

Die Staatsanwaltschaft Weiden ließ insgesamt acht ehemalige Gefangene des Lagers Flossenbürg durch die Kriminalpolizei befragen, allerdings wurde hierbei auch auf Vorwürfe gegen den ehemaligen Lagerältesten Karl Mathoi eingegangen, so dass die Aussagen zu Fritz Baader mitunter spärlich sind. In zwei Fällen wurde er belastet,[141] in vier Fällen wurde er deutlich entlastet. Er sei ein „humaner" und „untadeliger Mensch" gewesen, der „stets korrekt" gewesen und für das Gesundheitswesen im Lager „vorbildlich" gesorgt habe. Außerdem habe er „gegen den allein gültigen Willen des Lagerkommandanten Weißenborn" nichts durchsetzen können, eine Behauptung, die reichlich apologetisch anmutet.[142] Eine der belastenden Aussagen betraf den Zeitraum 1939/40, als SS-Männer durch das Lager gegangen seien, um nach Tätowierungen bei den Gefangenen zu suchen. Der

---

138 Ebenda, Vermerk der Hauptkammer II in Nürnberg vom 16.9.1948 (Abschrift).

139 Angaben Rückers. StArch Am, Sta Wen, Ermittlungsverfahren (NSG), 81/6. Bl. 1253.

140 Vermerk. StArch Am, Sta Wen, 108 (NSG), Ermittlungsverfahren gegen Dr. Fritz Baader. Auf Anfrage im Hauptstaatsarchiv Nürnberg wurde die Vernichtung dieser Akte bestätigt.

141 Ebenda, Angaben von Helmrich Heilmann und Michael Eschmann.

142 Ebenda, Angaben von Josef Weigl, Peter Muth, Wilhelm Rettenmaier und Karl Peter Heil.

Zeuge wurde von der befragenden Kriminalpolizei Bremen als glaubhaft eingestuft, jedoch schien das nicht für weitere Ermittlungen auszureichen.[143] Die für medizinische Belange interessanteste der befragten Personen war Alois Hiltmaier, der ehemalige Sachbearbeiter des Standortarztes. Dieser gab allerdings an, von nichts gewusst zu haben. Hiltmaier war zum Zeitpunkt seiner Befragung durch die Kriminalpolizei Starnberg selbst Krankenpfleger, so dass er zumindest in der Rückschau in der Lage gewesen sein müsste, die Vorgänge im Lager kritisch zu beleuchten. Dass er als Sachbearbeiter der höchsten medizinischen Instanz im Lager keinen Einblick in die Vorgänge des Reviers beziehungsweise der Krankenbaracke gehabt haben soll, erscheint nicht glaubhaft.[144] Eine der Zeugenangaben erscheint in Bezug auf Tätigkeiten zu Fritz Baader insgesamt nicht glaubwürdig, da die Haftzeit des Befragten nicht mit der Stationierungszeit des Arztes übereinstimmt.[145] Das Ermittlungsverfahren gegen Baader wurde letztendlich eingestellt. Über seinen weiteren Lebensweg ist bislang nichts bekannt. Er starb Ende der 1980er Jahre in Nürnberg.[146]

2009 tauchten im Stadtarchiv Weiden Dokumente von zwangssterilisierten Häftlingen aus den Jahren 1938 und 1939 auf. Dabei handelt es sich um die Abrechnungsdokumente zu den Krankenhausaufenthalten von acht Männern, die im Klinikum Weiden durch den dortigen Chefarzt zwangsweise unfruchtbar gemacht worden waren.[147] Es erscheint möglich, wenn auch nicht sehr wahrscheinlich, dass Fritz Baader tatsächlich „nie eine Kastration oder Sterilisation [Anm. selbst] durchgeführt“[148] hat. Durch die Überweisung der Männer in das nahe gelegene Klinikum trägt Baader aber zumindest indirekt für deren Zwangssterilisierung Mitverantwortung.

Fazit zu Fritz Baader:

Fritz Baader wird von einem Großteil der ehemaligen Gefangenen sehr positiv beschrieben, so dass es glaubwürdig erscheint, dass er sich an Medizinverbrechen nicht aktiv beteiligt hat. Auch die Einschätzungen der amerikanischen Ermittler, der Spruchkammern und der westdeutschen Ermittler kommen zu diesem

---

143 Ebenda, Angaben von Helmrich Heilmann.

144 Ebenda, Angaben von Alois Hiltmaier. Hiltmaier verfasste auch ein entlastendes Schreiben im Entnazifizierungsverfahren von Alfred Schnabel.

145 Ebenda, Angaben von Eduard Röhrner.

146 Auskunft, Standesamt Nürnberg.

147 StA Wen: A III Nr. 1963. Kopie in AGFl.

148 Vernehmungsniederschrift Alois Hiltmaier vom 3.1.1959. StArch Am, Sta Wen, 108 (NSG), Ermittlungsverfahren gegen Dr. Fritz Baader, Bl. 10.

Schluss. Es wird sichtbar, dass Baader – aus welchen Motiven auch immer – seinen persönlichen Handlungsspielraum im Sinne der Gefangenen zu nutzen wusste. Er scheint nichts aktiv unternommen zu haben, um das Sterben und die allgemein schlechten Lebensbedingungen im Lager noch zu verschlechtern. Nicht zuletzt deshalb dürften sich ehemalige Häftlinge in Nachkriegsäußerungen positiv und dankbar über ihn geäußert haben.

Da Baader aber zumindest Kenntnisse über die Vorgänge im Lager hatte und auch die betroffenen Personen kannte, hätte man sich etwas mehr Details und genauere Angaben von ihm in seinen diversen Nachkriegsvernehmungen zu anderem Lagerpersonal erhofft. Hier hielt sich Baader bedeckt. Auch blieben seine Motive im Dunkeln. Diese dürften aufgrund seiner frühen Stationierungszeit im Lager Flossenbürg andere gewesen sein als bei Adam – 1939 und 1940 erschien eine Niederlage in weiter Ferne, wenn nicht unmöglich.

Ob und wie er sich im letzten Drittel seines Lebens zu seiner Tätigkeit in Flossenbürg und zu seinen Beweggründen äußerte, ist bislang unklar.

Dr. med.[149] Karl Gustav Böhmichen

Abb. 2: Karl Gustav Böhmichen, undatierte Aufnahme.

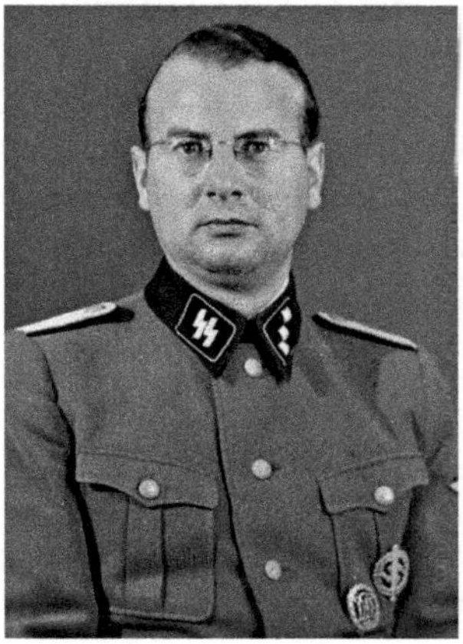

Karl Gustav Böhmichen gehört zu dem Großteil der Flossenbürger Lagerärzte, zu deren konkreter Tätigkeit im Lager sehr wenig bekannt ist. Zwischen den Extrembeispielen Baader, dem für seine Stationierungszeit 1938 bis 1940 keine Medizinverbrechen nachgewiesen werden konnten und Schmitz, der für medizi-

149 Den Doktortitel erwarb B. erst in den 1950er Jahren.

nischen Massenmord in der Zeit von 1944 bis 1945 im DFP hingerichtet wurde, verschwimmen die Konturen vieler Personen, die zeitlich dazwischen in Flossenbürg stationiert gewesen waren. In den überlieferten Dokumenten finden sich keine oder sich widersprechende Stationierungszeiten und ehemalige Gefangene, die sich an diesen oder jenen Arzt „en détail" erinnern könnten, gibt es kaum.

Zu dieser skizzierten Gruppe gehört Karl Gustav Böhmichen. Anderweitig erschlossenes Quellenmaterial, etwa durch Fritz,[150] ermöglicht zwar keine Beschreibung von Böhmichens Tätigkeit in Flossenbürg, erweitert aber den Blickwinkel auf dessen Tätigkeit in den Lagern Neuengamme und Mauthausen. Dadurch tritt das Netzwerk der SS-Ärzte, das sich letztendlich über alle Konzentrationslager erstreckte, und in dem sich die meisten gekannt haben dürften, zunehmend hervor.

Geboren am 31. Mai 1912 in Rheine (Westfalen), besuchte Böhmichen dort auch die Volksschule und das Gymnasium. Offenbar hatte er einen humanistischen Ausbildungszweig besucht, denn er beherrschte Griechisch, Latein und Französisch.[151] Im Herbst 1926 zog die Familie nach Münster um. Im April 1933 trat er der Hitler-Jugend bei. In der HJ war er Referent für Presse und Propaganda.[152] Als er am 9. November 1933 aus der HJ ausschied, trat er sofort der SS bei[153] und erhielt den Dienstrang eines SS-Mannes.[154] Mit 22 Jahren bestand er am 5. März 1934 die Reifeprüfung.[155] Ebenfalls 1934 absolvierte er zwischen Mai und Oktober seinen Arbeitsdienst, bevor er im November 1934 das Medizinstudium an der Universität Münster aufnahm. Die ärztliche Vorprüfung legte er nach fünf Semestern ab. Am 1. Mai 1937 trat er der NSDAP bei.[156] Zum Wintersemester 1937/38 trat er dem NSDStB bei.[157] Das Staatsexamen legte er bereits nach zehn Semestern ab und erhielt die Bestallung zum Arzt am 12. September

---

150 Fritz 2008.

151 Karteikarte der Deutschen Studentenschaft. UA Mün, Bestand 209. Karteikarte Karl Gustav Böhmichen.

152 Ebenda.

153 Seine SS-Nummer lautete: 256 732. Führerstammkarte. BArch, RS (ehem. BDC), Böhmichen, Karl Gustav, 31.5.1912.

154 Karteikarte der Deutschen Studentenschaft. UA Mün, Bestand 209. Karteikarte Karl Gustav Böhmichen.

155 Eigene Angaben im handgeschriebenen Lebenslauf. BArch, RS (ehem. BDC), Böhmichen, Karl-Gustav, 31.5.1912. Warum er die Reifeprüfung erst relativ spät ablegte, ist nicht bekannt.

156 Bislang konnte seine Parteimitgliedsnummer nicht eruiert werden.

157 Karteikarte der Deutschen Studentenschaft. UA Mün, Bestand 209. Karteikarte Karl Gustav Böhmichen.

1939,[158] also kurz nach Kriegsbeginn, offenbar als sogenannte „Notapprobation". Die Einberufung zur Waffen-SS erhielt er wenig später am 21. November 1939 und tat bis 1. Februar 1940 Dienst als Reservist in der Sanitäts-Lehrkompanie der SS-Verfügungstruppe „Deutschland". Ebenfalls am 1. Februar 1940 wurde er als Arzt im KZ Sachsenhausen stationiert und zum Hauptscharführer befördert. Am 20. April 1940 wurde er zum Untersturmführer befördert, bevor er entweder im Juni oder Juli 1940 in das KZ Flossenbürg versetzt wurde.[159] Dort verfasste er am 21. August 1940 eine schriftliche Bitte an das RuSHA zur Übersendung der Vordrucke zu einem Verlobungs- bzw. Heiratsgesuch. Bevor eine Heiratsgenehmigung erteilt wurde, holte das Sippenamt Erkundigungen ein, etwa bei den lokalen Gesundheitsämtern. Im Falle von Böhmichen wurde das entsprechende Anschreiben von Hans Trischkat verfasst, der 1941 nach Flossenbürg versetzt werden sollte.[160] Die Ehe wurde am 23. Januar 1942 geschlossen.[161] Während seiner Stationierung in Flossenbürg beteiligte sich Böhmichen wahrscheinlich an Zwangssterilisierungen, hierfür gibt es bislang eine Zeugenangabe (siehe Kapitel 4.4). Im weiteren Verlauf seiner Stationierung erkrankte Böhmichen an einer Sepsis, weshalb er unter anderem im Klinikum Weiden stationär behandelt wurde.[162]

Er selbst gibt an, am 1. August 1941 in das KZ Neuengamme als Lagerarzt versetzt worden zu sein, während das BDC den 10. September 1941 als Versetzungsdatum nannte. Fritz geht ebenfalls vom 10. September 1941 aus.[163]

Fritz verortet Böhmichens Tätigkeit in Neuengamme in einer Zeit, als dort eine Fleckfieber-Epidemie ausbrach, an der etwa 1.000 Gefangene starben, nämlich im Winter 1941/42.[164] Böhmichen habe hier medizinische Hilfe verweigert. Au-

---

158 Die Karteikarte der Deutschen Studentenschaft nennt sein Immatrikulationsdatum (2.11.1934) und sein Exmatrikulationsdatum (9.12.1939). Ebenda.

159 Er selbst gab in seinem Lebenslauf den 1.7.1940 an, während das BDC den 26.6.1940 dokumentiert hat. Dieses Datum ist auch auf der Führerstammkarte vermerkt. Führerstammkarte. BArch, RS (ehem. BDC), Böhmichen, Karl-Gustav, 31.5.1912.

160 Anschreiben des Sippenamtes an das Gesundheitsamt Steinfurt vom 10.12.41. BArch, RS (ehem. BDC), Böhmichen, Karl-Gustav, 31.5.1912.

161 Handgeschriebener Lebenslauf vom 2.1.1958. UA Mün, Bestand 55, Nummer 2408.

162 Eigene Angaben am 27.2.1959. StArch Am, Sta Wen, (NSG) 149, Ermittlungsverfahren gegen Dr. Karl Gustav Böhmichen. Bl. 4 ff. Die Krankenakten des Klinikums Weidens existieren nicht mehr.

163 Fritz, 2008, S. 67.

164 Ein Teil des Schriftverkehrs zur Erlangung einer Heiratserlaubnis wurde von Böhmichen im Lager Neuengamme verfasst, etwa sein Schreiben zur Nennung eines Bürgen für seine Verlobte vom 28.12.1941. BArch, RS (ehem. BDC), Böhmichen, Karl-Gustav, 31.5.1912.

ßerdem sei er an Krankenmord („Euthanasie"), auch mit Evipan und Strychnin, betiligt gewesen.[165] (Zur Tötung mittels verschiedener Substanzen durch Ärzte vergleiche Kapitel 4.6).

Im April 1942 wurde Böhmichen zum Obersturmführer befördert und kurz darauf im KZ Mauthausen bzw. dessen Außenlager Gusen als Lagerarzt stationiert. Dort hat er das Operieren an kranken und gesunden Häftlingen „geübt", tödliche Injektionen verabreicht[166] und an Selektionen von Gefangenen für deren Ermordung in der Gaskammer teilgenommen.[167] Wiederum eineinhalb Jahre später wurde er im November 1943 zum Hauptsturmführer befördert. Anfang 1944 war er kurze Zeit im KZ Krakau-Plaszow[168], spätestens ab März 1944 im KZ Kauen[169] stationiert.[170] Im September 1944 wurde er zum 6. SS-Armeekorps versetzt.[171]

Böhmichen selbst schilderte 1958 seine Stationierungszeiten sehr unverfänglich:

> „Im Herbst 1939 wurde ich als Reservist zur Waffen[-] SS eingezogen und erhielt eine infantristische [sic!] Ausbildung in München. Nach halbjähriger Ausbildung wurde ich als Sanitätsoffizier bei der Waffen-SS eingesetzt. Nach meiner Tätigkeit als Truppenarzt beim San[itäts-]. Ersatzbataillon Stettin war ich zuletzt (1943) in Kurland als Bataillonsarzt beim 106. Corpsnachrichtenbataillon tätig."[172]

---

165 Fritz 2008, S. 68.

166 Ebenda und Klee 2012, S. 35.

167 Freund, Florian: Der Dachauer Mauthausen-Prozess, in: Dokumentationsarchiv des Österreichischen Widerstandes. Jahrbuch 2001, S. 35–66, hier S. 48.

168 Das Lager Płaszów war ab 1942 zunächst Zwangsarbeiterlager, ab 1944 Konzentrationslager in einem Vorort von Krakau (Kraków). Überlebende des Krakauer Aufstandes, Sinti und Roma und ungarische Juden wurden nach P. deportiert. Im Sommer 1944 wurden die Gefangenen in weiter westlich gelegene Lager verschleppt, u.a. nach Flossenbürg. Siehe Jäckel, Eberhard/Longerich, Peter, Schoeps, Julius H. (Hrsg.): *Enzyklopädie des Holocaust. Die Verfolgung und Ermordung der europäischen Juden*, 4 Bände, München, Zürich [2]1998.

169 Die heutige litauische Stadt Kaunas (polnisch Kowno, deutsch Kauen) war ein Zentrum jüdischen Kulturlebens. Sie wurde am 24.6.1941 von der Wehrmacht besetzt. Dem Einmarsch der Deutschen waren brutale antisemitische Aktionen der lokalen Bevölkerung vorausgegangen. Das Konzentrationslager K. ging 1943 aus dem gleichnamigen Ghetto, das sofort im Sommer 1941 etabliert worden war, hervor. Im Sommer 1944 wurden die Gefangenen in weiter westlich gelegene Lager verschleppt oder ermordet. Insgesamt überlebten nur ca. 8 % der Einwohner des Ghettos die Besatzung. Ebenda.

170 Fritz 2008, S. 68.

171 Ebenda.

172 Handgeschriebener Lebenslauf vom 2.1.1958. UA Mün, Bestand 55, Nummer 2408.

Er sei am 20. Mai 1945 in „russische Kriegsgefangenschaft“ geraten.[173] Im Ermittlungsverfahren 1953 gegen ehemaliges Aufsichtspersonal des Lagers Flossenbürg war dies bekannt, Böhmichen war damit für die Ermittler nicht greifbar.[174] Nach insgesamt zehn Jahren Kriegsgefangenschaft kehrte Böhmichen am 19. Oktober 1955 nach Münster zurück.[175] Dort hatte er ab dem 1. Februar 1956 eine Volontärarztstelle an der Medizinischen Universitätsklinik inne. Gleichzeitig erhielt er eine Förderungsbeihilfe aus dem Studienfond der Bundesrepublik Deutschland. Er hatte außerdem eine Schwerbeschädigung von 70 % M.d.E. zugesprochen bekommen.[176] 1958 promovierte er an der Universität Münster.[177]

In dem Schriftwechsel zum Antrag auf Erlass seiner Promotionsgebühren erwähnt er außerdem, dass seine Ehe 1948 auf Antrag seiner Frau und mit seinem Einverständnis geschieden wurde.[178]

Als Böhmichen 1955 nach Nordrhein-Westfalen zurückkehrte, versuchte die dortige Ärztekammer, Informationen über ihn bei der Kassenärztlichen Vereinigung Berlin einzuholen. Deren Antwort lautete: „Da der Arzt sofort zur Waffen-SS einberufen wurde, vielleicht auch schon dabei war, hat das Reichsarztregister keine weitere Meldung mehr über ihn erhalten.“[179] Von Seiten der Ärztekammer Westfalen-Lippe scheint der ehemalige Arzt der Waffen-SS Böhmichen keine Schwierigkeiten bekommen zu haben, da er bis zu seinem Tod als Arzt zugelassen war.

Ein Ermittlungsverfahren der Staatsanwaltschaft Weiden wurde aufgrund mangelnder Verdachtsmomente am 10. Februar 1960 eingestellt.[180]

Eine Anfrage des Staatsanwalts in Gießen in Bezug auf Böhmichen vom Februar 1962 wurde ausführlich vom Staatsanwalt Hinrichsen in Weiden beantwortet.[181]

---

173 Ebenda. In der Nachkriegsdarstellung wurden die Bezeichnungen „Russland“ und „SU“ häufig, zu Unrecht, synonym verwendet.

174 Stand der Ermittlungen, 12.1.1954. Bayerische Landpolizei an den Oberstaatsanwalt in Weiden. Beglaubigte Abschrift. StArch Am, Sta Wen, (NSG), 81/4 Ermittlungsverfahren gegen Wilhelm Faßbender. Bl. 635.

175 Antrag auf Erlass der Promotionsgebühren (Datum unleserlich). UA Mün, Bestand 55, Nummer 2408. Genaue Informationen zu seiner Haft erwähnte er nicht.

176 Ebenda. Bislang konnte nicht eruiert werden, an welchen Krankheiten oder Folgeschäden er litt.

177 Böhmichen, Karl Gustav: *Das Krankheitsphänomen des Priapismus unter besonderer Berücksichtigung der Pathogenese und Therapie*, Münster 1958.

178 Handgeschriebener Lebenslauf vom 2.1.1958. UA Mün, Bestand 55, Nummer 2408.

179 Antwortschreiben der KV Berlin vom 28.2.1956 an die ÄK Westfalen-Lippe. UA Mün, Bestand 55, Nummer 2408.

180 StArch Am, Sta Wen, (NSG) 149, Ermittlungsverfahren gegen Karl-Gustav Böhmichen, Dr. med.

181 ZStL, BArch B162/26438, Bl. 2–6.

Ob sich hieraus weitere Verfahren ergaben, konnte bis Drucklegung nicht mehr geklärt werden.

Ab einem unbekannten Zeitpunkt war Böhmichen an einem Sanatorium für Herz- und Kreislauferkrankungen tätig, unter anderem als stellvertretender Chefarzt. Im Alter von 52 Jahren verstarb er am 14. Juli 1964 in Gießen.[182]

Fazit zu Karl Gustav Böhmichen

Böhmichen gehörte zu den jungen Ärzten, die in Flossenbürg stationiert waren. Von ihm sind vor allem aus den Lagern Neuengamme und Mauthausen Medizinverbrechen bekannt. Dort beging er wiederholt Mord mittels Injektion eines Giftes und führte Operationen nicht fachgerecht durch. Über seine Tätigkeit in Flossenbürg konnte gezeigt werden, dass er in Zwangssterilisierungen involviert war. Darüber hinaus gibt es wenig aussagekräftiges Material, was auch daran gelegen haben mag, dass er während seiner Stationierung lange krank war.

An seiner Nachkriegslaufbahn fällt die Leichtigkeit auf, untermauert von finanzieller Unterstützung, mit der ein ehemaliger Angehöriger der Waffen-SS sich in die westdeutsche Gesellschaft und Medizinerzunft integrieren konnte. Böhmichen konnte nicht nur eine medizinische Doktorarbeit anfertigen, sondern auch wieder als Arzt arbeiten. Welche Gesundheitsschäden er in sowjetischer Kriegsgefangenschaft erlitt und ob ihm diese bei der Ausübung seines Berufes hinderlich waren, ist bislang unbekannt.

Dr. med. Oskar Dienstbach[183]

Abb. 3: Oskart Dienstbach, ca. 1937.

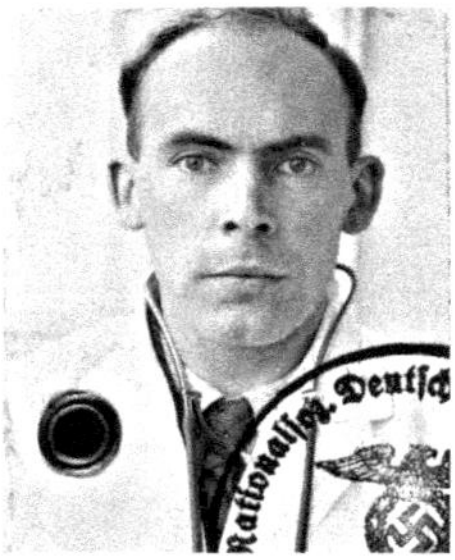

182 Fritz 2008, S. 68 und: ZStL, BArch B162/ 26438, Bl. 18 (Mitteilung des Landgerichts Gießen an die Zentrale Stelle der Landesjustizverwaltungen in Ludwigsburg vom 15.7.1964).

183 Alle Vornamen finden sich nur auf der Karteikarte der Reichsärztekammer. BArch, RÄK, Dienstbach, Oskar, 30.9.1910.

Auch über Oskar Emil Ludwig Anton Fritz Dienstbach, als letztes von drei Kindern des Gerbermeisters Theodor Dienstbach am 30. September 1910 in Usingen im Taunus[184] geboren, ist wenig bekannt. Er wurde am 1. Mai 1933 Mitglied der NSDAP[185] und am 15. Juni 1933 Mitglied der Allgemeinen SS.[186] Laut der SSO-Akte war er nicht Mitglied der Hitler-Jugend und wurde nicht beim Reichsarbeitsdienst eingesetzt.[187]

Sein Medizinstudium absolvierte er innerhalb von 12 Semestern an der Universität Frankfurt/Main, legte sein Staatsexamen 1935 ab und erhielt die Bestallung am 15. Mai 1936. Zum Doktor der Medizin promovierte er 1939. Wo er promovierte, ist nicht bekannt. Am 15. November 1937 wurde er Mitglied der NS-Volkswohlfahrt (NSV).[188]

Ein Dienstleistungszeugnis vom 6. Mai 1938 nennt den SS-Sanitätssturm XXX als seine damalige Einheit. Von dort liegt auch eine Beurteilung vor, die ihn als „gefestigt" und mit überdurchschnittlichen Leistungen beschreibt.[189] Ab dem 1. Januar 1938 arbeitete er beim Amt für Volksgesundheit in Usingen,[190] ab dem 1. Januar 1939 im nahe gelegenen Wehrheim im Taunus und ab dem 12. Mai 1939 an der Universitäts-Frauenklinik in Frankfurt am Main.[191]

Ebenfalls 1939 heiratete er eine Frau, die wie er aus Usingen stammte. Aus dieser Ehe ging mindestens ein Kind hervor.[192]

In der Zeit zwischen 11. November 1939 und 20. April 1940 war er bei der Wehrmacht, von wo er zur Waffen-SS übernommen und zum Untersturmführer

184 Klee 2007, S. 109.

185 Seine NSDAP-Mitgliedsnummer war 2 400 092. SS-Personalbogen. BArch, SSO (ehem. BDC), Dienstbach, Oskar, 30.9.1910. Siehe auch: Lasik/Piper/Setkiewicz/Strzelecka 1999, S. 285.

186 Seine SS-Nummer lautete: 101 741. SS-Personalbogen. BArch, SSO (ehem. BDC) Dienstbach, Oskar, 30.9.1910.

187 Ebenda. In den entsprechenden Spalten der Personalakte finden sich keine Eintragungen.

188 Fragebogen der NSV vom 14.11.1937. BArch, ZA III, Dienstbach Oskar (eingesehen in AS).

189 Dienstleistungszeugnis. BArch, SSO (ehem. BDC) Dienstbach, Oskar, 30.9.1910.

190 Dies wird durch sein Arbeitszeugnis vom 31.12.1938 bestätigt. Hier wird außerdem erwähnt, dass Dienstbach beabsichtigte, eine eigene Praxis aufzubauen. Bislang ist dies der einzige Hinweis auf einen solchen Wunsch. Zeugnis, ausgestellt von Dr. Ehinger am 31.12.1938, BArch, ZA III, Dienstbach Oskar (eingesehen in AS).

191 Karteikarte der Reichsärztekammer. BArch, RÄK, Dienstbach, Oskar, 30.9.1910.

192 SS-Personalbogen. BArch, SSO (ehem. BDC) Dienstbach, Oskar, 30.9.1910.

befördert wurde.[193] Ebenfalls am 20. April 1940 kam Dienstbach zur Inspektion der Konzentrationslager (IKL) nach Oranienburg. Von dort wurde er ab dem 31. Januar 1941 als Lagerarzt in Mauthausen stationiert und gleichzeitig zum Obersturmführer befördert. Einen Monat später wurde er am 20. Februar 1941 Mitglied des Nationalsozialistischen Deutschen Ärztebunds (NSdtÄB).[194] In Österreich blieb er bis zum 1. Mai 1941. In dieser Zeit absolvierte er zusammen mit Josef Hattler vom 12. März bis zum 26. April 1941 einen Lehrgang zur Ausbildung im Kolonial-Sanitätsdienst in Berlin.[195] Von Mauthausen kam er spätestens am 5. Mai 1941 als Standortarzt nach Flossenbürg.[196] Wie lange er dort stationiert blieb, ist unklar. Sein nächster Stationierungsort war das Lager Auschwitz, wo er bis zum 2. März 1942 blieb.[197] Dort war er Leiter der Abteilung V – Standortarzt.

Im August 1941 hatte eine Gruppe von Ärzten in Auschwitz[198] verschiedene Substanzen getestet, die intravenös zur Tötung verabreicht wurden. Sie waren zu dem Schluss gekommen, dass intrakardial verabreichte Phenol-Injektionen am schnellsten den Tod herbeiführen. Die daraufhin stattfindenden Selektionen von kranken und nicht arbeitsfähigen Gefangenen führte auch Oskar Dienstbach

---

193 Führerstammkarte. BArch, SSO (ehem. BDC) Dienstbach, Oskar, 30.9.1910 und: Lasik/Piper/Setkiewicz/Strzelecka 1999, S. 285.

194 Karteikarte der Reichsärztekammer. BArch, RÄK, Dienstbach, Oskar, 30.9.1910.

195 Abschrift der geheimen Anordnung zur Teilnahme am Lehrgang im Tropenmedizinischen Institut der Militärärztlichen Akademie Berlin. BArch, SSO (ehem. BDC) Dienstbach, Oskar, 30.9.1910.

196 Führerstammkarte. Ebenda und: Versetzungsanordnung des SS-Führungshauptamtes vom 25.4.1941. BA Dahlwitz, ZM 1607, A1 (eingesehen in AS).

197 Klee 2007, S. 109. Dieser Lexikoneintrag ist dahingehend fehlerhaft, dass Dienstbach nie Lagerarzt im Lager Sachsenhausen war. Für diese Auskunft danke ich Marco Pokrup sehr herzlich, der momentan die Biografien der SS-Ärzte des Lagers Sachsenhausen recherchiert.

198 Auschwitz war das größte Konzentrations- und Vernichtungslager, es befand sich in der Nähe der polnischen Stadt Oświęcim. Ab 1943 bestand es aus drei Lagern: Auschwitz 1 (Hauptlager), Auschwitz 2 (Birkenau) und Auschwitz 3 (Monowitz). Zunächst wurden in A. polnische Widerstandskämpfer hingerichtet. Vor allem in A.-Birkenau wurden als „Juden“ oder „Zigeuner“ verfolgte Menschen aus ganz Europa in Gaskammern durch Zyklon B ermordet. Arbeitsunfähig gewordene Häftlinge wurden auch durch Phenol-Injektionen getötet. In A. 3 betrieb die IG-Farben eine Produktionsstätte für synthetischen Kautschuk. Medizinische Versuche am Menschen reichten von Sterilisationsversuchen an Frauen bis zu anthropologischen Experimenten an Menschen aller Altersgruppen und jeden Geschlechts. Heutige Schätzungen gehen von 1,1 Millionen in A. getöteten Menschen aus.

aus.[199] Vom Lager Auschwitz wurde er am 2. März 1942 zur 1. Panzerdivision der Leibstandarte-SS „Adolf Hitler“ versetzt.[200] Im Rahmen seiner dortigen Tätigkeit wurde er am 20. April 1943 zum Hauptsturmführer befördert. Im Zuge des dazu gehörigen Beförderungsantrags heißt es seitens des Divisionsarztes: „Dienstbach (...) war in jeder Lage befähigt, selbständig zu arbeiten und war mir vor allem in chirurgischen Belangen ein ausgezeichneter und äußerst gewissenhafter Mitarbeiter und Berater.“[201] Der Kommandeur der Aufklärungsabteilung derselben Einheit fügte noch hinzu: „D. besitzt eine nationalsozialistische, soldatische Haltung.“[202]

Bei Kriegsende geriet er unter ungeklärten Umständen in Kriegsgefangenschaft. Am 18. Oktober 1945 starb Dienstbach offiziell an Lungenentzündung im Kriegsgefangenen-Lazarett P.W. Hospital No. 398 in Haid bei Linz an der Donau.[203] Klee spekuliert, dass Oskar Dienstbach Selbstmord begangen hat.[204] Bislang lässt sich diese These weder verwerfen noch bestätigen.

Fazit zu Oskar Dienstbach

Oskar Dienstbach war Anfang 30, als er in Flossenbürg als Lagerarzt stationiert wurde. Zu diesem Zeitpunkt war er Mitglied der Waffen-SS, der NSDAP, der NSV und des NSdtÄB. Er muss daher als junger und motivierter Arzt, der die nationalsozialistische Ideologie und das System der Lager aus Überzeugung mittrug, angesehen werden. Über sein Verhalten in Flossenbürg sind keine genauen Angaben überliefert. Seine Tätigkeit als Standortarzt in Auschwitz machte ihn automatisch zu einem „War Criminal“, zu einem Kriegsverbrecher. Zu seinen militärischen Einsätzen außerhalb der Konzentrationslager ist bislang nichts bekannt. Vor dem Hintergrund, dass er mit einer Anklage als Kriegsverbrecher rechnen musste und angesichts der Tatsache, dass Selbstmord innerhalb der Gruppe deutscher Kriegsgefangener keine Seltenheit war, liegt der von Klee vermutete Selbstmord

---

199 Czech, Danuta: *Kalendarium der Ereignisse im Konzentrationslager Auschwitz-Birkenau*, Hamburg 1989, S. 108.

200 Führerstammkarte und Abschrift des Personalbefehls vom 26.2.1942 des SS-Führungshauptamtes. BArch, SSO (ehem. BDC), Dienstbach, Oskar, 30.9.1910. Siehe zu seiner Tätigkeit im Konzentrations- und Vernichtungslager Auschwitz: Lasik/Piper/Setkiewicz/Strzelecka 1999, S. 285.

201 Antrag auf Beförderung in der Waffen-SS vom 17.11.1942, beantragt vom Divisionsarzt der Leibstandarte-SS „Adolf Hitler“. SS-Personalkarte. BArch, SSO (ehem. BDC), Dienstbach, Oskar, 30.9.1910.

202 Ebenda und Beurteilung durch den Kommandeur. Ebenda.

203 Sterbeurkunde, StA Us.

204 Klee 2012, S. 49.

Dienstbachs tatsächlich nahe, weitere Hinweise, die diese Vermutung bestätigen könnten, fehlen allerdings bislang.

Dr. med. Hermann Fischer

Abb. 4: Hermann Fischer, nach 1945.

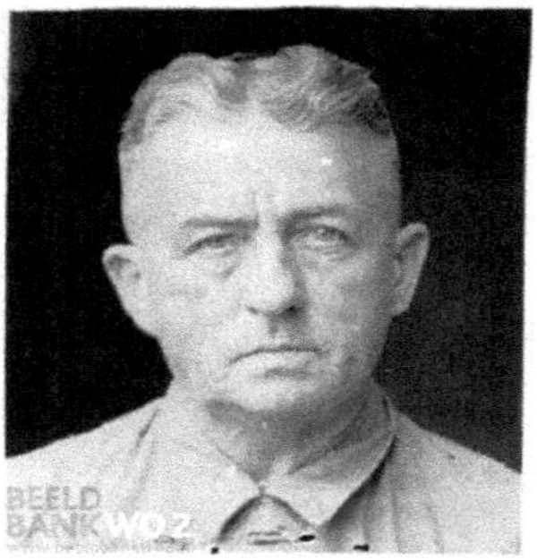

Einer der zwei Ärzte, die von einem westdeutschen Gericht zu einer Haftstrafe verurteilt worden sind, war Hermann Fischer. Er gehörte, wie Alfred Schnabel, nicht zu der sogenannten „Kriegskindergeneration"[205], sondern ist den sogenannten „Alten Kämpfern" zuzuordnen. Dabei scheint er eher dem Typus des Opportunisten zu entsprechen als dem des radikalen Überzeugungstäters. Die folgenden biografischen Angaben beziehen sich auf die BDC-Akte des Bundesarchivs Berlin und auf das Urteil des Landgerichts Weiden von 1955, dem der Lebenslauf von Hermann Fischer vorangestellt wurde.[206]

Hermann Heinrich Christian Fischer[207] wurde am 22. März 1883 in Coburg geboren, damit ist er von allen Ärzten Flossenbürgs der Älteste. Über seine Kindheit und Jugend ist nur bekannt, dass er seine Schullaufbahn 1903 mit dem Abitur abschloss. Er studierte anschließend Humanmedizin in Jena, Berlin und München. Nach zehn Semestern schloss er dieses Studium 1908 mit dem medizinischen

205 Herbert 1996, S. 523.

206 Urteil des Landgerichts Weiden vom 29.5.1956, Ks 2/55. Siehe Rüter/De Mildt 1975, S. 742. Hier Darstellung der Biografie S. 745 f.

207 Alle drei Vornamen wurden im Hauptverfahren des DFP und in der Entnazifizierungsakte erwähnt. NARA, US vs. Friedrich Becker et al., 000-50-46, Zeugenaussage Dr. Fischer am 8.1.1947 und: Fragebogen des Sonderbeauftragten für die Entnazifizierung im Lande Nordrhein-Westfalen, Landesarchiv NRW, Abteilung Rheinland, NW 1000, 20995, Fischer, Hermann, S. 1.

Staatsexamen ab. 1909 promovierte er zum Doktor der Medizin.[208] Bereits 1903 diente er als Student beim Heer.[209] Zwischen 1909 und 1911 nahm er verschiedene ärztliche Vertretungsstellen in Bayern an. 1911 fand er Anstellung als chirurgischer Assistent am Evangelischen Krankenhaus in Düsseldorf. 1912 wechselte er an die Hebammenlehranstalt in Elberfeld. Im August 1914 wurde er als Chirurg mit dem 17. Bayerischen Infanterieregiment an der Westfront stationiert. Zunächst war er Oberarzt der Infanterie und ab Januar 1917 Stabsarzt der Reserve beim 9. Bayerischen Feldlazarett. Er erkrankte in Frankreich an Ruhr und wurde danach als Kommandanturarzt in Arlon in Belgien stationiert. Als Weltkriegsteilnehmer wurde Fischer mit mehreren militärischen Orden ausgezeichnet. Nach Kriegsende 1918 ließ er sich zu einem unbekannten Zeitpunkt in Düsseldorf als praktischer Arzt nieder.

Im Juli 1915 hatte Fischer geheiratet. Im Mai 1917 wurde das erste Kind, im September 1919 wurden Zwillinge geboren.[210]

Ebenfalls zu einem unbekannten Zeitpunkt trat er einer Freimaurerloge bei. „Zu den Drei Verbündeten" sei, so Fischer, eine altpreußische Loge gewesen, in der er zuletzt eine hohe hierarchische Position, nämlich den „5. Meistergrad", innehatte. Am 21. Juni 1931 trat er aus dieser Loge aus. Diese ehemalige Logenmitgliedschaft bereitete ihm zunächst keine Probleme bei der Aufnahme in die SS, obwohl sich diese zwei Mitgliedschaften prinzipiell ausschlossen: Hermann Fischer trat im Oktober 1931 der Allgemeinen SS bei[211] und wurde im Januar 1932 zum Sturmführer, im November 1932 zum Sturmbannführer und im April 1933, also kurz nach der Machtübernahme, zum Standartenführer befördert. Kurz nach seiner Aufnahme in die SS wurde er ab November 1931 als Sturmbannhauptarzt und ab November 1932 als Gruppenarzt der SS-Gruppe West eingesetzt. Der Eintritt in die NSDAP erfolgte am 1. Mai 1932. Jedoch schon 1934 wurde er aufgrund einer Verfügung des Reichsführers-SS zum 7. August 1934 wieder aus der

208 Das Physikum legte er in Jena 1905, das Staatsexamen und die Promotionsprüfung in München ab. Den Studienort Berlin zählte Fischer in seinem Entnazifizierungsverfahren nicht auf. Ebenda, S. 2.

209 Er diente vom 1. April bis zum 1. Oktober 1903 beim Infanterieregiment Nr. 94. Urteil des Landgerichts Weiden vom 29.5.1956, Ks 2/55. Siehe Rüter/De Mildt 1975, S. 745.

210 SS-Führerstammkarte. BArch, SSO-Akte (ehemaliger BDC-Bestand) Fischer, Hermann, 22.3.1883.

211 Seine SS-Nummer lautete: 19 251. Seine Partei-Nummer lautete: 1 168 069. SS-Führerstammkarte. Ebenda.

allgemeinen SS entlassen, da Mitgliedschaft in einer Loge, auch wenn sie nicht mehr aktuell war, nicht den SS-Statuten entsprach.

Obwohl Fischer sich – wie er selber vor dem Landgericht Weiden angab – in der „Kampfzeit", also während der Weimarer Republik, für die SS eingesetzt hatte[212] und einen Brief formulierte, in dem er „den Vorwurf nationalsozialistischer Unzuverlässigkeit (…) unter keinen Umständen" auf sich sitzen lassen wollte und ankündigte, „alles zu tun, um [s]meine Ehre (…) wieder zu gewinnen"[213], dauerte es mehrere Jahre, bis ihm eine Verfügung auf dem Gnadenweg zu einer Rückkehr in die alten Positionen sowohl bei der SS als auch bei der NSDAP verhalf. Fischer erhielt wieder den Dienstrang eines Standartenführers.[214]

Drei Monate nach Beginn des Zweiten Weltkriegs wurde Fischer Anfang Dezember 1939 zur Wehrmacht eingezogen. Anschließend war er bis zum 9. Juli 1940 als Stabsarzt im Stammlager („Stalag") 20 in Thorn[215] und vom 9. Juli 1940 bis zum 23. April 1941 im Kriegslazarett in Oslo stationiert. Anschließend diente er vom 23. April 1941 bis zum 20. Februar 1943 als Regimentsarzt beim Armeenachrichtenregiment 635. Sein damaliger Dienstrang war Oberstabsarzt „zur Verfügung" (z.V.). Auf Antrag des Chefs des Heerespersonalamtes für Neuaufstellungen wurde Fischer mit Wirkung zum 22. April 1943 zur Waffen-SS übernommen. Zunächst wurde Fischer in Berlin als Truppenarzt beim SS-Führungshauptamt eingesetzt und dort beim Kommandoamt der Waffen-SS. Daraufhin, vom 10. September bis zum 1. Oktober 1943, betraute man ihn mit der Führung der Dienstgeschäfte des SS-Standortarztes Saarow, ebenfalls in Berlin.[216] Wahrscheinlich ab Oktober 1943 wurde er als Erster Lagerarzt im „Aufenthaltslager" Bergen-Belsen stationiert.[217] Am 9. November 1943 wurde er zum

212 Er bezeugte, dass er Geheimakten und Waffen der SS-Gruppe in seiner Wohnung versteckt habe, dass SS-Stürme in seinem Keller bis zu fünfmal die Woche heimlich exerziert hätten und dass er arbeitslose SS-Männer bei sich habe essen lassen. Aus: Urteil des Landgerichts Weiden vom 29.5.1956, Ks 2/55. Siehe Rüter/De Mildt 1975, S. 745.

213 Anschreiben an SS-Oberabschnitt West vom 3.7.1934. BArch, SSO-Akte (ehemaliger BDC-Bestand) Fischer, Hermann, 22.3.1883.

214 Die Verleihung des SS-Totenkopf-Rings im Juni 1940 dürfte diese Wiederaufnahme auch symbolisch besiegelt haben. Ebenda.

215 Thorn wurde später ein Außenlager des Konzentrations- und Vernichtungslagers Stutthof. Siehe Fußnote 564.

216 So der Wortlaut des Urteils. Wahrscheinlich war das Außenlager von Sachsenhausen Bad Saarow gemeint. Somit war Fischer in insgesamt vier Konzentrationslagern stationiert.

217 Wenck 2000, S. 124.

SS-Obersturmbannführer der Reserve der Waffen-SS befördert. Sicher ist, dass er von Bergen-Belsen am 20. April 1944 in die Niederlande in das Konzentrationslager Herzogenbusch (Vught) versetzt wurde und dort bis September 1944 blieb.[218] Spätestens Anfang Oktober 1944 wurde er als Standortarzt nach Flossenbürg versetzt,[219] allerdings nicht, ohne vorher eine Unterredung mit dem Leiter des SS-Sanitätshauptamtes Dr. Enno Lolling[220] gehabt zu haben. Von ihm hätte er einen „Geheimbefehl Himmlers" erhalten, aufgrund dessen alle unheilbar Kranken in den Konzentrationslagern getötet werden sollten. Bislang ist ein solcher Befehl nicht nachweisbar. In seinen späteren Vernehmungen hat Fischer angegeben, dass er sich sofort und entschieden dagegen gewandt habe.[221] Dies hat ihn aber nicht davon abgehalten, den schriftlich verfassten Befehl dem Lagerkommandanten Koegel zu übergeben. Alfred Schnabel, der bis dahin Standortarzt gewesen war, habe Fischer das Lager Flossenbürg gezeigt und die Geschäfte übergeben, allerdings ohne genauere Übergabeverhandlungen.[222]

Als Standortarzt war Fischer Vorgesetzter des Lagerarztes,[223] dem die Versorgung der Gefangenen im Häftlingskrankenbau, in der Schonung und in den sogenannten „Quarantänebaracken" oblag und des SS-Zahnarztes, der in der SS-Zahnstation eingesetzt war. Des Weiteren oblag ihm die medizinische Aufsicht über die zahlreichen Außenlager[224] und die Betreuung der SS-Männer. Immer

---

218 Alle biografischen Angaben aus: Urteil des Landgerichts Weiden vom 29.5.1956. Siehe Rüter/De Mildt 1975, S. 746.

219 Ebenda.

220 Enno Lolling, geboren am 19.7.1888 in Köln. Trat 1933 der SS und 1937 der NSDAP bei. Lolling war kurz Lagerarzt in Dachau und ließ im Lager Buchenwald Präparate aus „Menschenmaterial" herstellen. Ab Februar 1941 war er Chefarzt aller Konzentrationslager. Ende Mai 1945 beging er Selbstmord. Siehe Klee 2007.

221 Beschreibung der Tätigkeit des Angeklagten im Konzentrationslager Flossenbürg. Aus: Urteil des Landgerichts Weiden vom 29.5.1956, Ks 2/55. Siehe Rüter/De Mildt 1975, S. 747.

222 Ebenda, S. 747. Dies scheint eine Verteidigungsstrategie Fischers gewesen zu sein. Wenn man auch nicht das Gegenteil beweisen kann, so ist es doch sehr unwahrscheinlich, dass Schnabel ihn nicht über die medizinischen Vorgänge, die Tötungen, das Verhalten von Heinrich Schmitz oder die katastrophale Situation u. a. im Lager eingeweiht hätte.

223 Im euphemistischen Sprachgebrauch der Nationalsozialisten wurde dieser „Schutzhaftlagerarzt" genannt, analog zur offiziellen Bezeichnung der Konzentrationslager als „Schutzhaftlager".

224 Die Darstellung des Außenlager-Netzes im Urteil des Landgerichts Weiden von 1956 ist nach heutigem Kenntnisstand überholt. Das Lager, das am weitesten östlich lag, war nicht Pilsen, sondern Seifhennersdorf, östlich von Dresden. Das am weitesten

wieder wurden auch Zivilpersonen aus dem Ort Flossenbürg durch den Standortarzt betreut.

Über die persönliche Situation von Heinrich Schmitz wurde Fischer laut eigener Darstellung zwei oder drei Tage nach seinem Eintreffen in Flossenbürg aufgeklärt, so dass er darüber im Bilde gewesen sein muss, dass sein Lagerarzt wahrscheinlich an einer schweren psychischen Erkrankung litt. Fischer gab außerdem an, „laufend Führungsberichte" über Schmitz angefertigt zu haben.[225] Wenn es diese tatsächlich regelmäßig gegeben hat, sind sie bisher nicht bekannt.

Schmitz war es denn auch, der laut Fischers Darstellung den oben genannten Geheimbefehl, die Tötung schwerkranker Gefangener, ausgeführt hat. Schmitz wiederum berief sich in seiner Verteidigung im DFP darauf, dass nicht er selbst die tödlichen Injektionen verabreicht habe, sondern dass zwei jüdische Häftlingsärzte unter Androhung ihrer Exekution dazu gezwungen wurden (Siehe auch Kapitel 2.3 und 4.6). Weder die eine noch die andere Version entbindet jedoch Fischer von seiner ärztlichen Verantwortung, mehrere Morde an Hilflosen, wenn nicht persönlich angeordnet, so doch zugelassen zu haben.

Den Todesmarsch, den Fischer beschönigend „Überführungsmarsch" oder „Evakuierungsmarsch" nannte, will er in der Funktion eines Arztes, der an der kilometerlangen Kolonne auf einem Wagen „hin und her" fährt und kranke, erschöpfte und zusammengebrochene Gefangene behandelt, begleitet haben.[226]

Am 5. Mai 1945 geriet Fischer in Bad Reichenhall in amerikanische Kriegsgefangenschaft. Die amerikanische Kriegsverbrecher-Kennkarte identifizierte ihn als identisch mit einem Mann, den die französischen Behörden wegen Mordes suchten.[227] Er wurde im Hauptverfahren des DFP als Zeuge gehört,[228] jedoch nicht selber angeklagt.

---

westlich gelegene Lager war nicht Hersbruck bei Nürnberg, sondern Würzburg. Siehe Benz/Distel 2007, S. 252 f. und S. 270 f.

225 Beschreibung der Tätigkeit des Angeklagten im Konzentrationslager Flossenbürg. Aus: Urteil des Landgerichts Weiden vom 29.5.1956, Ks 2/55. Siehe Rüter/De Mildt 1975, S. 748.

226 Vernehmung von Hermann Fischer vor dem Amtsgericht Düsseldorf am 12.2.1954. Abschrift in: StArch Am, Sta Wen, (NSG) 81/3, Ermittlungsverfahren gegen Wilhelm Faßbender. Hier Bl. 519.

227 Fischer, Hermann-Christian, Identification of prisoner, 6.11.1946. Auf dieser Identifikationskarte wird er als Brillenträger beschrieben. BArch, ZStL, keine Signatur.

228 NARA, US vs. Friedrich Becker et al., 000-50-46, Zeugenaussage Dr. Fischer am 8.1.1947. S. 9042–9053.

Warum bei ihm nicht ähnlich wie mit Heinrich Schmitz verfahren wurde, der in einem abgekoppelten Verfahren selbst Rechenschaft ablegen musste, ist bislang unklar. Ebenso ist unklar, ob die amerikanischen Justizbehörden in irgendeiner Weise mit den französischen Kontakt aufnahmen. Bekannt ist, dass Fischer am 7. Juli 1947 in niederländische Kriegsgefangenschaft übergeben wurde. Dort blieb er laut eigenen Angaben bis zum 16. September 1949 und kehrte sodann nach Düsseldorf zurück, wo er mit Billigung der Kassenärztlichen Vereinigung (KV) wieder eine Praxis eröffnete.[229] Auch die niederländische Staatsanwaltschaft hatte offenbar keinen Grund zur Strafverfolgung von Fischer gesehen, wie ein Affidavit des niederländischen Rechtsanwalts Dr. Witte, der Fischer vor einem Gericht in Herzogenbusch (Vught) vertreten hatte, vom 29. Juli 1949 nahe legt. Fischers Verwicklungen in Vught sind bislang noch nicht erforscht.

Fischers Entnazifizierungsverfahren endete am 10. Oktober 1950 mit seiner Einstufung als "Mitläufer" und einer Zahlung von 80,- DM.[230]

Im krassen Gegensatz dazu steht die persönliche, inoffizielle Anklageschrift ehemaliger Gefangener, die allesamt im Häftlingskrankenbau hatten arbeiten müssen, welche Fischer schwer belastet. Die zehn Anklagepunkte lauteten auf Mord durch Phenol-, Evipan- und Tuberkulin-Injektionen, Mord durch Unterlassung von präventiven seuchenhygienischen Maßnahmen, Mord durch unnötige Operationen, Mord durch Selektion für Zwangsarbeit in berüchtigten Außenlagern, Diebstahl von Häftlingseigentum, Sterilisierungen und Kastrationen, beabsichtigte Klassifizierung für Schwerstarbeit und beabsichtigte Vernachlässigung der Gefangenen, vor allem in den Außenlagern. „Ueber allem thronte der Ober-Organisator und SS-Bandit Dr. Fischer. Ein Bandit ersten Ranges."[231] Er habe sich ausschließlich für Schnaps und für das Organisieren interessiert; Schnaps wurde bei Totenbeschauungen, Exekutionen und „Euthanasierungen" verteilt.[232] Diese

229 Allerdings widersprechen sich hier die Daten der Niederlassung. Die KV gab den 1.7.1949 an, während Fischer angab, bis zum 16.9.1949 in Kriegsgefangenschaft gewesen zu sein. Bestätigung der KV Düsseldorf. Entnazifizierungs-Akt unter: Landesarchiv NRW, Abteilung Rheinland, NW 1000, 20995, Fischer, Hermann.

230 Ebenda.

231 „Der wahre Sozialismus und die DEUTSCHE Kultur im Revier des Konzentrationslagers Flossenbürg, Straflager, Gruppe III, das sogenannte Haeftlingsspital, in der Zeit vom 18. November 1943 bis 20. April 1945." ITS, Bad Arolsen, 82107277–82107280 (Kopie in AGFl).

232 Die Bezeichnung „Organisieren" stand in der Lagersprache für das Stehlen von Häftlingseigentum. Der Begriff „Euthanasierungen" war dem nationalsozialistischen zynischen Sprachgebrauch für Krankenmord entlehnt.

Mordaktionen hätten auf Fischers Auftrag hin stattgefunden und seien durch Schmitz und Geiger durchgeführt worden. In dieser Anklageschrift findet sich die Angabe wieder, dass Geiger sich beim Umgang mit Phenol am rechten Auge verletzt habe, was auch Schrade angibt.[233] Der einzige ehemalige SS-Angehörige, der von den acht Anklägern explizit in Schutz genommen wurde, war Sanitätsdienstgrad Max Demmel.[234]

Erst Mitte der 1950er Jahre wurde ein Ermittlungsverfahren gegen Hermann Fischer angestrengt. Fischer versuchte hierbei immer wieder, seine Antipathie gegenüber Schmitz herauszustellen und dass er mit dessen Tätigkeit nicht einverstanden gewesen sei. „Diesen Arzt habe ich dann aber bald abgesetzt, da er die Häftlinge zu kurze Zeit nur betreute."[235] Zwei Seiten später in derselben Vernehmung präzisierte Fischer: „Er [Anm: Schmitz] verließ das Lager nicht ganz und gar, sondern er wurde nur als Revierarzt abgelöst. Er blieb jedoch im Lager tätig." Welcher Aufgaben Schmitz durch diese „Absetzung" genau enthoben wurde, wurde nicht geschildert.

Diese Darstellung Fischers entspricht nicht den gerichtlichen und außergerichtlichen Zeitzeugenangaben einer ganzen Reihe ehemaliger Gefangener, nach denen Schmitz tun und lassen konnte, was er wollte.[236] Für Fischer wäre es verhältnismäßig einfach gewesen, Schmitz, wie ursprünglich angedroht, zu einem Häftling(sarzt) zu machen. Dies geschah nicht. Vielmehr muss vermutet werden, dass Fischer äußerst selten das eigentliche Häftlingslager betreten und sich allgemein wenig um die Belange der Lagerinsassen gekümmert hat, sonst hätten sich einige Gefangene deutlicher an ihn erinnert. Durch dieses passive Gewährenlassen von Schmitz und von Geiger, trug Fischer eine große Mitschuld an den medizinischen Verbrechen, die im Häftlingskrankenbau begangen wurden.[237]

---

233 Schrade 2014, S. 284.

234 Max Demmel war als Sanitätsdienstgrad bzw. Sanitäter der W-SS im HKB eingesetzt.

235 Vernehmung Fischers in Düsseldorf am 11.12.1953. Abschrift in: StArch Am, Sta Wen, (NSG) 81/3, Ermittlungsverfahren gegen Wilhelm Faßbender. Hier Bl. 516.

236 Beispielhaft sei hier auf Schrades Kapitel über Schmitz verwiesen: Schrade erwähnt Fischer nicht.

237 So formulierte es auch MuDr. Frantisek Polák, der in seiner Zeugenanhörung eindeutig Fischer als den verantwortlichen Arzt vor Ort zu dem Zeitpunkt identifizierte, als ein Gefangenen-Transport aus Köln eintraf, in dem einige Personen an Fleckfieber erkrankt waren. Effiziente Präventionsmaßnahmen wurden weder von Schmitz noch von Fischer angeordnet. Aussage Frantisek Polák vom 24.6.1946: NARA, US vs. Becker et al., Case 000-50-46, Seiten 602–645.

Das Verfahren gegen Fischer vor dem Landgericht Weiden mündete 1956 in eine Verurteilung zu drei Jahren Freiheitsstrafe und der Aberkennung der bürgerlichen Ehrenrechte.[238] Fischer war als Vorgesetzter von Heinrich Schmitz (siehe Kapitel 2.3) für diesen als mitverantwortlich eingestuft worden. Die Beschreibung der Zuständigkeit und Verantwortungsverhältnisse im Urteilstext 1955 ist an Deutlichkeit kaum zu übertreffen:

> „So musste er [Anm: Schmitz] sich vom Standortarzt die Genehmigung zu jeder (…) Operation schriftlich erholen [sic!]. Er konnte sich auch die Medikamente erst nach Gegenzeichnung des Standortarztes besorgen. Dr. Schmitz wurde nicht zu Exekutionen (…) zugezogen (…). Kurz nach Dienstantritt des Angeklagten wurde Dr. Schmitz sogar die Unterschriftsbefugnis entzogen."[239]

Fischer starb am 10. April 1959 in Düsseldorf.[240]

Fazit zu Hermann Fischer

Die 1956 ausgesprochene Verurteilung des ehemaligen letzten Standortarztes des Lagers Flossenbürg ist einerseits ein wichtiger Schritt im Rahmen einer frühen Schuldfeststellung gewesen. Fischer war neben Schmitz und dem Dentisten Weck der einzige ehemalige Flossenbürger Arzt, der überhaupt von einem Gericht verurteilt wurde. Darüber hinaus lieferte das Verfahren gegen Hermann Fischer einige Details, die für die Aufklärung und die Rekonstruktion von Geschehnissen wichtig sind, auch jenseits der Schuldfrage. Das Strafmaß von drei Jahren steht andererseits in keinem Verhältnis zur Todesstrafe, die über Heinrich Schmitz verhängt wurde. Angesichts der traditionell straff hierarchisierten medizinischen Verantwortungsstrukturen trug Fischer die Hauptschuld an den Verbrechen, die durch den ihm unterstellten Lagerarzt begangenen wurden. Seine Verteidigung, er sei selten vor Ort gewesen, entband ihn nicht von seiner ärztlichen Aufsichtspflicht, die ihm als dienstältestem und ranghöchstem Mediziner vor Ort oblag und welche darüber hinaus, in Bezug auf Schmitz, explizit angeordnet worden war. Im Dachauer Verfahren hatte er seine Verantwortung für den Häftlingskrankenbau erst gar nicht erwähnt.[241] Im Mai 1954 sagte er aus, dass er sich nur

---

238 Urteil des LG Weiden vom 29.5.1956, Ks 2/55 und BGH vom 8.2.1957, 1 StR 375/56. Siehe Rüter/De Mildt 1975, S. 743 f.

239 Ebenda, S. 747.

240 Abschrift der Todesbescheinigung. BArch, ZStL, B 162/26397.

241 „I had to take care of the SS Battalion medically as well as of their relatives, and I had to take care of the population of Flossenburg and Floss." NARA, US vs. Friedrich Becker et al., 000-50-46, Zeugenaussage Dr. Fischer am 8.1.1947. Floss ist ein nahe Flossenbürg gelegener Ort.

bei „besondere[n] Vorfällen“ im Häftlingskrankenbau einzuschalten hatte.[242] Jedoch gingen das Nichterkennen einer Fleckfieber-Epidemie, völlig unzureichende sanitäre Einrichtungen, Selektionen für die Arbeit in den Außenlagern, Teilnahme an Exekutionen, Anordnung von Verabreichung giftiger Substanzen an hilflose Gefangene durch hilflose Gefangene, zum Teil noch katastrophalere Zustände in den Außenlagern, kurz, die ganze Bandbreite des medizinischen Schreckens des Lagerkomplexes Flossenbürg in den letzten sechs Monaten seines Bestehens auf Fischers Konto.

Im Gegensatz zu Schnabel scheint sich Fischer aber zumindest ansatzweise der begangenen Verbrechen bewusst gewesen zu sein, indem er wiederholt seine Abneigung gegen die Tötung durch Gift mittels ärztlicher Injektion oder die Teilnahme an Exekutionen (um den Tod der Exekutierten festzustellen) betonte. Er zog sich bei seinen Aussagen selten auf ein angebliches Nichtwissen zurück. Wenn er etwas zugab, spielte er die Häufigkeit freilich herunter. Fischer scheint zumindest teilweise ein Auge für die katastrophale Lebenssituation, für die hohe Sterblichkeitsrate der Gefangenen und letztendlich für die eigene Schuld gehabt zu haben. Ob dies aus dem Streben nach einer echten Auseinandersetzung oder aus einer Verteidigungsstrategie heraus entstand, muss offen bleiben.

Zusammenfassend kann seine Verurteilung, auch wenn das Verfahren wichtige Aufklärungsarbeit leistete, lediglich als symbolisch eingestuft werden.

Dr. med.[243] Hans-Joachim Georg Geiger

Über Hans-Joachim Geiger liegen verhältnismäßig viele Informationen vor.[244] Er wurde am 7. Februar 1913 in Liebenstein (im heutigen Bundesland Thüringen) als Sohn des späteren Amtsgerichtsdirektors von Coburg August Geiger und Johanna geb. Mayer/Meyer geboren. 1916 zog die Familie nach Coburg um. Nach dem Abitur studierte er Humanmedizin in München, Erlangen, Würzburg, Rostock und Freiburg und schloss das Studium nach zehn Semestern 1939 mit

242 Angaben Hermann Fischers am 6.5.1954. StArch Am, Sta Wen, Ermittlungsverfahren (NSG) 81/5 gegen Wilhelm Faßbender. Bl. 775.

243 Er erwarb den Doktortitel erst in den 1950er Jahren.

244 Neben der SSO- (ehemals BDC-) Akte im Bundesarchiv Berlin-Lichterfelde sind dies die Protokolle des DFP und das Urteil im Ebensee-Prozess. Vgl. auch Fritz 2008 sowie Maier, Christoph: *Rüstungsprojekt Dogger und Konzentrationslager Hersbruck nach Aussagen des Happurger Prozesses.* Magisterarbeit [unveröffentlicht], Universität Erlangen-Nürnberg, 2009.

dem Staatsexamen ab. Im Frühling 1933 trat er der NSDAP bei.[245] Zuvor hatte er das Goldene Abzeichen der Hitler-Jugend erhalten, deren Mitglied er zwischen Mai 1932 und November 1933 gewesen war. Von April bis September 1933 ist er beim Arbeitsdienst tätig gewesen. Spätestens 1935 trat er der Allgemeinen SS bei und erhielt den Dienstrang eines SS-Sturmmannes. Im Dezember 1937 beantragte er die Aufnahme in den Nationalsozialistischen Deutschen Studentenbund (NSDStB), wofür ihm in einer Beurteilung eine „einwandfreie charakterliche und weltanschauliche Haltung" attestiert wurde.[246] Mit dem Kriegsbeginn am 1. September 1939 wurde er zur Waffen-SS eingezogen.[247] Vom 29. November 1939 bis 1. Februar 1940 war er bei der SS-Verfügungstruppe eingeteilt, davon die letzten zwei Wochen in der Sanitätsstaffel.[248]

Seine erste Ehe schloss Geiger am 3. Oktober 1942.[249]

Am 1. Mai 1940 wurde er zum Untersturmführer, am 30. Mai 1942 zum Obersturmführer und am 30. Januar 1945 zum Hauptsturmführer befördert.[250]

Seine Tätigkeit zwischen Februar und Mai 1940 konnte bislang nicht sicher eruiert werden. Ab dem 1. Mai 1940 bis zum 3. Juni 1941 war er bei einer SS-Totenkopfstandarte stationiert. Daran schloss sich ein zehntägiger Aufenthalt beim SS-Sanitätsersatzbataillon in Oranienburg an. Vom 16. Juni bis zum 30. Juni 1941 war er in der Abteilung Arzt 2 beim SS-Artillerie-Ersatzregiment. Vom 30. Juni 1941 bis zum 28. März 1942 war er bei der SS-Kavallerie-Ersatzabteilung „Warschau" eingesetzt und vom 28. März bis zum 1. September 1942 bei einer SS-Kavallerie-Brigade. Ab dem 1. September 1942 war er für unbestimmte Zeit im Kommandostab des Reichsführer-SS „Hegewinkel". Dieses Bataillon beteiligte sich an der sogenannten „Bandenbekämpfung" und vernichtete im Rah-

---

245 SS-Personalbogen. BArch, SSO (ehem. BDC), Geiger, Hans-Joachim, 7.2.1913. Seine Parteinummer lautete: 2 534 789. Allerdings ist unklar, ob er am 1.4. oder am 1.5.1933 NSDAP-Mitglied wurde. Vergl. Fritz 2008, S. 91.

246 Beurteilung des Hoch-/Fachschulgruppenführers (Name nicht lesbar) des Gaues Mainfranken am 12.12.1937. BArch, SSO (ehem. BDC), Geiger, Hans-Joachim, 7.2.1913.

247 SS-Personalbogen. BArch, SSO (ehem. BDC), Geiger, Hans-Joachim, 7.2.1913. Seine SS-Nummer lautete 142 033. Seine Mitgliedschaft wird außerdem durch die Überweisung seiner SS-Papiere von Erlangen nach Coburg von 1935 belegt. Überweisung Geiger, vom 24. Ernting [Anm. August] 1935 an den SS-Sturm 4/41 Coburg. BArch, SSO (ehem. BDC), Geiger, Hans-Joachim, 7.2.1913.

248 SS-Personalbogen. Ebenda.

249 Aus dieser Ehe ging ein Kind hervor.

250 SS-Personalbogen. BArch, SSO (ehem. BDC), Geiger, Hans-Joachim, 7.2.1913.

men von Vergeltungsaktionen ganze Dörfer.[251] Von diesem Einsatz wechselte er zu einem unbestimmten Zeitpunkt zur SS-Panzergrenadierdivision „Hohenstaufen". Dort schied er am 6. oder 10. Juli 1943 aus. Seine nächste Stationierung war beim SS-Sanitätsersatzbataillon „Stettin" bis zum 1. September 1943. Die letzte Eintragung seiner Dienstlaufbahn beginnt mit dem 1. September 1943 und nennt das Wirtschaftsverwaltungshauptamt (WVHA), Amtsgruppe D III in Oranienburg (die ehemalige Inspektion der Konzentrationslager, IKL).[252] Offenbar wurde er dorthin nach einer schweren, nicht genauer bezeichneten Erkrankung versetzt. Die Amtsgruppe D III unterstand Enno Lolling und war nur scheinbar für ein fachgerechtes „Sanitätswesen und Lagerhygiene" in den Konzentrationslagern zuständig.

Zu einem unbekannten Zeitpunkt wurde Geiger als Lagerarzt im Mauthausener Außenlager Ebensee stationiert. Sicher ist, dass er bis Ende Mai 1944 dort blieb,[253] Kranke für das sogenannte „Sanitätslager" selektierte (was den fast sicheren Tod bedeutete) oder mittels tödlicher Injektionen selbst umbrachte.[254] Die medizinische Versorgung in Ebensee war katastrophal, therapeutische Möglichkeiten gab es praktisch nicht.[255] Trotzdem diktierte Geiger jede Woche, dass „der Gesundheitszustand der Häftlinge (...) befriedigend und das Essen (...) ausreichend" sei.[256] Der Großteil der Gefangenen in Ebensee starb an Erschöpfung, doch die offiziell beurkundete Todesursache lautete Herz- und Kreislaufversagen. Die Aufzeichnungen des Standortarztes von Mauthausen spiegeln diese scheinbar natürlichen Todesursachen zur Legitimation wieder.[257]

Von Österreich wurde Geiger in das Lager Neuengamme abkommandiert. Hier beteiligte er sich an den TBC-Versuchen.[258] Im Herbst 1944 oder Winter 1944/45[259] wurde er im Lager Flossenbürg stationiert und zwar sowohl im Hauptlager als auch zur Inspektion im Außenlager Hersbruck und – noch im April

---

251 Fritz 2008, S. 92 und: Cüppers 2011, S. 71.

252 Dienstlaufbahn. BArch, SSO (ehem. BDC), Geiger, Hans-Joachim, 7.2.1913.

253 Höllinger, Nina: Andreas Schilling – „never say that Schilling was a little man". betrifft widerstand 107, Dezember 2012. S. 4–11. Hier S. 9. Kleinschreibung im Original.

254 Freund, Florian: *Die Toten von Ebensee. Analyse und Dokumentation der im KZ Ebensee umgekommenen Häftlinge 1943–1945*, Wien 2014, S. 41.

255 Ebenda, S. 42.

256 Ebenda, S. 62.

257 Ebenda, S. 62.

258 Fritz 2008, S. 93.

259 Eine genaue Datierung ist bisher nicht möglich. Schmitz gab an, dass Geiger ab dem 13.10.1944 zusätzlicher Lagerarzt in Flossenbürg war. Er sei bis zum 24.12.1944 dort stationiert geblieben. Vgl. S. 146.

1945 – im Außenlager Obertraubling. In Hersbruck war Geiger eventuell indirekt an Exekutionen beteiligt, indem er den eingetretenen Tod der Hingerichteten festgestellt hat.[260]

Der damalige Kommandoführer des Außenlagers Obertraubling Cornelius Schwanner bestätigte die dortige Anwesenheit Geigers am 8./9. April 1945, Geiger selbst will größere Mengen medizinischen Materials nach Obertraubling gebracht haben.[261] Soweit dies der Realität entsprechen sollte, hatten die ehemaligen Gefangenen aber keinen Nutzen davon. Wahrscheinlicher ist, dass es sich sowohl bei Schwanners[262] als auch bei Geigers Aussage um ein Verteidigungs- bzw. Ablenkungsmanöver vor Gericht handelte.[263] Dass Geiger im Außenlager Hersbruck lediglich zur Inspektion war, scheint nach Aussage des damaligen Lagerältesten unwahrscheinlich. Dieser bezeugte, dass neben Geiger auch abwechselnd der andere Lagerarzt Dr. Ehrlich bei Exekutionen anwesend war.[264]

Geigers Anwesenheit im Hauptlager Flossenbürg wurde von verschiedenen Personen bestätigt: Auf Seiten der Bewacher beziehungsweise Täter waren dies der zivile Vertragsarzt Heinrich Schmitz, der ihn als seinen Vorgesetzten bezeichnete und der SS-Arzt Otto Adam, der letzte Lagerarzt des Hauptlagers, dessen Stationierung in Flossenbürg sich zeitweise mit der Geigers überschnitten haben muss, außerdem der damalige Standortarzt Hermann Fischer. Auf Seiten der Häftlinge bestätigten der ehemalige Revier-Kapo Carl Schrade,[265] der französische Arzt

---

260 Angaben von Martin Humm am 19.7.1968. BArch, ZStL, B 162/16859, Bl.17. S. auch Fußnote 272.

261 Aussage Geiger. NARA, US vs. Becker et al., 000-50-46. S. 6629–6665.

262 Wolter, Heike unter Mitarbeit des P-Seminars Geschichte am Gymnasium Neutraubling: *Wenn der Krieg um 11 Uhr aus ist, seid ihr um 10 Uhr alle tot! Sterben und Überleben im KZ-Außenlager Obertraubling*, Salzburg 2011, S. 32.

263 Cornelius Schwanner wurde am 15.10.1947 im Kriegsverbrechergefängnis Landsberg hingerichtet.

264 Angaben von Martin Humm am 19.7.1968. Vernehmung durch das Bayerische LKA im Rahmen der Untersuchung zu Kriminalsekretär Emmert und das Außenlager Hersbruck. ZStL, BArch B162/16859, Bl. 15–18. Humm war als kriminell eingestufter Häftling Lagerältester im Außenlager Hersbruck gewesen; er wurde im DFP zum Tode verurteilt, dann begnadigt und schließlich vorzeitig am 20.5.1957 entlassen. Er ist als nur bedingt glaubhafter Zeuge einzustufen. Zu Hersbruck: Benz/Distel 2007, S. 130–134.

265 „Geiger war so ungeschickt im Umgang mit medizinischen Instrumenten, dass er einmal selbst ein gewisses Quantum der ‚einschläfernden' Lösung [Anm.: gemeint ist das hochgiftige Phenol, mit dem die Gefangenen umgebracht wurden] ins Auge bekam." Schrade 2014, S. 284.

Dr. Alain Legeais[266] und der tschechische Arzt MuDr. Frantisek Wenzel Polák[267] Geigers Anwesenheit. Ähnlich wie Schmitz und Fischer wurde auch Geiger zweifelsfrei von anderen ehemaligen Gefangenen in einer persönlichen Anklageschrift schwer belastet.[268] „Mit Wohllust[269] wurde das sogenannte EUTHANASIEREN vom SS-Hauptsturmfuehrer Dr. Geiger (...) durchgefuehrt. (...) Geiger verletzte sich bei dieser Prozedur mittels Phenol das rechte Auge."

Für Geigers Aktivitäten in Hersbruck hat Maier eher positive Punkte heraus gearbeitet. Er beruft sich hierbei auf seine Analyse des Ermittlungsverfahren zu Lagerpersonal des Außenlagers bei der Staatsanwaltschaft Nürnberg-Fürth.[270]

Wann Geiger in amerikanische Kriegsgefangenschaft geriet, ist unklar. Die Verletzung am Auge wurde während seiner Anhörung als Zeuge der Verteidigung im Verfahren gegen Heinrich Schmitz nicht diskutiert.[271] Hier machte Geiger unter Eid etliche Schutzbehauptungen, etwa, dass der Kommandant des Außenlagers Hersbruck, Schwarz, sich persönlich um die Häftlinge gekümmert und ein Drittel des Lagers zur freien Verfügung gestellt habe, um darauf einen Krankenbau zu errichten. Er, Geiger, habe nie Gefangene gesehen, die misshandelt oder erschlagen worden waren. Die hohe Todesrate im Außenlager Hersbruck sah er einzig und allein darin begründet, dass die Gefangenen „aus dem Osten" kamen und schon bei ihrer Ankunft in einem schlechten Gesundheitszustand gewesen waren. Zum Außenlager Obertraubling sagte er, dass es dort im April 1945 nur wenige Fälle von Fleckfieber gegeben habe. Die Kranken seien korrekt behandelt worden und Material habe in ausreichender Menge zur Verfügung gestanden. Auch er selbst habe einen LKW mit Material in Obertraubling abgeliefert. „Zu der Zeit, als ich

---

266 Aussage Alain Legeais am 20.6.1946. NARA, US vs. Friedrich Becker et al, 000-50-46, S. 477–548.

267 Aussage Dr. Frantisek Polák am 24.6.1946. NARA, US vs. Friedrich Becker et al, 000-50-46, S. 602–645.

268 Die zehn Anklagepunkte lauteten analog auf Mord durch Phenol-, Evipan- und Tuberkulin-Injektionen, Mord durch Unterlassung von präventiven seuchenhygienischen Maßnahmen, Mord durch unnötige Operationen, Mord durch Selektion für Zwangsarbeit in den Außenlagern, Diebstahl von Häftlingseigentum, Sterilisierungen und Kastrationen, beabsichtigte Klassifizierung für Schwerstarbeit, beabsichtigte Vernachlässigung der Gefangenen, vor allem in den Außenlagern.

269 Gemeint war das Wort Wollust, der Verfasser war wahrscheinlich der Tscheche Alois Valušek.

270 Maier 2009, S. 116.

271 Befragung Geigers, 14.11.1946, in: NARA, US vs. Friedrich Becker et al, 000-50-46, S. 6629–6663.

dort war, gab es alles."[272] Von Häftlingsseite wird die Situation gegenteilig beschrieben: Es habe „lediglich einen Häftlingsarzt ohne medizinische Ausstattung" gegeben.[273] Auf Vorhaltungen in Vernehmungen oder Anhörungen schützte er Unwissen oder Gedächtnislücken vor.

Er selbst wurde im Dachauer Mauthausen-Prozess angeklagt und am 4. März 1948 zu 20 Jahren Haft verurteilt.[274] In diesem Prozess gab Geiger eine eidesstattliche Erklärung zugunsten von Andreas Schilling ab, einen ehemaligen Rapportführer im Lager Ebensee, der angeklagt war, Gefangenen den Zutritt zum dortigen Krankenbau verwehrt und sie massiv misshandelt zu haben. Heute ist klar, dass die zwei Männer entweder nur sehr kurz oder gar nicht zur selben Zeit in Ebensee stationiert gewesen waren.[275] Sein leugnendes Verhalten blieb demnach während aller Verfahren stringent.

Bereits 1954 wurde Geiger vorzeitig aus dem War Crimes Prison (WCP) Landsberg entlassen. Im Standesamt Coburg ist sein Zuzug am 23. März 1954 gemeldet.[276] Er arbeitete zunächst als Volontärarzt im Landeskrankenhaus von Coburg, wo er auch eine Dissertation verfasste.[277] Die Doktorarbeit wurde am 1. Dezember 1955 in München angenommen.[278] Danach ließ er sich in Coburg als Praktischer Arzt nieder.

Im Rahmen von Voruntersuchungen des Weidener Staatsanwaltes gegen Wilhelm Faßbender und Alfred Schnabel Mitte der 1950er Jahre wurde Geiger, noch während seiner Haft im März 1954, im Kriegsverbrechergefängnis Landsberg mindestens einmal vernommen. Zum damaligen Zeitpunkt blieben die entsprechenden Angaben aber vorerst unberücksichtigt. Die Staatsanwaltschaft Weiden eröffnete erst am 25. September 1958 ein Ermittlungsverfahren gegen Geiger. Dazu hatten belastende Aussagen durch den ehemaligen SS-Sanitätsdienstgrad (SDG) Max Demmel, den ehemaligen Häftling Karl Mathoi und Eduard Belger im Verfahren gegen Hermann Fischer geführt.[279] Geiger gelang es jedoch ohne Probleme, einer strafrechtlichen Verfolgung zu entgehen, da selbst Zeugen wie Jacques Michelin oder Carl Schrade, die zwar im Dachauer Verfahren gegen ihn ausgesagt und im Fall von Schrade einen negativen Bericht verfasst hatten, sich

272 Ebenda.

273 Benz/Distel 2007, S. 214.

274 NARA, US vs. Hans Joachim Georg Geiger et al., Case number 000-50-5-6.

275 Höllinger 2012, S. 9.

276 Auskunft StA Coburg.

277 Fritz 2008, S. 93.

278 Schreiben des StA Coburg vom 2.7.2014.

279 StArch Am, Sta Wen. Ermittlungsverfahren (NSG) 98 gegen Hans-Joachim Geiger.

nicht mehr an Geiger erinnern konnten. Eindeutig belastende Aussagen gab es nach Vernehmung von insgesamt 15 Zeugen nicht. Eine eingehende richterliche Vernehmung Geigers mit Vorhaltungen fand nicht statt. Das Verfahren wurde am 2. Juli 1959 eingestellt, weil die vernommenen Zeugen keine konkreten Anhaltspunkte liefern und weitere Zeugen nicht ermittelt werden konnten.[280]

Hans-Joachim Geiger heiratete in Coburg am 11. März 1961 ein zweites Mal. Dort verstarb er zehn Monate später am 17. Januar 1962.[281]

Fazit zu Hans-Joachim Geiger

1913 geboren, war Geiger neben Seitschek und Gräff einer der jüngsten Lagerärzte Flossenbürgs. Angaben ehemaliger Gefangener zu seiner Tätigkeit im Hauptlager bzw. im Außenlager Hersbruck sind selten, knapp gehalten und widersprüchlich. Geiger wurde im Dachauer Verfahren zum Außenlager von Mauthausen, Ebensee, zu 20 Jahren Haft verurteilt, eine Strafe für seine Tätigkeit im Lagerkomplex Flossenbürg bekam er nicht. Er wurde Mitte der 1950er Jahre vorzeitig aus Landsberg entlassen, konnte eine medizinische Dissertation anfertigen und sich mit einer Praxis niederlassen.

Ein 1958 angestrengtes Ermittlungsverfahren konnte kaum handfeste Ergebnisse zu Tage führen und wurde ohne Eröffnung eines Strafverfahrens eingestellt. Geiger konnte sich somit zwar einer Strafe nicht komplett entziehen – er wurde als Kriegsverbrecher im Dachauer Mauthausen-Prozess verurteilt und verbüßte insgesamt eine 9-jährige Untersuchungs- und Haftstrafe – gleichwohl bleiben seine Informationen zu Flossenbürg auffallend inhaltsleer und lapidar. Hierin ähneln sich Adam und Geiger, die sich darüber hinaus beide Ende der 1950er Jahre unweit voneinander in Hammelburg bzw. Coburg niederließen.

Dr. med. Herbert Gräff

Herbert Georg Ernst Gräff[282] wurde am 5. Oktober 1913 in Mannheim geboren. Über seine Ausbildung zum Arzt ist bislang nur das Jahr seiner Approbation (1939) und das Jahr seiner Promotion (1940) bekannt.[283] Seine Kindheit und Jugend konnten nicht eruiert werden.

---

280 Ebenda, Bl. 92 f.

281 Abschrift der Sterbeurkunde, StA Coburg.

282 Alle drei Vornamen werden nur auf der amerikanischen Identifikationskarte vom 30.10.1946 erwähnt. Identification of Prisoner. Dachau Detachment, War Crimes Group. BArch, ZStL, keine Signatur.

283 Führerstammkarte. BArch, SSO (ehem. BDC), Gräff, Herbert, 5.10.1913.

Seit dem 30. Juli 1933 war er SS-Anwärter, ab dem 10. Mai 1940 war er Oberscharführer. Im gleichen Jahr wurde er am 25. September zum Hauptscharführer und eine Woche später, am 1. Oktober, zum Untersturmführer befördert.[284] Am 9. November 1943 wurde er zum Obersturmführer ernannt.[285]

In die NSDAP war Gräff im Mai 1937 eingetreten. Zwischen 1935 und 1938 hatte er an allen Reichsparteitagen teilgenommen.[286]

Vom 1. April bis zum 30. September 1935 hatte er den Reichsarbeitsdienst absolviert. Insgesamt konnte seine Dienstlaufbahn nicht lückenlos eruiert werden. Seine auf der Führerstammkarte angegebene Stationierung bei der Inspektion der Konzentrationslager (IKL) vom 10. Februar bis zum 25. Mai 1941 scheint fraglich, da sich diese mit den nachweisbaren Daten seiner Stationierung im Lager Flossenbürg überschneidet. Diese kann durch eine kleine Aktennotiz vom 22. April 1941 sicher belegt werden.[287] Andere sicher belegbare Daten sind der 13. März, der 28. März, der 18. April und der 5. Mai, an denen Herbert Gräff Todesbescheinigungen unterschrieben hat. Alle vier Todesbescheinigungen nennen als Todesursache „Auf der Flucht erschossen" – ein apologetischer Ausdruck, der die wahren Umstände verschleiern sollte (vergleiche hierzu auch Kapitel 4.5). Ein weiterer Beweis seiner Stationierung in Flossenbürg ist sein Heiratsgesuch, dem ein ärztlicher Untersuchungsbogen beigefügt ist. Diese Untersuchung hatte der damalige Standortarzt Hattler am 11. März 1941 durchgeführt und die Heirat befürwortet.[288] Die Hochzeit fand am 15. Mai 1941 statt, es gingen mindestens drei Kinder aus dieser Ehe hervor.[289] Am 25. Mai 1941 schloss sich die Stationierung als Lager- und Standortarzt im Konzentrationslager Natzweiler-Struthof[290] an, von wo er im Mai 1942 in das Konzentrations- und Vernichtungslager Lublin-Majdanek[291] versetzt wurde.[292] Dort blieb er bis zum 18. Mai 1942, bevor er bis zum 22. Juli desselben Jahres Arzt einer

---

284 Seine SS-Nummer lautete: 200 137. SS-Stammkarte. Ebenda.

285 Gebührniskarte, SS-Stammkarte. Ebenda.

286 Seine Parteinummer lautete 4 028 808. SS-Stammkarte. Ebenda.

287 Notiz vom 22.4.1941. Ebenda.

288 Ärztlicher Untersuchungsbogen, BArch, RS (ehem. BDC), Gräff, Herbert, 5.10.1913.

289 Führerstammkarte. BArch, SSO (ehem. BDC), Gräff, Herbert, 5.10.1913.

290 Das Konzentrationslager Natzweiler-Struthof wurde ab Oktober 1940 wie Flossenbürg in der Nähe eines Steinbruchs erbaut. Insgesamt wurden ca. 30.000 Menschen nach N. verschleppt. Zahlreiche Versuche am Menschen fanden dort statt, u. a. „rassenkundliche" Untersuchungen (s. Fußnote 296) und Versuche zur Erprobung chemischer Kampfstoffe. Die Todesmärsche, die Ende März N. verlassen mussten, hatten ebenfalls Dachau zum Ziel. Siehe Enzyklopädie des Nationalsozialismus.

291 Siehe Fußnote 301.

292 Bayr. LKA vom 7.4.1960. BArch, ZStL B 162/21163.

unbestimmten SS-Einheit war. Die letzte Eintragung auf seiner Führerstammkarte nennt ihn als Mitglied der SS-Division „Das Reich", beginnend mit dem 22. Juli 1942. Ab dem 5. August 1944 wurde Gräff als „vermisst" geführt.[293]

Wie der Identifikationskarte der amerikanischen Militärbehörde zu entnehmen ist, geriet er im August 1944 in französische Kriegsgefangenschaft und zwar in das Lager Avranche, von dort in englische Kriegsgefangenschaft bis September 1944 und von dort wieder in amerikanische, bis zum 1. Mai 1946. Während dieser Zeit wurde er in unterschiedlichen Gefängnissen untergebracht: in Bolbec in Frankreich (bis zum 8. Mai), in Babenhausen (bis zum 1. Juli), in Darmstadt (bis zum 23. Juli), in Zuffenhausen (ohne Datumsangaben) und zuletzt ab dem 29. Juli 1946 in Dachau.[294] Offenbar wurde er mit Dr. med. Helmut Gräfe[295] verwechselt, der zusammen mit Professor Haagen ab 1943 verbrecherische Versuche am Menschen in Natzweiler durchgeführt hatte.[296] Eine Mitarbeit von Herbert Gräff bei diesen Versuchen konnte allerdings nicht nachgewiesen werden. Eine Anklage durch amerikanische oder französische Instanzen unterblieb in der Folge. Herbert Gräff meldete sich am 18. September 1947 beim Einwohnermeldeamt Nürnberg an[297] und wurde am 16. September 1948 mit Wirkung zum 22. September 1948 als Minderbelasteter entnazifiziert.[298]

293 Aktennotiz vom 5.8.1944. BArch, SSO (ehem. BDC), Gräff, Herbert, 5.10.1913.

294 Identification of Prisoner. Dachau Detachment, War Crimes Group. BArch, ZStL, keine Signatur.

295 Helmut Gräfe, geboren am 20.4.1911 in Nürnberg. Doktor der Zahnmedizin und Assistent Haagens (siehe Fußnote 296). Er starb am 28.6.1952 in Hamburg.

296 Eugen Haagen, geboren 17.6.1898 in Berlin. War als international anerkannter Virologe ab 1936 Professor am Robert-Koch-Institut (RKI) und ab 1937 Beratender Hygieniker der Luftwaffe. Ab 1941 war er an der Universität Straßburg. Ab 1943 führte er DFG-geförderte (z. T. tödliche endende) Versuche an Häftlingen zu Fleckfieber, Gelbfieber und Influenza durch. Ab 1944 war er Mitglied der Leopoldina. Nach Kriegsende wurde er von amerikanischen Einheiten verhaftet, kam aber frei und eröffnete ein virologisches Forschungsinstitut in Ost-Berlin. 1946 sagte er als Zeuge im Nürnberger Ärzte-Prozess aus, bevor er nach Frankreich ausgeliefert wurde. Im Verfahren von Metz wurde er 1952 zu 20 Jahren Zwangsarbeit verurteilt. Bereits 1955 wurde er begnadigt. Von 1956 bis 1965 arbeitete er an der Bundesforschungsanstalt für Viruskrankheiten in Tübingen, wo er wieder DFG-Fördermittel erhielt. Er starb 1972 in Berlin. Siehe Klee 2007 und Steegmann, Robert: *Le KL Natzweiler et ses kommandos. Une nébuleuse concentrationnaire des deux côtés du Rhin 1941–1945*, Strasbourg 2005.

297 Kriminalpolizeiliche Ermittlungen der Kripo Nürnberg, Schreiben vom 8.1.1954. StArch Am, Sta Wen, (NSG) 81/3, Ermittlungsverfahren gegen Wilhelm Faßbender. Hier Bl. 475.

298 StArch Nü, Spruchkammer Nürnberg – Lager, G 42.

Den westdeutschen Behörden fiel Herbert Gräff 1960 auf, als das Bayerische Landeskriminalamt in einem anderen NSG-Verfahren wegen Mordes ermittelte. Hier wurde ein „Teilkommando-Führer namens Graf, Grafe, Gräfe oder ähnlich" gesucht. Erst durch die Überprüfung der Offiziersliste beim Institut für Zeitgeschichte in München stießen die Ermittler auf die vollständigen Personalien Gräffs. Zum damaligen Zeitpunkt war er in Nürnberg wohnhaft und betrieb dort auch eine Praxis.[299] Dies ist erstaunlich, hatte doch die Kripo bereits 1954 den korrekten Namen und die Adresse Gräffs ermittelt, aber offenbar keine weiteren Schritte eingeleitet.[300]

Gräff wurde am 6. April 1960 in seiner Wohnung aufgesucht und befragt. Die Zusammenfassung dieser Befragung misst lediglich eine halbe maschinengeschriebene Seite und ist äußerst unergiebig. Erst auf Vorhalt gab Gräff zu, in verschiedenen Konzentrationslagern stationiert gewesen zu sein, wobei er Natzweiler, Lublin[301] und Warschau[302] erwähnte. Flossenbürg nannte er nicht. Er bestritt des Weiteren, „jemals einem Einsatzkommando angehört" zu haben, was offenbar vom ermittelnden Kriminalmeister auch nicht weiter hinterfragt wurde, da er seinen kurzen Bericht mit der Schlussfolgerung beendete: „Als Teilkommando-Führer des EK 8 scheidet Dr. Gräff aus."[303] Die Zentralstelle in Ludwigsburg wurde von diesen Vorgängen wenige Tage später in Kenntnis gesetzt.[304] Ein Ermittlungsverfahren wurde nicht eröffnet.

Gräff blieb weiterhin in Nürnberg wohnhaft und betrieb bis 1978 eine Praxis. Er starb am 21. März 1979 in Nürnberg.[305]

---

299 Bayerisches LKA vom 7.4.1960 an die ZStL. BArch, ZStL, B 162/21163.

300 Stand der Ermittlungen, 12.1.1954. Bayerische Landpolizei an den Oberstaatsanwalt in Weiden. Beglaubigte Abschrift. StArch Am, Sta Wen, (NSG), 81/4 Ermittlungsverfahren gegen Wilhelm Faßbender. Bl. 635.

301 Wahrscheinlich meinte er das nahe Lublin gelegene Konzentrations- und Vernichtungslager Majdanek, von dem im deutschen Schriftverkehr als KL Lublin gesprochen wurde. Es sollte das größte KZ außerhalb des Reiches werden. Nahezu 500.000 Personen wurden nach Majdanek deportiert, wovon mindestens 250.000 an den Lebensbedingungen starben oder in einer der sieben Gaskammern ermordet wurden. Der letzte Kommandant des Lagers Flossenbürg, Max Koegel, war von August bis Oktober 1942 Kommandant des Lagers Majdanek. Siehe Enzyklopädie des Holocaust.

302 Ob er das Ghetto Warschau, das KZ Warschau oder das nahe gelegene Vernichtungslager Treblinka meinte, ist unklar.

303 Abdruck der Aktennotiz vom 7.4.1960, Bayerisches LKA. BArch, ZStL, B 162/21163.

304 Schreiben des Bayerischen LKA vom 12.4.1960 an die ZStL. Ebenda.

305 Auskunft StA Nü, bei der Verfasserin.

Erinnerungsberichte ehemaliger Gefangener, die zu Dr. Gräff Stellung nehmen, konnten nicht ermittelt werden. In seinem Buch über das Lager Natzweiler-Struthof geht Robert Steegmann lediglich auf Eugen Haagen und Hellmuth Gräfe ein, ein Dr. Gräff wird nicht erwähnt.[306]

Fazit zu Herbert Gräff

Gräff war nachweislich in mindestens drei Konzentrationslagern eingesetzt und kam später mit einer SS-Division an die Front. In alliierter Kriegsgefangenschaft reichten die Informationen nicht aus, um gegen ihn Anklage als Kriegsverbrecher zu erheben. Von den amerikanischen Militärbehörden entlassen und von der Nürnberger Spruchkammer entnazifiziert, konnte Gräff eine Praxis eröffnen. Jahre später wurde er von der Kripo befragt und schaffte es wieder, jegliche konkrete Verdachtsmomente auszuräumen. Die Mitgliedschaft in der Waffen-SS und die Stationierung in mindestens drei Konzentrationslagern waren offenbar nicht ausreichend, um juristisch gegen ihn vorzugehen.

Josef Hattler

Josef Hattler wurde am 26. Februar 1912 in Thalhausen im Taunus geboren. Über seine Kindheit und Jugend ist bislang nichts bekannt. Ab 1932 hielt er sich in München auf.[307] 1933 trat er der SS bei.[308] Im Herbst 1938 trat er eine Stelle am Schwabinger Krankenhaus in München an.[309]

Seine Anwesenheit als Mitglied der Sanitätsstaffel Flossenbürg lässt sich spätestens ab dem 20. Dezember 1939 belegen.[310] Ähnliche Belege (Todesbescheinigungen) liegen für das Jahr 1940 für die zweite Monatshälfte des Aprils, vereinzelt für jeweils Mai und Juni und ab Juli durchgehend bis Jahresende 1940 und für die nächsten drei Monate 1941 vor. Die letzte Todesbescheinigung, die Hattlers Unterschrift trägt, datiert vom März 1941. Ein anders gearteter Beleg für seine Anwesenheit in der Oberpfalz ist der im Juli 1940 ausgefüllte Untersuchungsbogen für Hattlers ärztlichen Kollegen Heinz Neumann.[311]

---

306 Steegmann 2005, S. 404–407.

307 Schreiben des Parteistabs vom 18.10.1938. BArch, PK, Hattler, Josef, 26.2.1912.

308 Schreiben der Gauleitung München-Oberbayern vom 18.10.1938. Ebenda. Hier wird er auch als Mitglied des „NRÄB“ benannt, wahrscheinlich war damit der Nationalsozialistische deutsche Ärztebund (NSDÄB) gemeint. Hattlers SS-Nummer lautete: 142 037.

309 Gesamturteil der Gauleitung München-Oberbayern vom 6.11.1938. Ebenda.

310 Gemeinde Flossenbürg, Sterbebücher 1938–1942 (Kopie in AGFl).

311 Ärztlicher Untersuchungsbogen für Heinz Neumann, 20.7.1940. BArch, RS (ehem. BDC), Neumann, Heinz, 29.7.1911.

Bereits im Januar 1940 war Hattler in den Dienstrang eines Untersturmführers befördert worden.[312] Zusammen mit Oskar Dienstbach nahm er vom 12. März bis zum 26. April 1941 an einem Lehrgang zur Ausbildung im Kolonial-Sanitätsdienst teil.[313]

Mit Wirkung zum 5. Mai 1941 wurde er von Flossenbürg zum Lager Sachsenhausen als Erster Lagerarzt versetzt.[314] Dort beschreibt ihn ein ehemaliger Gefangener, der Einblick in viele organisatorische Abläufe hatte, als medikamentenabhängig: „Dr. Hattler stand auch heute Morgen offensichtlich unter Drogen".[315] Am 2. März 1942 wurde Hattler vom Lager Sachsenhausen zur Leibstandarte „Adolf Hitler" versetzt.[316] Weitere Stationierungen konnten bisher nicht eruiert werden.

Hattlers Schicksal bei Kriegsende ist ungeklärt. Die Ermittler der frühen 1950er Jahre konnten ihn nicht ausfindig machen.[317] Der ehemalige Revierkapo Wilhelm Rücker, der sich nach 1945 als nur eingeschränkt glaubwürdig herausstellte, gab 1954 in einem anderen Ermittlungsverfahren an, dass „Dr. Hartler [sic!], der im Gegensatz zu Dr. Schnabel sich viel um die Häftlinge kümmerte und ein wirklich tüchtiger Arzt war" sich freiwillig zur Front gemeldet habe und in Griechenland gefallen sei.[318] In einem Schreiben vom 12. März 1959 der Oberstaatsanwaltschaft Weiden an die Staatsanwaltschaft Köln, welche zum damaligem Zeitpunkt ein Ermittlungsverfahren gegen Hattler leitete, wird er ebenfalls als gefallen gemeldet, allerdings für den 1. August 1944 in der Sowjetunion.[319]

---

312 SS-Personalamt an die Sanitätsinspektion der Waffen-SS, 29.8.1940. BArch Dahlwitz, ZM 1407, A1. (eingesehen in AS).

313 Abschrift der geheimen Anordnung zur Teilnahme am Lehrgang im Tropenmedizinischen Institut der Militärärztlichen Akademie Berlin. BArch, SSO (ehem. BDC) Dienstbach, Oskar, 30.9.1910. (eingesehen in AS).

314 Versetzungsanordnung des SS-Führungshauptamtes, 25.4.1941. BArch Dahlwitz, ZM 1607, A1. (eingesehen in AS).

315 Naujoks, Harry: *Mein Leben im KZ Sachsenhausen 1936–1942. Erinnerungen des ehemaligen Lagerältesten*, Köln 1987, S. 249.

316 Abschrift des Personalbefehls vom 26.2.1942 des SS-Führungshauptamtes. BArch, SSO (ehem. BDC) Dienstbach, Oskar, 30.9.1910.

317 Stand der Ermittlungen, 12.1.1954. Bayerische Landpolizei an den Oberstaatsanwalt in Weiden. Beglaubigte Abschrift. StArch Am, Sta Wen, (NSG), 81/4 Ermittlungsverfahren gegen Wilhelm Faßbender. Bl. 635.

318 Angaben Wilhelm Rückers. StArch Am, Sta Wen, (NSG), 81/6, Ermittlungsverfahren gegen Wilhelm Faßbender. Bl. 1252.

319 ZStL, BArch B162/Karteikarte Hattler, Josef. Das entsprechende Verfahren der Sta Köln konnte für diese Arbeit nicht mehr gesichtet werden.

Eine weitere Angabe ehemaliger Gefangener Flossenbürgs zu Hattler stammt von Wilhelm Rettenmaier, der, so seine Darstellung, zwei andere Gefangene bei Hattler gemeldet habe, weil sie eigenmächtig Operationen durchführten. Nach dem Eingreifen Hattlers seien diese zwei Männer zur Strafkompanie abgestellt worden.[320] Diese Angabe sagt allerdings mehr über die Lebensbedingungen im Lager als über den Arzt Hattler aus: Medizinische Laien operierten offenbar regelmäßig und es bedurfte der Meldung, die vielleicht auch eine Denunziation war, damit der verantwortliche Arzt davon erfuhr oder aktiv wurde. Außergerichtliche Angaben von ehemaligen Gefangenen zu Hattler finden sich nicht.

Fazit zu Josef Hattler

1912 geboren, war Hattler ein sehr junger Arzt, der zumindest einen Teil seiner Medizinerausbildung nach 1933 erhalten hat. 1939, als er in Flossenbürg stationiert war, war er gerade am Beginn seiner beruflichen Laufbahn und 27 Jahre alt. Mit seiner vermeintlichen Drogensucht wäre Hattler nicht allein gestanden, da viele Mitglieder des Lagerpersonals Alkohol, Morphium oder andere psychoaktive Substanzen konsumierten. Aus welchen Motiven er sich den nationalsozialistischen Organisationen anschloss, kann aus dem vorliegenden Quellenmaterial nicht geschlossen werden. Sehr wahrscheinlich ist er noch vor Kriegsende gefallen.

Dr. med. Hofmann, Vorname ungeklärt

Zwischen Dezember 1941 und Juli 1942 war ein Standortarzt Hofmann in Flossenbürg stationiert. Seine Anwesenheit ist durch zahlreiche von ihm unterschriebene Todesanzeigen dokumentiert. Anhand dieser Dokumente lässt sich der 19. Dezember 1941 als spätestes Ankunftsdatum Hofmanns festlegen. Bis zum 21. Juli 1942 hat er regelmäßig, manchmal täglich, insgesamt fast 200 Todesanzeigen ausgestellt.[321] Sein Dienstrang war der eines Obersturmbannführers. Ende Juli 1942 wurde er von Alfred Schnabel als Standortarzt abgelöst. Über weitere Stationierungszeiten ist nichts bekannt.

Der Lagerarzt, dem Hofmann weisungsbefugt war, war der bei den Gefangenen gefürchtete Richard Trommer. Unter dessen Ägide wurden sowjetische Kriegsgefangene und angeblich nicht heilbare Patienten im HKB massenhaft mittels

320 Angaben Wilhelm Rettenmaiers vom 30.8.1954. StArch Am, Sta Wen, (NSG) 81/6, Ermittlungsverfahren gegen Wilhelm Faßbender, Bl. 1308.

321 Gemeinde Flossenbürg, Sterbebücher 1938–1942 (Kopie in AGFl).

Giftinjektionen ermordet. Als Standortarzt muss Hofmann von den Tötungen gewusst haben. Ob er selbst Menschen umgebracht hat, ließ sich aus Sicht der Staatsanwaltschaft Weiden 1960 nicht mehr eruieren.

Dieses Ermittlungsverfahren gegen Hofmann war 1959 eröffnet worden.[322] Es sollten die Personalien geklärt und eine Überprüfung eingeleitet werden, ob Hofmann sich an Mord durch Giftinjektionen und an Kastrationen oder Sterilisationen beteiligt hatte. Es ergaben sich lediglich Hinweise darauf, dass Hofmann bereits während seiner Stationierung höheren Alters gewesen war. Seine vollständigen Personalien wurden nie abschließend geklärt. Eine Zusammenstellung mit 18 Einträgen, die auf „Dr. Hofmann" lauteten, wurde von der Staatsanwaltschaft nicht weiter überprüft.[323] Insgesamt wurden 40 Zeugen gehört, wovon sich nur sieben überhaupt an einen Arzt Hofmann erinnern konnten. Unter ihnen war immerhin ein Zeuge, der angab, von ihm zwangssterilisiert worden zu sein.[324] Dieser Spur wurde nicht weiter nachgegangen. Den anderen Zeugen schenkten die Ermittler wenig Glauben, zumal „keiner (...) dem Beschuldigten Tötungen nachweisen" konnte.[325] Allerdings lag im Rahmen des Ermittlungsverfahrens gegen Hans-Joachim Geiger ein bereits im Mai 1945 abgegebener Bericht des ehemaligen Sanitätsdienstgrades (SDG) Max Demmel vor. Demmels Beschreibung war klar und eindeutig:

> „Hofmann and (...) distinguished themselves by giving mortal injections deliberately. These two men were also responsible for the general support of the prisoners in the Camp, they were able to improve the food-situation in concentration camp Flossenbürg."[326]

Die Staatsanwaltschaft änderte nichts an ihrer Schlussfolgerung, dass Hofmann nichts Konkretes vorzuwerfen sei. Da er darüber hinaus höchstwahrscheinlich nicht mehr am Leben sei, wurde im März 1960 das Verfahren eingestellt.

Kurios erscheint die im Rahmen dieser Ermittlungen an die Kripo Würzburg gemachte Anfrage zu Professor Dr. med. Heyde[327] kurz nach dessen Aufdeckung und Inhaftierung im September 1959:

---

322 Schreiben vom 12.3.1959. StArch Am, Sta Wen, (NSG) 143, Ermittlungsverfahren gegen Dr. Hofmann.

323 Bericht vom 4.8.1959. Ebenda, Bl. 103.

324 Josef Donnert, der Eingriff sei im Mai 1942 vorgenommen worden. Ebenda, Bl. 28.

325 Einstellungsverfügung vom 31.3.1960. Ebenda, Bl. 129 ff.

326 Compilation of statements made to Maj. Samuel S. Gray jr. by Unterscharführer Max Demmel on May 23rd 1945. Military government detachment, T6. Abschrift aus: StArch Am, Sta Wen, (NSG) 98, Ermittlungsverfahren gegen Hans-Joachim Geiger.

327 Werner Heyde wurde am 25.4.1902 in Forst (Lausitz) geboren und war ab 1932 Privatdozent für Psychiatrie und Neurologie der Universität Würzburg. Am 1.5.1933

„Wie allgemein bekannt wurde, ist dort [Anm.: in Würzburg] vor kurzem der ehem. SS-Arzt Dr. Heyde, der mehrerer Euthanasie-Verfahren beschuldigt wird, festgenommen worden. Dr. Heyde soll früher zusammen mit einem Dr. Lolling im SS-Sanitätsamt Berlin tätig gewesen sein. Demnach dürfte ihm auch Dr. Hofmann bekannt geworden sein. Im Auftrage des Herrn Oberstaatsanwaltes (...) beim LG Weiden wird daher gebeten, Dr. Heyde darüber zu vernehmen, was er über das Schicksal und den Aufenthalt des Dr. Hofmann sowie dessen Vornamen, Aussehen und Herkunft weiß.“[328]

Erwartungsgemäß gab Heyde eine negative Antwort. Offenbar war man sich allgemein überhaupt nicht darüber im Klaren, dass man in Heyde einen intelligenten, nationalsozialistisch überzeugten Massenmörder vor sich hatte.

Fazit zu Hofmann

Hofmann war der verantwortliche Standortarzt zur Zeit der massenhaften Exekutionen von sowjetischen Kriegsgefangenen und Patienten im Häftlingskrankenbau zwischen Dezember 1941 und Ende Juli 1942. Sein Untergebener war Richard Trommer. Dieser entzog sich der Verantwortung durch Selbstmord bei Kriegsende, jener konnte nicht mehr ermittelt werden. Es muss angenommen werden, dass auch Hofmann selbst tödliche Injektionen verabreichte und Zwangssterilisationen durchführte. Die Angaben von ehemaligen Gefangenen Ende der 1950er Jahre waren spärlich und wurden als nicht ausreichend für eine Anklage angesehen. Die Person Hofmanns bleibt in den Erzählungen der ehemaligen Gefangenen hinter der schreckenerregenden Person Trommers zurück, obwohl die Dokumente eine andere Sprache sprechen.

---

trat er in die NSDAP ein, ab 1935 war er Kreisamtsleiter des Rassenpolitischen Amtes Würzburg. 1936 wurde er SS-Mitglied. Ab 1939 war er ordentlicher Professor. Im gleichen Jahr begannen die Planungen zur T4-Aktion, die er leitete. 1945 geriet er in britische Gefangenschaft, 1947 wurde er als Zeuge im Nürnberger Ärzte-Prozess gehört, konnte aber fliehen und unerkannt bis Schleswig-Holstein gelangen. Dort erhielt er unter falschem Namen und mit Deckung seiner Vorgesetzten bis 1959 verschiedene ärztliche Stellen. Ab September 1959 war er in Untersuchungshaft in Frankfurt/Main, wo er am 13.2.1964 Selbstmord beging. Vgl. auch Skriebeleit, Jörg: *Auch in Würzburg?! Zur Geschichte eines unbemerkten Außenlagers des KZ Flossenbürg.* Sonderdruck aus dem Mainfränkischen Jahrbuch für Geschichte und Kunst, Band 56, 2004.

328 Schreiben der Bayer. Landpolizei Neustadt an Kriminalpolizei Würzburg, vom 24.11.59. StArch Am, Sta Wen, (NSG) 143, Ermittlungsverfahren gegen Dr. Hofmann. Bl. 112.

Abb. 5: Ausschnitt eines ärztlichen Beurteilungsbogens für das RuSHA vom März 1942, unterzeichnet von Dr. Hofmann in Flossenbürg.

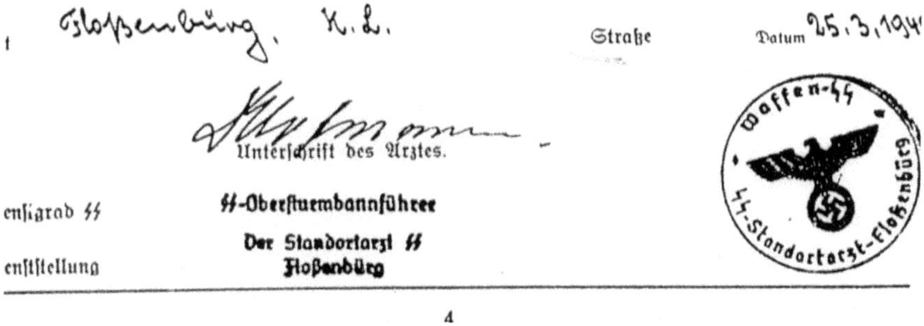

Dr. med. Gustav Litschel

Abb. 6: Gustav Litschel, undatierte Aufnahme.

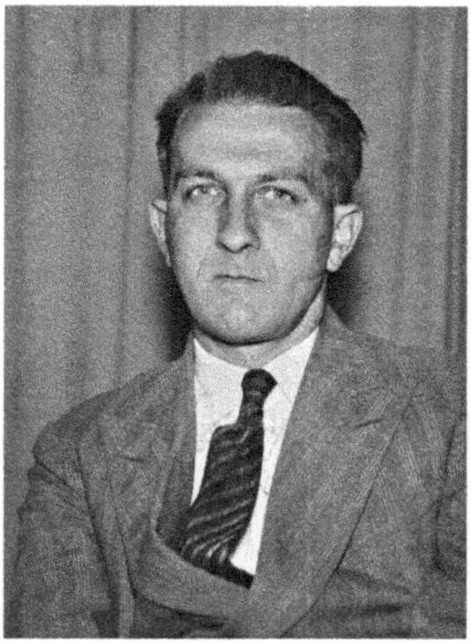

Gustav Litschel war neben Seitschek der zweite österreichische SS-Arzt, der in Flossenbürg stationiert war. Er wurde am 5. Juli 1903 als Sohn des Kaufmannes Gustav Litschel in Wien geboren. Dort besuchte er das Gymnasium, welches er 1921 mit dem Abitur abschloss. Anschließend studierte er ab dem Sommersemester 1922 Humanmedizin in Wien, bevor er zum Sommersemester 1929 nach Graz wechselte, wo er wiederum bis zum Sommersemester 1933 immatrikuliert war. Zwischen Mai 1929 und Juli 1934 legte er drei medizinische Rigorosa ab. Laut eigenen Angaben musste er zu einem nicht genau benannten Zeitpunkt das Studium wegen finanzieller Schwierigkeiten des Vaters unterbrechen. Dies spiegelt sich in zum Teil mehrmals belegten Lehrveranstaltungen wieder; exmatrikuliert hatte sich Litschel allerdings nicht.[329] Am 21. Juli 1934 schloss er sein Studium schließlich mit der Approbation zum Dr. med. univ. (Doktor der gesamten Heilkunde) nach insgesamt 12 Jahren Studium ab.[330]

Am 13. März 1932 trat er der NSDAP bei, welche zu diesem Zeitpunkt in Österreich verboten war. Zwischen 1935 und 1937 zahlte er aus unklaren Gründen keine Mitgliedsbeiträge, woraufhin seine Mitgliedschaft beendet wurde. Zum 19. Mai 1938 beantragte er erneut seine Mitgliedskarte für Österreich.[331] Diese wurde zunächst vom Gauärzteführer abgelehnt, bevor sie am 15. Dezember 1939 durch das Mitgliedschaftsamt München zum ersten Eintrittsdatum von 1932 rückwirkend bestätigt wurde.

Seine ersten Arbeitsstätten waren die Lungenheilanstalt Enzenbach in der Nähe von Graz, das Rainerspital in Wien, das Krankenhaus Hollabrunn und das Landeskrankenhaus Graz, bevor er sich im Juli 1938 um Aufnahme als Arzt in die SS-Verfügungstruppe (SS-VT) bewarb.[332] Wahrscheinlich im Rahmen dieser Bewerbung stellte Litschel eine undatierte Eidesstattliche Erklärung aus: „Ich bin Deutscher, bin arischer Abstammung, gehöre keiner Freimaurerloge und keinem Geheimbunde an, **habe diesen auch früher nie angehört** und verspreche, die Bewegung mit allen Kräften zu fördern."[333] Nach einer Vorstellung beim SS-Sanitätsamt in Berlin wurde Litschel zum 15. August 1938 im Rang eines Hauptsturmführers in die SS aufgenommen. Gleichzeitig wurde er zum Führer der Sanitätsabteilung der 2. Sanitätsstaffel der SS-Totenkopfverbände (SS-TV) „Brandenburg" ernannt und war somit Mitglied der Waffen-SS.[334] Litschel war Mitglied im NS-Ärztebund und der Vaterländischen Front.[335] Ab dem 1. September 1939 war er in der SS-Sanitätsstaffel der SS-Totenkopfverbände „Oberbayern" eingesetzt und absolvierte vom 1. November 1938 bis zum 31. Januar 1939 eine Waffenausbildung bei der SS-Totenkopfstandarte „Ostmark".[336]

329 UA Wien, Inskriptionen an der Medizinischen Fakultät (Nationale), SS 1922 bis SS 1929.

330 Lebenslauf. BArch, SSO (ehem. BDC) Litschel, Gustav, 5.2.1903 und Auskunft des UA Graz.

331 Personalfragebogen der NSDAP, BArch, SSO (ehem. BDC) Litschel, Gustav, 5.2.1903.

332 Bewerbung vom 15.7.1938, gerichtet an SS-Oberführer Dermietzel. Ebenda.

333 Eidesstattliche Erklärung, undatiert. BArch, SSO (ehem. BDC) Litschel, Gustav, 5.2.1903. Fettdruck im Original.

334 Schreiben vom 4.8.1938. Ebenda. Seine SS-Nummer lautete: 308 262. Vgl. auch BArch, ZStL, Karteikarte zu Gustav Litschel.

335 Auskunft BDC vom 30.11.1953. BArch, SSO (ehem. BDC) Litschel, Gustav, 5.2.1903.

336 Beförderungsvorschlag, 20.11.1943. Ebenda.

Wann seine Stationierungszeit in Flossenbürg genau begann und endete, ist unklar. Der 1. Februar 1939 als Beginn seiner Stationierung scheint wahrscheinlich.[337] Bis Juni und für Mitte Oktober 1939 sind von Litschel ausgestellte Todesanzeigen nachweisbar. Für Mitte Juni desselben Jahres belegt seine Nennung auf einem RuSHA-Antrag eines anderen SS-Mannes seine Anwesenheit in der Oberpfalz.[338] Danach wurde er bei der IKL eingesetzt.[339] Zwischen Januar 1940 und Juni 1942 war er beim SS-Fürsorge- und Versorgungsamt in München; danach bis zum 10. Mai 1943 bei einer SS-Polizei-Division. Anschließend wurde er im SS-Artillerie-Ausbildungs- und Ersatz-Regiment in Prag stationiert, von wo er am 20. Juli 1944 zum SS-Truppenübungsplatz Mähren in Beneschau (Benešov) abkommandiert wurde. Ab dem 15. September 1944 war er im SS-Wirtschaftverwaltungshauptamt (SS-WVHA), in der Amtsgruppe D III (Sanitätswesen der SS) in Berlin stationiert. Nach dem 1. Januar 1945 war er wieder in Prag.[340] Sein letzter dokumentierter Dienstgrad war der eines Sturmbannführers.[341]

Laut Klee starb er im Oktober 1945 in sowjetischer Kriegsgefangenschaft im Lager Tscheljabinsk.[342] Die Karteikarte Litschels in der Zentralstelle der Landesjustizverwaltungen in Ludwigsburg erwähnt ihn hingegen als auf einem Transport nach Sibirien im Oktober 1945 verstorben.[343]

Litschel hatte 1932 geheiratet, das erste Kind, ein Sohn, wurde 1933 geboren.[344]

Ehemalige Gefangene können sich nicht an ihn erinnern, so dass eine Beschreibung Litschels aus dieser wichtigen Perspektive unmöglich ist.

Die Ermittlungen der Kripo in den frühen 1950er Jahren konnten ihn nicht ausfindig machen.[345]

---

337 BDC-Schreiben vom 30.11.1953. Ebenda.

338 Antrag auf Zusendung der Vordrucke zu einem Verlobungs- und Heiratsgesuch vom 15.6.1939. BArch, RS (ehem. BDC), Hoffmann, Kurt, 3.2.1915.

339 Klee verortet Litschel als Lagerarzt in Sachsenhausen, vgl. Klee 2012, S. 53. Dies ist nicht korrekt. Für diesen Hinweis danke ich Astrid Ley.

340 Alle Angaben über Stationierungszeiten aus BDC-Karteikarte vom 30.11.1953. BArch, SSO (ehem. BDC) Litschel, Gustav, 5.2.1903.

341 Dienstlaufbahn Litschel. Ebenda.

342 Klee 2012, S. 53. Die Akten der Kriegsgefangenen in der ehemaligen SU sind für Wissenschaftler nicht zugänglich. Auskunft kontakty e. V. an die Verfasserin.

343 ZStL, Karteikarte zu Gustav Litschel.

344 Gebühniskarte. BArch, SSO (ehem. BDC) Litschel, Gustav, 5.2.1903.

345 Stand der Ermittlungen, 12.1.1954. Bayerische Landpolizei an den Oberstaatsanwalt in Weiden. Beglaubigte Abschrift. StArch Am, Sta Wen, (NSG), 81/4 Ermittlungsverfahren gegen Wilhelm Faßbender. Bl. 635.

Fazit zu Gustav Litschel

Gustav Litschel beantragte bereits vor dem „Anschluss" Österreichs seine Mitgliedschaft in der NSDAP, also zu einer Zeit, als diese noch verboten war. Dieser Umstand und die Vehemenz, mit der er in den überlieferten Schriftstücken herausstreicht, dass er alle "arischen" Eigenschaften aufweist, lassen auf eine tiefe nationalsozialistische Überzeugung schließen. Dass für ihn keine Beschreibungen aus Häftlingsperspektive vorliegen, mag an seinem verhältnismäßig kurzen und frühen Aufenthalt in der Flossenbürger Sanitätsstaffel liegen. Litschel wurde in mindestens zwei Konzentrationslagern, im Fürsorge- und Versorgungsamt München, aber auch an der Front stationiert, so dass man ihn als einen wichtigen, umfassend nationalsozialistisch ausgebildeten Fachmann im Gesundheitssystem der SS beschreiben kann. Wahrscheinlich starb er in sowjetischer Kriegsgefangenschaft. Es bleibt zu hoffen, dass die von dort eventuell überlieferten Akten (über Gustav Litschel, aber auch Alfred Schnabel) in Zukunft zu Recherchezwecken zur Verfügung gestellt werden.

Herbert Louis

Die Darstellung der Biografie von Herbert Louis bezieht sich im Wesentlichen auf die Arbeit von Fritz über die SS-Ärzte des Konzentrationslagers Neuengamme.[346]

Herbert Louis wurde am 13. September 1908 in Dudweiler im Saarland geboren. Über seine Kindheit und Jugend ist nichts bekannt. Nach bestandenem Abitur 1930 in Saarbrücken studierte Louis Humanmedizin in Heidelberg. Bereits als Student trat er in die SS ein.[347] Wahrscheinlich geschah dies „einige Monate vor der Machtübernahme", also 1932, wie er in seinem Lebenslauf angab,[348] auch wenn es auf der Führerstammkarte erst für 1933 vermerkt ist.[349] 1935 legte er, ebenfalls in Heidelberg, sein medizinisches Staatsexamen ab. Im Januar 1936 zog er nach Freiburg im Breisgau und begann dort in der dermatologischen Universitätsklinik zu arbeiten. In Freiburg reichte er 1939 auch seine Doktorarbeit über ein Thema zur Rachitis ein.[350] Im November desselben Jahres heiratete er.[351]

---

346 Fritz 2008, S. 45–47.

347 Seine SS-Nummer lautete: 252 490. BArch, ZStL, Karteikarte zu Herbert Louis.

348 Handgeschriebener Lebenslauf. SSO (ehem. BDC), Louis, Herbert, 13.9.1908.

349 Führerstammkarte. Ebenda.

350 Louis, Herbert: *Über die Häufigkeit der Rachitis in der Stadt Freiburg und den umliegenden Landbezirken im Winter 1936/37*, Freiburg i. Br. 1939.

351 Führerstammkarte, BArch, SSO (ehemals BDC), Louis, Herbert, 13.9.1908.

Im September 1939 wurde er zur Waffen-SS eingezogen und erhielt eine Infanterie-Ausbildung bei der SS-Totenkopfstandarte „Dachau". Spätestens im Dezember 1939 wurde Louis nach Flossenbürg versetzt, wie sein handgeschriebener Lebenslauf belegt.[352] Ein ebenfalls im Dezember 1939 von Grawitz[353] verfasstes Schreiben nennt Louis als „Truppenarzt" des Konzentrationslagers Flossenbürg.[354] Auswirkung dieses Schreibens war Louis' Beförderung zum Untersturmführer am 1. Januar 1940.[355] Am Geburtstag Adolf Hitlers, dem 20. April, wurde er zum Obersturmführer befördert. Der entsprechende Beförderungsvorschlag nennt ihn in der Funktion des „Lagerarztes der San[itäts].-Staffel des K.L. Flossenbürg".[356] Aus seiner Stationierungszeit in Flossenbürg sind des Weiteren Todesbescheinigungen mit seiner Unterschrift für die Monate Mai, Juni und Juli überliefert.[357] Zu einem unbekannten Zeitpunkt wurde Louis im Konzentrationslager Neuengamme als Lagerarzt stationiert.[358] Im Anschluss wurde Louis zum Konzentrationslager Dachau versetzt, wo er ab 1. Januar 1941 in der dermatologischen Station des SS-Lazaretts arbeitete. Bereits am 19. März 1941 wurde er bei einer SS-Totenkopfdivision stationiert, mit der er am Krieg gegen die Sowjetunion teilnahm. Ein Jahr später, am 4. Januar 1942, wurde er wieder befördert, diesmal zum Hauptsturmführer. Am 17. September 1942 wechselte Louis von der Front

352 Dieser nennt: „Flossenbürg, den 19.12.1939". Handgeschriebener Lebenslauf. Ebenda.

353 Ernst-Robert Grawitz wurde im Juni 1899 geboren und stammte aus einer Arztfamilie. Er war Weltkriegsteilnehmer und studierte nach einjähriger Kriegsgefangenschaft Medizin. Im Oktober 1929 ließ er sich in Berlin als Internist nieder. Er engagierte sich früh in rechtsextremen Gruppierungen, u. a. im Freikorps. Grawitz wurde am 1.1.1937 von Göring zum stellvertretenden Präsidenten des DRK ernannt, baute dann das Sanitätswesen der W-SS mit auf. Er war als „Reichsarzt-SS" und Leiter der Abteilung IVb des Kommandostabes maßgeblich für die Humanexperimente in den Lagern verantwortlich. Vor Kriegsende beging er erweiterten Suizid. Siehe Cüppers, Martin: *Wegbereiter der Shoah. Die Waffen-SS, der Kommandostab Reichsführer-SS und die Judenvernichtung 1939–1945*, Darmstadt ²2011, S. 69 und S. 310.

354 Beförderungsvorschlag vom 18.12.1939. BArch, SSO (ehemals BDC), Louis, Herbert, 13.9.1908.

355 Dies ist gleichzeitig sein Eintrittsdatum in die NSDAP. Seine Mitgliedsnummer lautete: 8 367 525. NSDAP-Masterfile, zitiert in: HICOG an das Bundesamt für Verfassungsschutz vom 11.12.1953, in: StArch Am, Sta Wen, Ermittlungsverfahren (NSG) 81/3, Wilhelm Faßbender. Bl. 487.

356 Beförderungsvorschlag vom 2.4.1940. BArch, SSO (ehemals BDC), Louis, Herbert, 13.9.1908.

357 Standesamt Flossenbürg, Sterbebücher 1938–1942 (Kopie in AGFl).

358 Fritz 2008, S. 46.

zum SS-Lazarett Berlin, von wo er vom 29. Juni 1942 bis zum 14. Juli 1943 in das SS-Lazarett Krakau abkommandiert wurde.[359]

> „Im Mai hatte er außerdem als einer von 324 Teilnehmern an der ‚3. Arbeitstagung der Beratenden Ärzte Ost' teilgenommen, auf der unter anderem der ‚oberste Kliniker beim Reichsarzt SS', Prof. Dr. Karl Gebhard, über seine Sulfonamidversuche im KZ Ravensbrück berichtete."[360]

Zwischen Juli und November 1943 hielt sich Louis in Berlin auf, bevor er am 25. November desselben Jahres wieder in das SS-Lazarett Krakau versetzt wurde. Am 8. August 1944 wurde er im SS-Lazarett in Auxerre (Frankreich) stationiert, wo sich seine Spur verliert.

Nach dem Krieg lebte Louis im baden-württembergischen Lahr.[361] Dort starb er am 17. März 1984.[362] Weitere Erkenntnisse, insbesondere zu seinem Lebensweg nach Kriegsende, liegen zum jetzigen Zeitpunkt nicht vor.

Fazit zu Herbert Louis

Louis' Vita liest sich ähnlich wie Gräffs; er war in mehreren Konzentrationslagern als Arzt eingesetzt, am Vernichtungsfeldzug gegen die Sowjetunion beteiligt, über Menschenversuche in Ravensbrück informiert, und doch gelang es ihm,

---

359 Führerstammkarte. BArch, SSO (ehemals BDC), Louis, Herbert, 13.9.1908.

360 Fritz 2008, S. 46. Das Konzentrationslager Ravensbrück befand sich ca. 90 km nördlich von Berlin. Es bestand von Mai 1938 bis 30.4.1945, als es durch die Rote Armee befreit wurde. Erster Kommandant war Max Koegel, der später (der letzte) Kommandant Flossenbürgs wurde. In Ravensbrück befand sich auch ein Ausbildungslager für SS-Aufseherinnen, wo ca. 3.500 Frauen für den Aufsichtsdienst ausgebildet wurden. Neben zahlreichen Außenlagern, die an Rüstungsbetriebe angeschlossen waren, gab es ein sogenanntes Jugendschutzlager und ein Nebenlager für Männer. Ab Sommer 1942 wurden medizinische Experimente in R. durchgeführt, an denen u. a. Gerhard Schiedlausky und Richard Trommer direkt sowie Martin Hellinger indirekt beteiligt waren. Ab Februar 1945 wurde eine Gaskammer in R. errichtet. Insgesamt haben über 107.000 Frauen das Lager passiert, mindestens 20.000 haben nicht überlebt. Siehe Enzyklopädie des Holocaust und Kretzer, Anette: *NS-Täterschaft und Geschlecht. Der erste britische Ravensbrück-Prozess in Hamburg 1946/47*, Berlin 2009, S. 11.

361 Fritz 2008, S. 47. Dort zitiert nach StArch HH, 2100 UJS 2/81, Ermittlungsverfahren gegen Herbert, Louis wegen Verdacht des Mordes im KL Neuengamme.

362 Fernschreiben des LKA Stuttgart an die Staatsanwaltschaft Hamburg vom 26.3.1984. Auch für diesen Hinweis danke ich Sven Fritz sehr herzlich. Eine Anfrage bei der Bezirksärztekammer Südbaden ergab, dass Meldeakten für die Sterbejahrgänge 1984 bereits im Jahr 2000 vernichtet worden sind. Antwortschreiben bei der Verfasserin.

sich etwaigen juristischen Prozeduren weitgehend zu entziehen und seinen Beruf offenbar unbehelligt weiter auszuüben.

Heinz Neumann

Abb. 7: Heinz Neumann, undatierte Aufnahme.

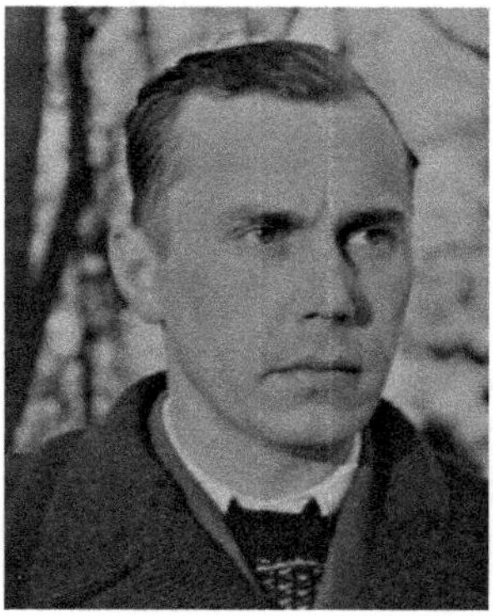

Heinz Neumann wurde am 29. Juli 1911 in Saarbrücken geboren. Er absolvierte vier Jahre Volksschule und schloss die weiterführende Schule mit dem Abitur ab. Nach einem abgebrochenen Jura-Studium und zwölf Semestern Medizinstudium in Berlin, Würzburg und Kiel beendete er 1939 seine Ausbildung zum Arzt mit dem Staatsexamen[363] und erhielt seine Bestallung zum Arzt. Eine Doktorarbeit fertigte Neumann offenbar nicht an.[364]

Sein Eintritt in die NSDAP fand am 1. Mai 1933 statt,[365] fünf Monate später trat er der SS bei.[366] Noch als Medizinstudent bewarb er sich 1934 als „Sippenforscher" bei der Reichsstelle für Sippenforschung im Reichsministerium des Innern.[367]

Zur Waffen-SS wurde er am 25. November 1939 eingezogen und erhielt im Anschluss daran bis zum 1. Januar 1940 eine Infanterie-Ausbildung bei der Sanitäts-

363 Handgeschriebener Lebenslauf, BArch, SSO (ehemals BDC), Neumann, Heinz, 29.7.1911.

364 Ebenda.

365 Schreiben der Ortsgruppe Charlottenburg der NSDAP vom 4.12.1934. Parteinummer 2 011 571. BArch, ZB II/4141. Bl. 1 (eingesehen in AS).

366 Führerstammkarte. Seine SS-Nummer lautete: 130 692. BArch, SSO (ehemals BDC), Neumann, Heinz, 29.7.1911.

367 Bewerbungsunterlagen vom Juni 1934. BArch, ZB II/4141. Bl. 1–16 (eingesehen in AS).

lehrkompanie im Ersatzbataillon der SS-Division „Deutschland". Am 1. Februar 1940 wurde er zum Hauptscharführer befördert. Bei der Inspektion der Konzentrationslager (IKL) war er seit dem 20. April 1940, am gleichen Tag erfolgte seine Beförderung zum Untersturmführer. Seine Staionierung als Truppenarzt im Konzentrationslager Flossenbürg ist für Juli, August und Dezember 1940 nachweisbar.[368] Es sind mindestens drei Todesbescheinigungen mit Neumanns Unterschrift überliefert, die für angeblich „auf der Flucht" erschossene Häftlinge ausgestellt worden sind. Eine davon nennt als Todesursache „Lungenentzündung nach Lungendurchschuß". Offenbar erlag der Gefangene der Schussverletzung erst nach mehreren Tagen oder Wochen, was auf einen langsamen und qualvollen Tod schließen lässt.[369] Dass Neumann auch im Juli 1940 in Flossenbürg war, belegt ein an das RuSHA gerichtetes Heiratsgesuch. Dieses wurde begleitet von einer ärztlichen Untersuchung, die der ebenfalls in Flossenbürg stationierte Standortarzt Josef Hattler durchführte.[370] In diesem Gesuch nannte Neumann seine Parteizugehörigkeit nicht.[371] Sie ist auch nicht auf den unterschiedlichen SS-Dokumenten vermerkt.[372] Die Gründe hierfür sind bislang unklar.

Neumann hatte im Oktober 1940 geheiratet, in den SS-Dokumenten ist die Geburt eines Kindes verzeichnet.

Vom 10. Februar bis zum 4. März 1941 war er bei der Nachrichten-Ersatzabteilung Nürnberg stationiert. Vom 4. März bis zum 4. Oktober 1941 befand er sich im SS-Lazarett Prag, bevor er wieder bis Ende Januar 1942 der IKL zugeteilt wurde. Zum Obersturmführer wurde er am 30. Januar 1942 und zum Hauptsturmführer am 9. November 1943 befördert. Ab 30. Januar 1942 war Neumann bei einer SS-Artillerie-Messabteilung eingeteilt, von wo er zu einem unbekannten Zeitpunkt zur SS-Artillerieschule I abkommandiert wurde und bis zum 18. September 1944 blieb. Es schloss sich ein Monat im SS-Führungshauptamt, Amtsgruppe D III an (18. September bis 18. Oktober 1944). Die letzte Versetzung, die schriftlich festgehalten wurde, führte ihn zum SS-Panzergrenadier-Ausbildungs- und Ersatzbataillon 10 Brünn (Brno).[373] Sein Schicksal bei Kriegsende ist ungeklärt.

368 Standesamt Flossenbürg, Sterbebücher 1938–1942 (Kopie in AGFl).

369 Ebenda.

370 Ärztlicher Untersuchungsbogen vom 20.7.1940. BArch, RS (ehem. BDC), Neumann, Heinz, 29.7.1911.

371 Fragebogen, undatiert. Ebenda.

372 SS-Stammkarte, Gebührniskarte und Führerstammkarte. BArch, SSO (ehemals BDC), Neumann, Heinz, 29.7.1911.

373 Ebenda.

Ermittlungen in den frühen 1950er Jahren konnten Heinz Neumann nicht ausfindig machen.[374]

Zuletzt war er laut Auskunft der ZSt Köln vom 10. Januar 1964 in Saarbrücken gemeldet. Die entsprechenden Ermittlungsakten konnten für die Drucklegung dieser Arbeit nicht mehr berücksichtigt werden. Das Todesdatum ist bislang unbekannt.

Fazit zu Heinz Neumann

Für die medizinische Versorgung von Flossenbürger Gefangenen spielte Heinz Neumann eine untergeordnete Rolle. Als Truppenarzt kam er wahrscheinlich nicht mit Gefangenen in Kontakt. Gleichwohl musste er Kenntnisse über die Zustände im Lager gehabt haben, da er Todesanzeigen unterschrieb. Die Einsichtnahme in seine Ermittlungsakten steht bislang aus.

Dr. med. Max Popiersch

Er wurde am 26. Mai 1893 in Pless (Pszczyna) geboren. Popiersch gehörte mit Fischer, Schnabel und Schmitz zu den ältesten Ärzten, die in Flossenbürg stationiert waren.

Abb. 8: Max Popiersch, undatierte Aufnahme.

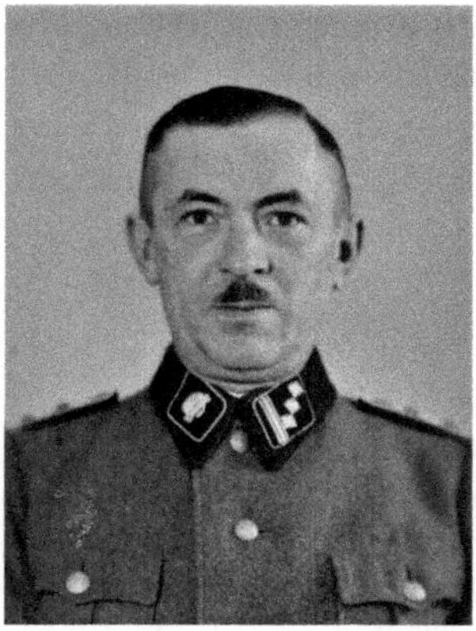

374 Stand der Ermittlungen, 12.1.1954. Bayerische Landpolizei an den Oberstaatsanwalt in Weiden. Beglaubigte Abschrift. StArch Am, Sta Wen, (NSG), 81/4 Ermittlungsverfahren gegen Wilhelm Faßbender. Bl. 635.

Er besuchte die Volksschule und das Gymnasium in seiner Heimatstadt. Das Abitur legte er im Frühling 1914 ab und schrieb sich dann für das Sommersemester in Theologie ein. Am 20. August meldete er sich als Kriegsfreiwilliger zu einer Ersatzabteilung. Im Januar 1915 wurde er einem Feldlazarett zugeteilt. Im Oktober 1918 zog er sich eine Unterschenkelverletzung zu und wurde in ein Reserve-Lazarett transportiert, bevor er zu einem Ersatztruppenteil nach Königsberg (Kaliningrad) entlassen wurde. Am 24. Dezember 1918 wurde er vom Heeresdienst frei gestellt. Für seine Kriegsteilnahme erhielt er das Eiserne Kreuz Zweiter Klasse. Über seine genauen Einsatzorte an der Front ist bislang nichts bekannt. Zwischen März und Juli 1919 war er beim Freikorps „Eiserne Division". Nach seiner Rückkehr begann er mit dem Medizinstudium in Breslau (Wrocław), das er zu einem bislang unbekannten Zeitpunkt beendete. Am 1. Juni 1925 konnte er seine eigene Praxis eröffnen, die er durchgehend bis zum 31. August 1939 führte.[375]

1933 war er in die NSDAP eingetreten.[376] Am 1. Mai 1933 wurde er Mitglied der Allgemeinen SS.[377] Mit dem Überfall auf Polen am 1. September 1939 wurde er Mitglied der Waffen-SS und gleichzeitig Truppenarzt, später Standortarzt im Lager Flossenbürg. Seine Anwesenheit lässt sich durch Todesanzeigen belegen, die Popiersch zwischen September 1939 und Februar 1940 unterschrieben hat. Von März bis Mai 1940 war er anschließend im Lager Buchenwald[378] stationiert. Dort wurde er am 1. März 1940 zum Hauptsturmführer befördert. Ab dem 22. Mai 1940 war er der erste Standortarzt im Lager Auschwitz.[379] Zusammen mit Rudolf Höß, Josef Kramer, Karl Fritzsch und Robert Neumann hatte Popiersch damit am 1. Juli 1940 eine leitende Funktion im KL Auschwitz.[380] Dort wurde er am 22. November 1940 auch Zeuge einer der ersten Hinrichtungen von 40 polnischen Häftlingen. Er unterschrieb deren Leichenbefunde.[381]

375 Lebenslauf. BArch, RS (ehem. BDC) Popiersch, Max, 26.5.1893.

376 Seine Mitgliedsnummer lautete: 3 531 412. RS-Fragebogen, Ebenda.

377 Seine SS-Nummer lautete: 176 467, in: Lasik/Piper/Setkiewicz/Strzelecka 1999, S. 284.

378 Das Konzentrationslager Buchenwald wurde im Juni 1937 gegründet. Insgesamt waren ca. 240.000 Menschen im Lagerkomplex Buchenwald mit ca. 130 Außenlagerninhaftiert, wovon 56.000 nicht überlebten. In Buchenwald wurden Versuche u.a. zu Fleckfieber-Impfstoffen an Häftlingen durchgeführt. Siehe Enzyklopädie des Nationalsozialismus.

379 Lebenslauf. BArch, RS (ehem. BDC) Popiersch, Max, 26.5.1893.

380 Czech 1989, S. 39.

381 Als Todesursache wurde „Schuß ins Herz" eingetragen. Ebenda, S. 61.

Von Auschwitz wurde er als 1. Lagerarzt zum neu errichteten Vernichtungslager Lublin-Majdanek versetzt.[382] Dort starb er am 21. April 1942 an Fleckfieber.[383] Einer seiner Nachfolger in Auschwitz wurde im Herbst 1941 Oskar Dienstbach. Aus den Ermittlungsakten der Staatsanwaltschaft Weiden der frühen 1950er Jahre geht hervor, dass der Tod Popierschs während des Zweiten Weltkrieges bereits bekannt war.[384]

Fazit zu Max Popiersch

Max Popiersch gehörte zu den „alten Kämpfern". Ein Weltkriegsveteran mit Auszeichnung, eine Kriegsverletzung, ein zügiges Medizinstudium und längere Erfahrung als niedergelassener Arzt machten ihn für die SS einerseits interessant. Andererseits lässt sein früher Eintritt – er trat am 1. Mai 1933 in die NSDAP und die SS gleichzeitig ein – auf seine inhaltliche und ideologische Überzeugung schließen. Über seine Tätigkeit im Lager Flossenbürg ist wenig bekannt, leider auch hinsichtlich der Arbeitsweise Popierschs, verglichen mit der Baaders, der zeitgleich dort stationiert war. Von ehemaligen Gefangenen wird Popiersch nicht erwähnt.

Dr. med. Gerhard Schiedlausky

Gerhard Schiedlausky ist einer von zwei ehemaligen Lagerärzten Flossenbürgs, die von alliierten Militärgerichten zum Tode verurteilt und hingerichtet wurden. Allerdings wurde dieses Urteil in Hamburg in der Britischen Zone gesprochen aufgrund von Schiedlauskys Beteiligung an den Sulfonamid-Versuchen im Frauen-Konzentrationslager Ravensbrück.[385]

Anette Kretzer[386] verwendete in ihrem Buch über diesen Prozess die Schreibweise „Schi(e)dlausky", da die korrekte Form laut ihren Angaben unklar sei. Im Folgenden wird jedoch die Schreibweise mit „ie" verwendet, die in den SS-

382 Ernst Klee gibt als Versetzungszeitraum den Oktober 1941 an. Klee 2007.

383 Lasik/Piper/Setkiewicz/Strzelecka 1999, S. 285, auch: Meldung seines Todes vom 30.4.1942 in: BArch, RS (ehem. BDC) Popiersch, Max, 26.5.1893.

384 Stand der Ermittlungen, 12.1.1954. Bayerische Landpolizei an den Oberstaatsanwalt in Weiden. Beglaubigte Abschrift. Ebenda. Bl. 635.

385 Zusammen mit Dr. Herta Oberheuser, Dr. Rosenthal und Dr. Fritz Fischer unter der Leitung von Prof. Dr. Karl Gebhardt führte Schiedlausky die Sulfonamid-Versuche durch. Einführend Bastian,Till: *Furchtbare Ärzte. Medizinische Verbrechen im Dritten Reich*, München 2001. Ausführlich Kretzer 2009. S.a. Fußnote 395.

386 Kretzer 2009.

Dokumenten durchgängig vorzufinden und die durch seine eigene Unterschrift belegt ist.[387]

Gerhard Schiedlausky wurde am 14. Januar 1906 in Berlin geboren. Das Medizinstudium beendete er nach zehn Semestern 1931 bevor er 1933 die Doktoratsprüfung ablegte. Im Dezember 1934 heiratete er; aus dieser Ehe gingen fünf Kinder hervor. Zu einem unbekannten Zeitpunkt ließ er sich mit einer eigenen Praxis nieder.

Ebenfalls 1931 trat er in die NSDAP und 1932 in die SS ein.[388] Zur Waffen-SS kam er laut eigenen Angaben am 28. Oktober 1939.[389] Im Oktober 1939 wurde er zum Unterscharführer, am 1. Dezember desselben Jahres zum Hauptscharführer, am 1. August 1940 zum Untersturmführer, am 21. Juni 1941 zum Obersturmführer und am 20. April 1943 zum Hauptsturmführer befördert.[390] Zwischen dem 1. August 1940 und dem 15. Januar 1941 war er bei der IKL eingesetzt, von wo er für unbestimmte Zeit zur Einwandererzentrale (EWZ) nach Miechow gesandt wurde.[391] Es schloss sich eine zweimonatige Waffen-Ausbildung in Hamburg an. In seiner Führerstammkarte ist vermerkt, dass er am 25. März 1941 wieder zur IKL kam, er selbst gab aber an, dass er zu diesem Zeitpunkt als Lagerarzt nach Mauthausen versetzt wurde. Laut einem Schreiben des Führungshauptamtes kann Schiedlausky bereits für den April 1941 in Mauthausen verortet werden.[392] Auch Kretzer gibt Schiedlauskys Anwesenheit in Mauthausen zwischen April und Oktober 1941 an.[393]

Sein Aufenthalt in Flossenbürg lässt sich bislang nicht auf den Tag genau datieren. Er selbst nannte den Zeitraum zwischen Anfang Oktober und Anfang

---

387 Schreiben Schiedlauskys vom 3.12.1940 an den Leiter der EWZ-Nebenstelle Petrikau. BArch, SSO (ehem. BDC) Schiedlausky, Gerhard, 14.1.1906.

388 1.9.1931 Eintritt NSDAP, Mitgliedsnummer: 617 194. Seine SS-Nummer lautete: 213 323. Führerstammkarte. Ebenda.

389 Affidavit von Gerhard Schiedlausky, erstellt in Freising am 7.8.1945. Englische Übersetzung in: Harvard Law School Library, HLSL, Item no. 4030. Wurde als Beweisstück der Verteidigung im Ärzte-Prozess (Defense exhibit Hoven – 13) und als Beweisstück der Anklage (Prosecution exhibit No. 135) im Pohl-Prozess verwendet. Einsehbar über http://nuremberg.law.harvard.edu (Zugriff am 17.4.2015).

390 Kretzer 2009, S. 408 und Führerstammkarte. BArch, SSO (ehem. BDC) Schiedlausky, Gerhard, 14.1.1906.

391 Schreiben Schiedlauskys vom 3.12.1940 an den Leiter der EWZ-Nebenstelle Petrikau. Ebenda.

392 Versetzungsanordnung des SS-Führungshauptamtes vom 25.4.1941. BA Dahlwitz, ZM 1607, A1 (eingesehen in AS).

393 Kretzer 2009, S. 408.

Dezember 1941, also zwei Monate, die er im Lager Flossenbürg als Truppen- und Lagerarzt stationiert gewesen sei. Eine Todesanzeige vom Oktober 1941, die Schiedlauskys Unterschrift trägt, belegt diesen Aufenthalt.[394]

Ab Dezember 1941 war Schiedlausky im Lager Ravensbrück stationiert, wo er an den Sulfonamid-Experimenten von Professor Dr. med. Karl Gebhard[395] beteiligt war. Schiedlauskys Beschreibung seiner Tätigkeit liest sich harmlos:

> „My only responsibility was to see that clinical matters such as the operation itself, nutrition and special nursing, etc., were taken care of to the satisfaction of Professor GEBHARD [Großschreibung im Original]".[396]

Die Frauen seien zum Tod verurteilte Gefangene gewesen, so Schiedlausky. Dass die „clinical matters", also die klinischen Angelegenheiten, auch lebensbedrohliche Komplikationen einkalkulierten, klammerte er aus.

Schiedlausky blieb bis Mitte August 1943 in Ravensbrück und wurde dann, laut eigenen Angaben, in Natzweiler stationiert, von wo er bereits im Oktober nach Buchenwald kam. Richard Trommer wurde Schiedlauskys Nachfolger in Ravensbrück. Im Konzentrationslager Buchenwald blieb Schiedlausky bis April 1945 als Standortarzt. Dort war er u. a. in die Experimente zur „Heilung" von Homosexualität verwickelt. Wieder spielte er später seine Verantwortung hierfür herunter:

---

394 Standesamt Flossenbürg, Sterbebücher 1938–1942 (Kopie in AGFl).

395 Karl Gebhardt wurde am 23.11.1897 in Den Haag geboren. Er war Schüler von Sauerbruch und Lexer und habilitierte sich 1932 in München. 1933 trat er der NSDAP bei. 1935 übernahm er die ehemalige Heilstätte für Lungentuberkulose in Hohenlychen. 1936 war er Leitender Arzt der Olympiade. 1937 übernahm er den Berliner Lehrstuhl für Orthopädische Chirurgie. 1938 wurde er Leibarzt Heinrich Himmlers und 1940 beratender Chirurg der W-SS. Ab dem 20.7.1942 wurden unter seiner Leitung Versuche an Gefangenen des KZ Ravensbrück durchgeführt, die die Erzeugung künstlicher Wundinfektionen, u. a. mit Gasbrand beinhalteten. Diejenigen Versuchspersonen, die überlebten, trugen tiefe, z. T. verstümmelnde Narben davon. Seit 1943 war G. oberster Kliniker im Stab des Reichsarztes-SS und Polizei, Ernst Grawitz. Gebhardt wurde im Nürnberger Ärzte-Prozess zum Tode verurteilt und am 2.6.1948 hingerichtet. Siehe Ebbinghaus/Dörner 2002, S. 628.

396 Affidavit von Gerhard Schiedlausky, erstellt in Freising am 7.8.1945. Englische Übersetzung in: Harvard Law School Library, HLSL, Item no. 4030. Wurde als Beweisstück der Verteidigung im Ärzte-Prozess (Defense exhibit Hoven – 13) und als Beweisstück der Anklage (Prosecution exhibit No. 135) im Pohl-Prozess verwendet. Einsehbar über http://nuremberg.law.harvard.edu (Zugriff am 17.4.2015).

„My part in the experiments, which was detailed for me in written instructions from my superior, Sturmbannfuehrer Dr. LOLLING [Großschreibung im Original], was only to see to it that the necessary number of homosexuals were in the camp."[397]

Bei Kriegsende geriet Schiedlausky zunächst in amerikanische Kriegsgefangenschaft. Seine Identifikationskarte ordnete ihn als verdächtig ein, an Kriegsverbrechen beteiligt gewesen zu sein.[398] Im August 1945 machte er in Freising ausführliche Angaben zu seinem Werdegang innerhalb der SS, den Verhältnissen in den unterschiedlichen Lagern und zu seinen Aufgaben dort. Aus diesem (nur unvollständig online einsehbaren) Affidavit stammen die obigen Zitate. Dieses beinhaltet auch die bislang einzige Angabe darüber, dass im Herbst 1941 ein Dr. Blaschke in Flossenbürg stationiert gewesen war. Zu anderen Aspekten des Lagers Flossenbürg waren Schiedlauskys Angaben unergiebig. Da dieses Affidavit zu den Experimenten in Ravensbrück und vor allem in Buchenwald detaillierte Fakten enthält, wurde es u. a. im Nürnberger Ärzteprozess verwendet, offenbar um Waldemar Hoven[399] zu entlasten.[400] Anfang Juni 1946 befand sich Schiedlausky noch in der US-Zone und wurde über das Nürnberger Verfahren hinaus auch im Dachauer Buchenwald-Prozess als Zeuge gehört.[401]

Im Rahmen des ersten (von insgesamt sechs) britischen Kriegsverbrecherprozesses zum Konzentrationslager Ravensbrück in Hamburg wurde Schiedlausky an die britische Militärregierung übergeben. Schiedlausky selbst stellte sich in

---

397 Ebenda.

398 BArch, ZStL, Identification of Prisoner. SCHIEDLAUSKY, Gerhard, Dr. Großschreibung im Original.

399 Waldemar Hoven wurde am 10.2.1903 geboren. Er machte zunächst eine Ausbildung in der Landwirtschaft, studierte dann Medizin. Er war ab 1942 Standortarzt der W-SS Weimar. Seit 1943 war er stellvertretender Leiter der Abteilung für Fleckfieber- und Virusforschung des Hygiene-Instituts der W-SS, welches sich im Lager Buchenwald befand. Seine 1943 an der Universität Freiburg vorgelegte Dissertation über den Einfluss von Kohlestaub bei Lungen-TBC erwähnte ausdrücklich die Notwendigkeit von Versuchen am Menschen. Überlebten die „Versuchspersonen" nicht, wurden sie seziert. Die Arbeit selbst wurde von zwei Häftlingsärzten angefertigt. Die Universität Freiburg vergab die Note „Sehr gut". Hoven wurde im Nürnberger Ärzteprozess zum Tode verurteilt und am 2.6.1948 hingerichtet. Siehe Klee 2012, S. 41 f. und 51.

400 NMT 01. Medical case – USA v. Karl Brandt, et al., English Transcript: p. 9902 (24 June 1947). HLSL Item no. 678, Einsehbar über http://nuremberg.law.harvard.edu (Zugriff am 17.4.2015).

401 Kretzer 2009, S. 117. Für die vorliegende Arbeit wurde diese Anhörung nicht gesichtet.

seiner Verteidigung als „gezwungenen Arzt" dar,[402] der zudem aufgrund eines chronischen Ohrenleidens eingeschränkt diensttauglich war.[403] Die Beweislast gegen Schiedlausky war erdrückend und doch hielt Frau Schiedlausky in einer Petition die Behauptung aufrecht, dass ihr Mann „nichts getan" habe.[404] Das Todesurteil wurde am 3. Februar 1947 gesprochen, im Gegensatz zu den amerikanischen Prozessen gab es hierbei kein schriftliches Urteil. Die Höchststrafe wurde ausgesprochen, da Schiedlausky (zusammen mit fünf Männern und fünf Frauen) in „bedeutender Weise persönlich für den grausamen Betrieb des Frauen-Konzentrationslagers Ravensbrück und für die gemeinsam begangenen Misshandlungen und Morde verantwortlich" war.[405] Die Strafe wurde am 3. Mai 1947 vollstreckt.

Als die Staatsanwaltschaft Weiden in den frühen 1950er Jahren Ermittlungen gegen ehemaliges Lagerpersonal Flossenbürgs aufnahm, war die Tatsache, dass es sich bei Gerhard Schiedlausky um einen Kriegsverbrecher gehandelt hatte, genauso wenig bekannt wie das Hamburger Verfahren und das ergangene (Todes-) Urteil.[406] Angaben oder Aussagen von ehemaligen Flossenbürger Häftlingen zu Schiedlausky konnten nicht gefunden werden.

Fazit zu Gerhard Schiedlausky

Schiedlausky gehörte zu der Gruppe der jungen Mediziner, die im Nationalsozialismus Karriere machten und ihre Verbundenheit mit dem System auch im Privaten realisierten. Mit zeitiger Heirat und fünf Kindern entsprach die ganze Familie Schiedlausky dem SS-Ideal einer (kinderreichen) „arischen" Familie.

Schiedlausky war in insgesamt fünf Lagern stationiert (Flossenbürg, Mauthausen, Natzweiler, Ravensbrück und Buchenwald) und hatte genaue Kenntnis über deren Organisation, Zusammensetzung der Häftlingszwangsgemeinschaft, die häufigen Krankheiten und Todesursachen und über die Arbeits- und Lebensbedingungen der Gefangenen sowie über die hygienischen bzw. sanitären Verhältnisse in den einzelnen Lagern. Der Hinweis, dass es sich bei den Opfern der

402 Ebenda, S. 336.

403 Ebenda, S. 196.

404 Ebenda, S. 323. Zur Rolle bzw. Deutung dieser Rolle von Ehefrauen siehe ebenda, S. 324 f.

405 Ebenda, S. 330.

406 Stand der Ermittlungen, 12.1.1954. Bayerische Landpolizei an den Oberstaatsanwalt in Weiden. Beglaubigte Abschrift. StArch Am, Sta Wen, (NSG), 81/4 Ermittlungsverfahren gegen Wilhelm Faßbender. Bl. 635.

Menschenversuche um zum Tode verurteilte Gefangene gehandelt hat, enstprach der gängigen Vorgehensweise und Rechtfertigungsstrategie der Täter in den Konzentrationslagern.

In Flossenbürg spielte Schiedlausky wahrscheinlich nur eine geringe Rolle. Für ihn selbst jedoch dürfte seine dortige Dienstzeit ein zwar kleiner, aber wichtiger Schritt in der Ausbildung zum „KZ-Mediziner" gewesen sein, wo er den Umgang mit den zu „Untermenschen" entwürdigten Gefangenen erlernte. Dieses Wissen brauchte er später, um die ihm zugewiesenen Aufgaben, nämlich die Überwachung der Abläufe bei kriminellen Versuchen, „zur Zufriedenheit" auszuführen.

An Schiedlauskys Vita wird einmal mehr deutlich, dass Flossenbürg gut in das große Netz der Konzentrationslager eingebunden war. Viele Ärzte wie Schiedlausky oder Popiersch begannen hier ihre Karrieren, die sie dann durch weitere Konzentrations- und Vernichtungslager führte.

Dr. med. Alfred Schnabel[407]

Abb. 9: Alfred Schnabel, undatierte Aufnahme.

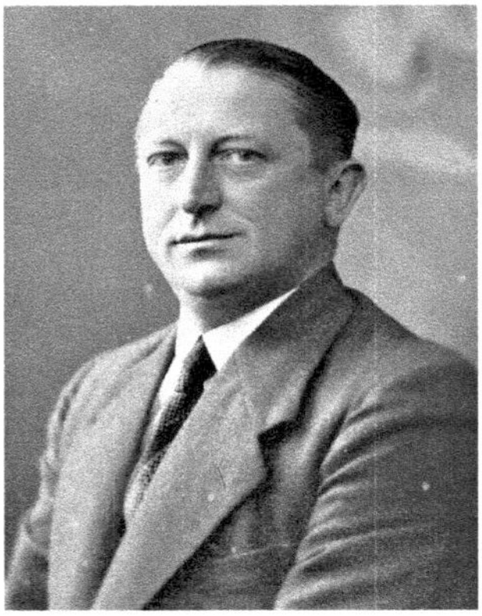

Die Vita Alfred Ernst Schnabels ist verhältnismäßig gut dokumentiert. Er gehört zusammen mit Fischer, Popiersch und Schmitz zu der älteren Generation von Ärzten, die in Flossenbürg Dienst taten. Er ist derjenige Arzt, der in der

407 Beide Vornamen – Alfred und Ernst – sind nur auf der Sterbeurkunde eingetragen. Vgl. Fußnote 437. Im handgeschriebenen Lebenslauf gab Schnabel selbst allerdings Alfred und Johannes als Vornamen an. Lebenslauf, BArch, RS (ehem. BDC), Schnabel, Alfred, 11.3.1888.

Summe am längsten im Hauptlager stationiert war, nämlich von August 1942 bis September 1944.

Alfred Schnabel wurde am 11. März 1888 im niederschlesischen Wünschelburg (Radków) geboren. Vom 1. Oktober 1911 bis zum 31. März 1912 war er dem Grenadier-Regiment 11 zugeteilt. Am 8. August 1914 erhielt er seine Approbation als Arzt in Jena.[408] Ab dem 20. September 1914, also fast zwei Monate nach Beginn des Ersten Weltkrieges bis zu dessen Ende am 14. Oktober 1918 war Schnabel im Feldlazarett 169, zuletzt im Dienstgrad eines Oberarztes, eingesetzt. Dafür erhielt er mehrere Orden und militärische Auszeichnungen. Über diese Zeit liegen zum bisherigen Zeitpunkt keine Äußerungen, Fotografien oder Ego-Dokumente Schnabels vor. 1915 reichte er seine Doktorarbeit „über Kehlkopfschüsse" ein. Sie wurde „cum laude" bewertet.[409]

Schnabel heiratete am 6. September 1919. 1921 und 1929 wurde jeweils eine Tochter geboren. Über die weitere Zeit bis 1933 ist bislang nichts bekannt.

1933 trat Schnabel den wichtigsten nationalsozialistischen Gruppierungen bei: am 1. Mai der NSDAP und am 25. Juni der SS.[410] Ab dem 21. Juni 1935 war er Mitglied im NS-Ärztebund.[411] Die Daten seiner Beförderungen sind auf der Stammkarte und auf der Führerstammkarte unterschiedlich vermerkt. Da letztere auch mit den vermerkten Dienstgraden auf Schnabels Dienstlaufbahn übereinstimmen und darüber hinaus wahrscheinlicher anmuten, wurden diese Daten verwendet:[412] Am 10. September 1937 wurde Schnabel zum Untersturmführer, am 20. April 1938 zum Obersturmführer, am 20. April 1939 zum Hauptsturmführer und am 1. Juli 1940 zum Sturmbannführer (jeweils „der Reserve") befördert.[413]

1937 bis 1938 nahm Schnabel an Übungen der Sanitätsabteilung 8 teil. Vom 26. August 1939, also kurz vor Beginn des Zweiten Weltkriegs, bis zum 10. Januar 1940 war er bei einem Wehrmachtsteil stationiert. Sein Dienstgrad bei der Wehrmacht war der eines Oberstabsarztes. Ab dem 3. Juni 1940 war er einer SS-Totenkopfstandarte zugeteilt. Ab dem 16 August 1941 war er im SS-Lazarett

---

408 Anschreiben vom 8.8.1914. BArch, SSO (ehem. BDC), Schnabel, Alfred, 11.3.1888.

409 Promotionsurkunde. Ebenda.

410 Seine Parteinummer lautete: 1 937 902. Seine SS-Nummer lautete: 188 285. Führerstammkarte. Ebenda.

411 Abschrift vom März 1936. BArch, RS (ehem. BDC), Schnabel, Alfred, 11.3.1888.

412 Stammkarte, Führerstammkarte. BArch, SSO (ehem. BDC), Schnabel, Alfred, 11.3.1888.

413 SS-Personalamt an die Sanitätsinspektion der Waffen-SS vom 29.8.1940. BArch Dahlwitz, ZM 1407, A1, Bl. 304 (eingesehen in AS).

München-Dachau stationiert.[414] Von Oktober 1941 bis Juni 1942 war er im Fronteinsatz. Am 16. Juli 1942 wurde er in das Amt D III des WVHA in Berlin-Oranienburg versetzt.

Kurze Zeit später, ab August 1942, wurde Schnabel als Standortarzt mit kurzer zeitlicher Überlappung mit Richard Trommer in Flossenbürg stationiert.[415] Schnabel blieb fast durchgehend bis September 1944 „Leitender Arzt der Sanitätsabteilung Flossenbürg".[416] Im Juni 1944 lässt sich eine Abwesenheit belegen.[417]

Am 22. September 1944 wurde Schnabel in das „Aufenthaltslager Bergen-Belsen" abkommandiert.[418] Dort soll er an dem „grassierenden Typhus" erkrankt sein, wobei es sich wahrscheinlich um Fleckfieber (Typhus exanthematicus) handelte. Er wurde deshalb im Januar 1945 abgelöst.[419]

Zu einem unbestimmten Zeitpunkt geriet er in sowjetische Kriegsgefangenschaft. Im DFP (1946/47) war er deshalb nicht greifbar.

Viele ehemalige Gefangene können sich genau an Schnabel erinnern. Dabei sind die Charakterisierungen sehr widersprüchlich. Ferdinand Knobloch etwa beschrieb ihn als unberechenbar:

> „Er war ein Alkoholiker. Manchmal war er schlechter Laune und hat alle Patienten für gesund erklärt und wir mussten sie zu ihren Baracken tragen. Das war für sie manchmal verhängnisvoll, besonders, wenn sie nicht laufen konnten und deshalb auch nicht aufs Klo gehen konnten. Deshalb ließ der Kapo sie im Winter raus tragen und mit Wasser übergießen, sodass sie in der Früh tot waren. Das geschah oft."[420]

---

414 SS-Führungshauptamt vom 14.6.1941. BArch, SSO (ehem. BDC), Schnabel, Alfred, 11.3.1888.

415 Angaben Schnabels am 26.5.1953 in Köln vor dem Weidener Untersuchungsrichter Salzl. StArch Am, Sta Wen (NSG) 81/2, Ermittlungsverfahren gegen Wilhelm Faßbender. Hier Bl. 217. Zunächst gab er September als Beginn seiner Stationierungszeit an. Auf Vorhalt berichtigte er dies und räumte ein, dass er doch schon im August 1942 in Flossenbürg stationiert gewesen war.

416 Bestätigung, 43. SS-Standarte vom 25.2.1944, in: Barch, RS (ehem. BDC), Schnabel, Alfred, 11.3.1888.

417 Handschriftlicher Brief Schnabels, datiert vom 8.6.1944 in Seitendorf. BArch, SSO (ehem. BDC), Schnabel, Alfred, 11.3.1888.

418 Bestätigung des Kommandanten Bergen-Belsens vom 25.9.1944. BArch, RS (ehem. BDC), Schnabel, Alfred, 11.3.1988.

419 Wenck 2000, S. 125.

420 Ferdinand Knobloch war vor seiner Verhaftung Medizinstudent in Prag. Als Gefangener in Flossenbürg musste er als Pfleger im Häftlingskrankenbau arbeiten. Muggenthaler 2005, S. 31. Knobloch überlebte die Konzentrationslagerhaft und wanderte nach Kanada aus, wo er als Psychotherapeut arbeitete.

Kurt Goltz, ehemaliger Schreiber im Revier, machte keine deutlich belastenden Angaben zu Schnabel: „Dr. Schnabel war eigentlich ein recht korrekter Mensch, eher aktiv, eher menschlich und ich denke nicht, dass man ihm irgendetwas vorwerfen könnte.“[421]

Carl Schrade sah Schnabels Alkoholabhängigkeit im Kontrast zu der von Heinrich Schmitz, die für die Gefangenen viel gefährlicher war:

> „Dr. Schnabel trank gern. Das war eine einfache Sache. Im Gegensatz zu ihm war Dr. Schmitz ein raffinierter Trunkenbold, ein Ästhet des Alkohols, ein Fanatiker all dessen, was berauscht und erregt. Schnabel war harmlos, wenn er trank (...).“[422]

Der andere ehemalige Kapo des Reviers, Wilhelm Rücker, gab an, dass Schnabel „sich um nichts gekümmert“ habe und „die meiste Zeit betrunken“ gewesen sei. „Dr. Schnabel war mit seinen Reden und seinem Mund brutal. Wirklich getan hat er aber nichts. Es waren viele schlimmere [sic!] im Revier.“[423]

Ein anderer ehemaliger Gefangener legt sich gegenteilig fest:

> „Er [Schnabel] ist aber m. E. wohl dafür verantwortlich, dass, was allgemein bekannt war, im Revier Häftlinge ums Leben kamen, die man bei ordentlicher Behandlung wohl gesundheitlich wieder herstellen hätte können, oder deren Leben man doch mindestens erheblich verlängern hätte können.“[424]

Georg Reimer hatte Schnabel aus Erfahrung am eigenen Leib „in unangenehmer Erinnerung“. Als Reimer mit 25 Stockhieben bestraft wurde, habe Schnabel die ausführenden Blockältesten angewiesen, langsamer zu schlagen. „Es war dies für mich eine Vermehrung meiner Schmerzen.“[425]

Andreas Wagner fasst den Eindruck anderer Gefangener wie folgt zusammen: „Dr. Schnabel war ein Säufer. Er soll aber nicht der schlechteste Arzt gewesen sein. Schnabel war nicht unbeliebt bei den Häftlingen. Der beste Arzt war allerdings Dr. Baader.“[426]

Und immer wieder tritt die Person Schnabels hinter die des zivilen Vertragsarztes Schmitz zurück: „Wir haben ihn als ‚Viehdoktor' bezeichnet (...) weil er

---

421 Aussage Kurt Goltz im DFP am 13.6.1946. NARA, US vs Friedrich Becker et al., S. 97–237.

422 Schrade 2014, S. 247 f.

423 Angaben von Wilhelm Rücker. StArch Am, Sta Wen, (NSG) 81/6, Ermittlungsverfahren gegen Wilhelm Faßbender, Bl. 1252.

424 Angaben Paul Bültmann. Ebenda, Bl. 1282.

425 Angaben von Georg Reimer in München am 14.6.1954. Ebenda, Bl. 1089.

426 Angaben von Andreas Wagner in München am 14.6.1954. Ebenda, Bl. 1092.

die Kranken nach Art des Doktors Eisenbarth behandelt hat. Er war aber immer noch viel besser als Dr. Schmitz."[427]

Diese Angaben zeigen die Zwiespältigkeit von Schnabels Verhalten. Seine häufigen eigenen Aussagen sind deutlich eindimensionaler: „Es ist jetzt schon so lange her, dass ich mich an einzelne Vorgänge nicht erinnern kann, zumal, da seinerzeit im Lager sehr viel passiert ist."[428] Ihm kam zu Hilfe, dass die Erinnerung vieler Häftlinge durch das beängstigende Schaffen und Töten Schmitz' derartig überschrieben war, dass Schnabel dabei völlig in den Hintergrund geriet und fast unwichtig, ja gar positiv wirkte.

Schnabel war allerdings regelmäßig Zeuge von Hinrichtungen sowohl im Arrestbau als auch auf dem Appellplatz, was er selbst erst auf Vorhalt berichtete. In seinen Angaben versuchte er, die Zahl der Gefangenen, deren Exekution er als Teil des Kommandanturstabes beiwohnen und deren Tod er als Arzt bescheinigen musste, herunterzuspielen. „Es ist schon vorgekommen, dass ich gelegentlich – es waren aber nicht immer so viele – 12 oder 10 Leichen im Arresthaus habe liegen sehen."[429] Auch über die Hinrichtungsart war der erfahrene Arzt und Weltkriegsveteran voll im Bilde:

> „Meistens handelte es sich wohl um Einzelexekutionen. Die Häftlinge wurden von hinten erschossen. Die Schussentfernungen mögen etwa 15 cm betragen haben. Gezielt wurde auf das Genick. Die Toten haben aber wiederholt mehrere Schüsse gehabt."[430]

Mit Vokabeln wie „wohl" oder „mögen" versuchte Schnabel, sein genaues Wissen herunterzuspielen und zu verschleiern, ein Muster, das sich in seinen Angaben zu Hinrichtungen auf dem Appellplatz wiederholt:

> „Ich habe bei diesen Erhängungen, die vor versammelter Mannschaft und versammeltem Lager stattfanden, zusehen müssen. (...) Die Erhängungen haben den Tod nicht dadurch herbeigeführt, dass den Häftlingen (...) das Genick gebrochen wurde, sondern die Häftlinge wurden nach dem Fall vom Strick erdrosselt. Es wird wohl in der Regel 5 bis 10 Minuten gedauert haben, ehe das Herz aussetzte."[431]

In diesen Angaben vermeidet Schnabel es, Wilhelm Faßbender, den ehemaligen Leiter der Politischen Abteilung und andere ehemalige SS-Mitglieder auch nur ansatzweise zu belasten; an Namen will er sich nicht erinnern können und vor-

---

427 Angaben von Karl Heil. Ebenda. Bl. 1314.

428 Angaben Schnabels am 26.5.1953 in Köln vor dem Weidener Untersuchungsrichter Salzl. StArch Am, Sta Wen (NSG) 81/2, gegen Wilhelm Faßbender. Hier Bl. 217 f.

429 Ebenda, Bl. 219.

430 Ebenda.

431 Ebenda, S. 219.

gehaltene Fotografien rufen allenfalls eine unbestimmte Ahnung hervor. Mit diesem „Gedächtnisverlust" entspricht Schnabel der gängigen Verteidigungsstrategie ehemaliger SS-Angehöriger.[432] Schnabel war auch bei den „mobilen Exekutionskommandos" als Arzt dabei, um den Tod der Hingerichteten, die meist Zwangsarbeiter waren, festzustellen. Hierzu wurde er nicht vernommen.

Das Entnazifizierungsverfahren Schnabels fand vor dem Entnazifizierungsausschuss Essen statt und endete am 18. Mai 1949 mit seiner völligen Entlastung und Einstufung in Gruppe 5.[433]

Die Staatsanwaltschaft Weiden ermittelte gegen Alfred Schnabel Anfang der 1950er Jahre. Ihrem Antrag auf Eröffnung eines Strafverfahrens wegen Teilnahme an Exekutionen und Gabe tödlicher Injektionen im Lager Flossenbürg gab die Strafkammer des Landgerichts Weiden nicht statt und setzte ihn am 18. Mai 1955 außer Verfolgung. Bereits während des Ermittlungsverfahrens lehnte es die Strafkammer ab, Schnabel in Untersuchungshaft zu nehmen, da ihrer Begründung zufolge „weder eine Fluchtgefahr bestand" noch davon ausgegangen werden konnte, dass Schnabel Zeugen zu beeinflussen versuchte. Die Tatsache, dass sowohl Schnabel als auch Faßbender, gegen den zum gleichen Zeitpunkt ein Ermittlungsverfahren bei der Staatsanwaltschaft Weiden lief, in Köln wohnten und sich somit ohne jegliche Schwierigkeit treffen und absprechen konnten, schien den entscheidenden Richtern keine Auffälligkeit zu sein. Dies mutet zumindest naiv an. Es verwundert nicht, dass Schnabel in wenigen Zeilen bescheinigte, dass Faßbender sich „stets korrekt den Häftlingen gegenüber benommen hat"[434]; er konnte sich auf eine entsprechende Gegenleistung verlassen. Beide, Faßbender und Schnabel, entgingen einem Strafverfahren vor dem Landgericht Weiden. Im Entnazifizierungsverfahren wurde Schnabel in die Gruppe 5 der Entlasteten eingestuft.[435]

---

432 Vgl. Fritz, Ulrich: „Auf Seiten der ehemaligen Täter findet eine derartige Auseinandersetzung mit der eigenen Rolle nicht statt: Wer einmal die Aussagen des SS-Wachpersonals in Nachkriegsprozessen studiert hat, staunt über den umfassenden und anhaltenden Gedächtnisschwund, der sich in ihnen zu dokumentieren scheint." Vorwort zu Muggenthaler 2005, S. 16.

433 Entnazifizierungs-Akt unter: LA NRW, Abteilung Rheinland, NW1005-G34 Nr. 1116.

434 Beglaubigte Abschrift von Schnabels Erklärung vom 22.7.1953 in: StA Am, Sta Wen, Ermittlungsverfahren (NSG) 81/4, Wilhelm Faßbender. Bl. 611.

435 LA NRW Duisburg, NW 1005-G34 Nr. 1116 zu Alfred Schnabel (Arzt, geb. am 02.03.1888).

Schnabel konnte seine HNO-Praxis in Köln weiterführen. Er starb wenige Monate nach der Einstellung seines Ermittlungsverfahrens am 4. August 1955 in Köln.[436]

Fazit zu Alfred Schnabel

Alfred Schnabel war einer der erfahrensten Ärzte im Lager Flossenbürg, sowohl in militärmedizinischer Sicht als auch im Hinblick auf die Versorgung von Zivilpersonen. Er war Weltkriegsveteran und hatte eine Doktorarbeit über Kehlkopfschüsse eingereicht; ein Thema, das in direktem Zusammenhang zu den schwersten, bis dahin nicht überlebbaren Verletzungen der neuen Kriegsführung stand. Warum er sich früh der NSDAP und der allgemeinen SS anschloss, muss bislang ungeklärt bleiben. Während seiner Stationierung in Flossenbürg scheint er sich wechselhaft verhalten zu haben, was eventuell auf eine innere Zerrissenheit hindeutet. Einerseits war er Teil der nationalsozialistischen Organisation und ihrer Denkmuster. Als darin aktiver Arzt führte er Zwangssterilisationen, Selektionen und Operationen im Lager durch. Als solcher stellte er auch den Tod nach zahlreichen Hinrichtungen und Massenexekutionen fest. Als Standortarzt trug er dadurch das System des Lagers entscheidend mit. Andererseits beantragte er angesichts steigender Erkrankungsfälle eine Erweiterung des Häftlingskrankenbaus und er wird von mehreren Gefangenen in einer Weise beschrieben, die in ihm keinen Überzeugungstäter oder gar Sadisten erkennen lassen. Dass er offenbar alkoholabhängig war, dürfte sein Verhalten in ungünstiger Weise mitbestimmt haben, wie etwa Hinweise auf nächtliche Visiten, urplötzliche Entlassung aller Patienten und andere unberechenbare Vorkommnisse nahe legen.

Als erster Vorgesetzter von Heinrich Schmitz tritt er erstaunlich wenig in Erscheinung. Doch hat Schnabel von Mai bis September 1944 Schmitz beurteilen, beaufsichtigen und „führen" müssen. Die unnötigen Operationen, die Schmitz zu diesem Zeitpunkt bereits durchführte und die zunehmend katastrophale Überbelegung fallen in die Verwantwortung des Standortarztes Schnabel, genauso wie die Obduktionen, die spätestens ab August 1944 belegbar sind (hierzu siehe Kapitel 4.5).

Zum jetzigen Zeitpunkt konnte nichts über Schnabels Kriegsgefangenschaft in der SU eruiert werden, außer dass er nach seiner Rückkehr einen Antrag auf Entschädigung stellte.[437] In seinem Ermittlungsverfahren Mitte der 1950er Jahre versuchte er, seine Beteiligung und sein Wissen stark herunter zu spielen. Dies

436 Sterbeurkunde Alfred Schnabel. StArch Am, Sta Wen (NSG) 216.

437 Auskunft Gedenkstätte Bergen-Belsen.

und zum Teil sehr positive Aussagen ehemaliger Gefangener verhalfen ihm zu einer – aus seiner Sicht – außerordentlich glücklichen Schicksalswendung: Er wurde aus Mangel an Beweisen außer Verfolgung gestellt.

Sein umfassendes Wissen um die Organisationsstrukturen, Zuständigkeiten, Geschehnisse in- und außerhalb des Krankenbaus, personelle Verwicklungen, verbrecherische, aber auch korrekte medizinische Vorgänge im „Revier" wurden dadurch verschleiert und gingen letztendlich mit seinem Tod verloren.

Dr. med. Robert Seitschek

Robert Josef Alois Seitschek[438] wurde am 29. Juli 1917 in Wien geboren.[439] Damit ist er der jüngste Lagerarzt Flossenbürgs gewesen. Während seiner Stationierung war er 24 Jahre alt.

Abb. 10: Robert Seitschek, undatierte Aufnahme.

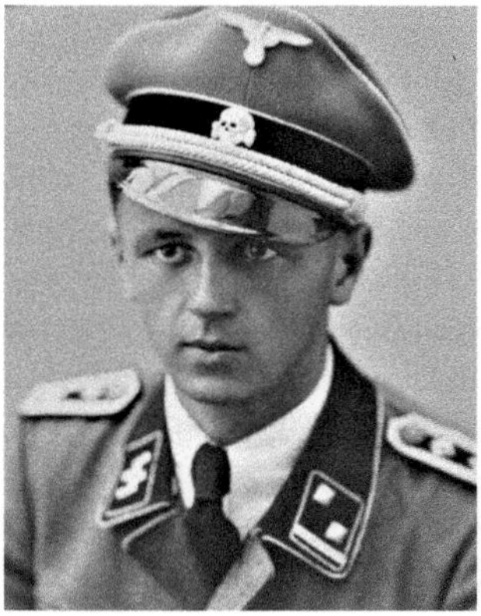

Er besuchte in Wien ein humanistisches Gymnasium und gab regelmäßig Nachhilfeunterricht. Laut seinen eigenen Angaben finanzierte er sich damit selbst das Studium, das er zwischen 1935 und 1940 innerhalb von zehn Semestern an der Universität Wien abschloss.[440]

---

438 Alle drei Vornamen finden sich nur auf der Karteikarte der RÄK. WStLA, Ärztekammer Wien, K2/2-Kartei: Ärztinnen und Ärzte: Seitschek, Robert, geb. 29.7.1917.

439 Für die ausführlichen Informationen zur Biografie von R. S. danke ich Herrn Prof. Hubenstorf in Wien sehr herzlich.

440 UA Wien, Inskriptionen an der Medizinischen Fakultät (Nationale), SS 1935 bis SS 1940.

1932 oder 1933 trat er in die HJ, Ortsgruppe Josephstadt ein, während der Verbotszeit gehörte er der getarnten Alpenvereinsjugend an. Von Februar 1938 bis August 1940 war er bei der SA.[441] Die Aufnahme in die NSDAP erfolgte 1938. Im Juli und August 1939 absolvierte er einen Lehrgang der Motorsportschule in Schwerin. Zum Beginn des Zweiten Weltkrieges meldete er sich freiwillig, wurde aber als Student im 9. Semester zurückgestellt. Am 21. März 1940 wurde er promoviert und erhielt zeitgleich seine Bestallung als Arzt.[442] Nach Studienende meldete er sich am 13. Mai 1940 endgültig zur Waffen-SS.[443]

Zum 1. August 1940 kam Seitschek in das Sanitätsersatzbataillon Prag, wahrscheinlich bis zum 16. November 1940. Seine exakte Stationierungszeit in Flossenbürg ist unklar. Lediglich ein Personalbefehl des SS-Führungshauptamtes vom 25. April 1941 belegt Seitscheks Anwesenheit im Lager Flossenbürg und seine anschließende Versetzung in das Lager Mauthausen zum 3. Mai 1941.[444]

Im Juni 1941 heiratete er.[445] Aus dieser Ehe gingen zwei Kinder hervor.

Von Mauthausen kam er zur 2. SS-Infanterie-Brigade (mot.), wahrscheinlich bis zum 5. Oktober 1942. Am 1. August 1942 wurde er zum Untersturmführer, am 30. Januar 1944 zum Obersturmführer und am 30. Januar 1945 zum Hauptsturmführer befördert. Am 1. Dezember 1942 kam er als Abteilungsarzt in das SS-Lazarett Bobruisk (Babrujsk, Weißrussland). Vom 10. Mai 1943 bis zum 1. September 1944 gehörte er der 10. SS-Panzerdivision „Frundsberg“ an; er war dort also zeitgleich mit Walter Weyand stationiert. Die letzte eingetragene Abkommandierung von Robert Seitschek fand zum Sanitätsersatzbataillon Stettin statt. Wahrscheinlich wurde er am 18. August 1944 in Frankreich verwundet.

Nach 1945 kehrte er nach Wien zurück und ließ sich am 19. September 1947 als Allgemeinpraktiker im Wiener 16. Bezirk nieder; seine Staatsangehörigkeit hatte mithin von “deutschblütig” zu österreichisch gewechselt.[446] Er wurde als Kriegsbeschädigter der Stufe IV eingestuft. Am 4. Juni 1966 erhielt er die Anerkennung als Facharzt für Innere Medizin. Zu einem unbekannten Zeitpunkt absolvierte er eine Doktorarbeit zum Dr. phil.[447]

---

441 Führerstammkarte. BArch, SSO (ehem. BDC), Seitschek, Robert, 29.7.1917.

442 Wie Fußnote 439.

443 Seine SS-Nummer lautete: 367 375. Führerstammkarte. Ebenda und: handgeschriebener Lebenslauf, BArch, RS (ehem. BDC), Seitschek, Robert, 29.7.1917.

444 Personalbefehl des SS-Führungshauptamtes vom 25.4.1941. BArch, SSO (ehem. BDC), Seitschek, Robert, 29.7.1917.

445 Führerstammkarte. Ebenda.

446 WStLA, Gauakten, K1-Kartei zu den ‚Gauakten‘. SEITSCHEK, Robert, geb. 29.7.1917.

447 WStLA, Ärztekammer Wien, K2/2-Kartei: Ärztinnen und Ärzte: SEITSCHEK Robert, geb. 29.7.1917.

Er war einer der Begründer der Homöopathie in Österreich. Unter anderem war er Mit-Organisator des 22. Internationalen Kongresses für homöopathische Medizin, der 1958 in Salzburg stattfand. 1973 fand dieser Kongress in Wien statt, hierbei fungierte Seitschek als Kongresspräsident. Er veröffentlichte wiederholt zu seinem bevorzugten Thema, aber auch zu Themen der antiken Medizin.

Zum 30. September 1982 gab er seine Zulassung für sämtliche Kassen zurück. Er starb am 16. Februar 1994 im Alter von 76 Jahren in Wien.[448]

Fazit zu Robert Seitschek

Robert Seitschek war wahrscheinlich nur wenige Wochen in Flossenbürg stationiert. Ehemalige Gefangene können sich nicht an ihn erinnern. Er überlebte den Zweiten Weltkrieg und konnte seine Karriere als Arzt in Wien fortführen.

Dr. med. Hans Trischkat

Hans August Gustav Trischkat wurde am 19. Oktober 1908 in Solingen geboren.[449] Er studierte zwölf Semester Medizin und schloss das Studium 1937 mit dem Staatsexamen ab, 1939 wurde er zum Doktor der Medizin promoviert.[450] Er war einer der wenigen Ärzte, die Fremdsprachenkenntnisse angaben.[451]

Am 1. November 1938[452] wurde er Mitglied der SS; wann er zur Waffen-SS eingezogen wurde, ist unklar. Ob er Parteimitglied der NSDAP war, ist ebenfalls nicht geklärt.

---

448 Die Todesdaten sind online recherchierbar auf www.friedhoefewien.at (Zugriff am 8.3.2016).

449 Historische Einwohnermeldekartei (EMK), LA Berlin.

450 Die 19-seitige Dissertation erschien 1940 in Düsseldorf unter dem Titel: „Über die Beweglichkeit der menschlichen Wirbelsäule und deren Messungen an Hand von Röntgenganzaufnahmen." Dafür hatte Trischkat Ganzkörper-Röntgenaufnahmen an einem achtjährigen Jungen durchgeführt und analysiert. Sein Doktorvater war Professor Dr. med. Hans Köhnle, geboren am 17.9.1900 in Augsburg. Dieser war ab 1939 Dozent der medizinischen Akademie Düsseldorf und hatte von der IG Farben (Agfa) ein Stipendium für Totalaufnahmen bei rassenkundlichen Untersuchungen erhalten. Ab 1947 war Köhnle außerplanmäßiger Professor in Düsseldorf. Er starb am 12.6.1974 in Pfronten. Siehe Klee 2007.

451 Personalbogen. Eingetragen sind Englisch und Französisch. BArch, SSO (ehem. BDC), Trischkat, Hans, 19.10.1908.

452 Seine SS-Nummer lautete: 312 912. SS-Stammkarte. BArch, SSO (ehem. BDC), Trischkat, Hans, 19.10.1908.

Im Oktober 1939, einen Monat nach Kriegsbeginn, heiratete er. Aus dieser Ehe gingen zwei Kinder hervor.[453]

Am 1. Januar 1940 wurde er zum Untersturmführer ernannt. Zum gleichen Zeitpunkt begann auch seine Tätigkeit bei der Dienststelle „Reichsarzt-SS und Polizei".[454] Am 9. November 1940 wurde er zum Obersturmführer ernannt und in die Einwandererzentralstelle (EWZ) Litzmannstadt (Łodz) versetzt, wo er bis zum 20. April 1941 blieb. Wie bei Schiedlausky, so war auch Trischkats nächster Einsatzort Berlin, allerdings blieb er bei der Inspektion der Konzentrationslager (IKL) nur wenige Tage, bevor er am 24. April 1941 zum Konzentrationslager Dachau abkommandiert wurde. Bereits einen Monat später wurde er am 16. Mai 1941 in das Konzentrationslager Flossenbürg kommandiert, wo er bis zum 22. Juli desselben Jahres blieb.[455] Wahrscheinlich gibt es keine ärztlichen Todesbescheinigungen mit Trischkats Unterschrift.[456] An diese relativ kurze Zeit in zwei Lagern schloss sich ein langer Dienstaufenthalt beim RuSHA an, wo Trischkat vom 22. Juli 1941 bis zum 1. November 1943 blieb. Ab dem 1. November 1943 bis zum 12. Februar 1944 war er bei der 4. SS-Panzergrenadierdivision und wurde in dieser Zeit am 9. November 1943 zum Hauptsturmführer befördert, kehrte dann nach Berlin zurück und zwar diesmal in die Amtsgruppe D des SS-Führungshauptamtes. Auch dies war wohl nur ein kurzer Aufenthalt, um den nächsten Einsatzbefehl zu empfangen, denn bereits am 20. Februar oder am 2. März wurde er als Truppenarzt im Panzerjäger-Ausbildungs- und Ersatzbataillon, Abteilung 1 in Rastenburg (Kętrzyn) stationiert. Von dort ist eine Beurteilung überliefert, die „körperliche Leiden" erwähnt, ohne diese zu spezifizieren.[457] Dort verblieb er bis zum 4. April 1944. Ab dem 8. Juli 1944 war Trischkat wieder im RuSHA in Berlin stationiert.[458] Zum 14. September 1944 wurde er dem Heiratsamt zugeteilt.[459] Kurz vor Kriegsende wurde das Personal des RuSHA nach Sangerhausen in Thüringen evakuiert. Dort tat Trischkat Dienst in einem Lazarett oder Krankenhaus, bevor er sich den amerikanischen

---

453 Historische Einwohnermeldekartei (EMK), LA Berlin, B Rep. 021.

454 Klee 2012, S. 140 f. (dort Fußnote 5).

455 SS-Stammkarte, Dienststellungen. BArch, SSO (ehem. BDC), Trischkat, Hans, 19.10.1908.

456 Bei der Analyse der Unterschriften konnten allerdings zwei nicht identifiziert werden.

457 Beurteilung vom 2.6.1944. BArch, SSO (ehem. BDC), Trischkat, Hans, 19.10.1908.

458 SS-Stammkarte, Dienststellungen. Ebenda.

459 Auszug aus dem Tagesbefehl vom 9.9.1944. Ebenda.

Truppen ergab.[460] Bis auf diese Vernehmung durch das Ermittlungsteam der 7. US Army sind bisher keine Nachkriegsdokumente über Hans Trischkat bekannt.

Es gibt keine Berichte ehemaliger Gefangener über Trischkat. Ehemalige SS-Männer wurden nicht zu ihm befragt, so dass über seine Person und seine Tätigkeit in Flossenbürg nichts gesagt werden kann. Sein letzter ermittelbarer Wohnort war ab 1. September 1942 in Berlin-Friedenau. Die Einwohnermeldekartei des Landesarchivs Berlin führt ihn als 1945 „unbekannt verzogen".[461]

Hans Trischkat starb am 8. September 1955 in Düsseldorf.[462] Über seine Vita konnte weiter nichts eruiert werden.

Fazit zu Hans Trischkat

Hans Trischkat war drei Monate im Lager Flossenbürg stationiert. Über sein Verhalten und seine Tätigkeit konnten keine Angaben gefunden werden. Seine weiteren Stationen waren u.a. in bürokratischen Schaltstellen des Systems wo Trischkat auch über Heiratsanträge entschied. Er war ein erbbiologisch geschulter Arzt, der das System mittrug. Wahrscheinlich entging er strafrechtlichen Ermittlungen, da er früh starb.

Dr. med. Richard Trommer

Abb. 11: Richard Trommer, undatierte Aufnahme.

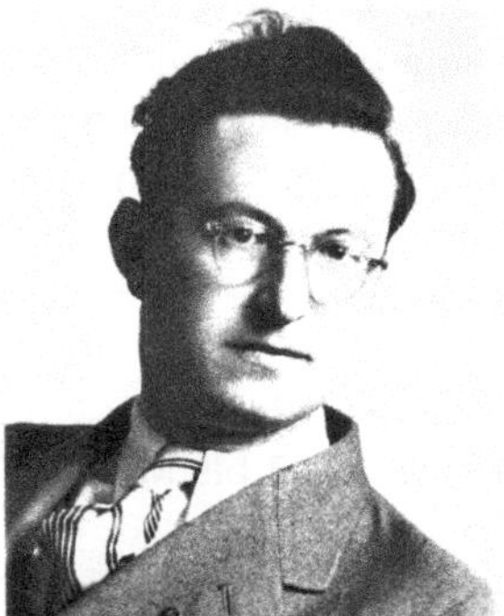

460 Preliminary Interrogation Report des Seventh Army Interrogation Center vom 26.7.1945. NARA, Rec. Group 238, M1270.

461 Historische EMK, LA Berlin.

462 Abschrift des Sterbeeintrags. Standesamt Düsseldorf-Nord.

Einer der jüngsten Lagerärzte war Richard Trommer, der am 16. Juni 1910 in Münnerstadt geboren wurde. Über seine Kindheit und Jugend ist bislang nichts bekannt. Er schloss sein Medizinstudium im März 1936 mit dem Staatsexamen ab. Ab dem 15. Juni 1933, also noch während seiner Zeit als Medizinstudent in Würzburg, war Trommer SS-Anwärter und ab dem 6. November desselben Jahres SS-Mann.[463]

Ebenfalls vor Beendigung seines Studiums trat er dem NSDStB und am 1. Mai 1933 der NSDAP bei (laut NSDAP-Masterfile war Trommer schon im Juli 1929 der NSDAP beigetreten, hatte aber im September 1931 seine Mitgliedschaft wegen unbekanntem Aufenthaltsort verloren. Es handelte sich 1933 also um eine Wiederaufnahme[464]). Vom 1. Mai 1937 bis 1. Mai 1938 arbeitete er als Assistent in einem Berliner Klinikum, zeitgleich war er Mitglied des Amtes für Volksgesundheit. Im Anschluss war er ein halbes Jahr als ärztlicher Vertreter in verschiedenen Krankenhäusern angestellt, um ab dem 1. November 1938 die Stelle eines Hilfsarztes am staatlichen Gesundheitsamt Wesermünde anzutreten.[465]

Im November 1938 heiratete er, insgesamt gingen drei Kinder aus dieser Ehe hervor.

Zum 1. Mai 1941 wurde Trommer zur Waffen-SS eingezogen. Am 9. November 1941 wurde er im Dienstrang eines Untersturmführers als Lagerarzt im Lager Flossenbürg stationiert. Genau ein Jahr später wurde er zum Obersturmführer und am 21. Juni 1943 zum Hauptsturmführer befördert. An militärischen Auszeichnungen ist das Kriegsverdienstkreuz Zweiter Klasse vermerkt.[466]

Ob er bis Herbst oder Winter 1942 in Flossenbürg stationiert blieb, ist unklar. Hinweise auf seine Aktivitäten im Lager Flossenbürg sind vielfältig und stehen meist im Zusammenhang mit gezieltem Mord. Bereits Siegert erwähnte „ärztliche Tötungsaktionen“ durch Trommer, die 1941 den Mord von „mindestens 200“ sowjetischen Kriegsgefangenen durch Karbolsäure (Phenol) zur Folge hatten.[467] Seine Spitznamen waren vielsagend: „Dr. Tot“, „Zweiter Himmler“ oder auch „Rechtsum, Krematorium“.

Gesichert ist Trommers nächster Einsatzort, das Konzentrationslager Neuengamme, wo er wahrscheinlich von Herbst oder Winter 1942 bis Mai 1943

---

463 SS-Ausweis. BArch, RS (ehem. BDC) Trommer, Richard, 16.10.1910.

464 Seine erste Partei-Mitgliedsnummer lautete 138 487. Seine zweite lautete 3 438 958. Ebenda, SS-Ausweis und NSDAP-Masterfile. BArch, SSO (ehem. BDC) Trommer, Richard, 16.10.1910.

465 Handgeschriebener Lebenslauf. BArch, RS (ehem. BDC) Trommer, Richard, 16.10.1910.

466 Führerstammkarte. BArch, SSO (ehem. BDC), Trommer, Richard, 16.10.1910.

467 Siegert 1979, S. 471, und aktueller: Ibel, Johannes (Hrsg.): *Einvernehmliche Zusammenarbeit? Wehrmacht, Gestapo, SS und sowjetische Kriegsgefangene*, Berlin 2008.

Standortarzt war. Auch in Neuengamme führte Trommer medizinischen Mord mittels Injektionen von Gift durch. Darüber hinaus wurden viele Gefangene auf Inititative Trommers kastriert.[468]

Schließlich wurde Trommer 1943 als Standortarzt Nachfolger von Schiedlausky im Frauen-Konzentrationslager Ravensbrück. Dort war er, wie alle Standortärzte, verantwortlich für die Lagerärzte und führte Selektionen durch; die Selektierten wurden in Gaskammern oder durch Erschießen ermordet.[469] Auch Sterilisierungen führte Trommer weiter, nun an Frauen und Mädchen, die als „Zigeunerinnen" stigmatisiert waren. Er selbst entzog sich der Verantwortung wahrscheinlich durch Suizid kurz vor Kriegsende.[470]

Im DFP wurde Trommer nicht erwähnt, da sich die Verhandlungen auf die Anklage gegen den Apotheker Walter Reupsch und den Lagerarzt Heinrich Schmitz konzentrierten.

Im ersten Ravensbrück-Prozess, kam die Person Trommers wiederholt zur Sprache, etwa in der Verteidigung der Krankenschwester Marschall, die behauptete, „von Trommer getäuscht und verleitet worden zu sein".[471]

Nachdem die westdeutschen Behörden die juristische Zuständigkeit übernommen hatten, führte die Staatsanwaltschaft Weiden ab September 1953 ein großes Ermittlungsverfahren gegen den ehemaligen Leiter der Politischen Abteilung Wilhelm Faßbender durch.[472] Dabei wurde auch eine polizeiliche Suche nach Trommer veranlasst. Von dem Verfahren gegen Faßbender wurden in der Folge mehrere Verfahren zu anderem ehemaligem Lager-Personal abgekoppelt, auch das zu Richard Trommer, für den Oberstaatsanwalt Dr. Nolten am 25. September 1953 einen Haftbefehl ausschrieb. Trommer wurde „dringend verdächtig[t], in den Jahren 1940 bis 1942 als Lagerarzt [...] mindestens in 100 Fällen an gesetzwidrigen Hinrichtungen teilgenommen und z. T. durch Wasserstoffspritzen gesetzwidrige Tötungen vorgenommen zu haben".[473] Wie sich schnell herausstellte, war Richard Trommer aber auf Beschluss des Amtsgerichts

468 Fritz 2008, S. 65.

469 Ebenda, S. 200.

470 KZ-Gedenkstätte Flossenbürg 2008, S. 158 und: Schreiben der Staatsanwaltschaft Weiden, StArch Am, Sta Wen (NSG) 85, Ermittlungsverfahren gegen Trommer, Richard. Bl. 668 f.

471 Kretzer 2009, S. 217.

472 StArch Am, Sta Wen, 81/1–81/8 (NSG), Ermittlungsverfahren gegen Wilhelm Faßbender.

473 Haftbefehl gegen Richard Trommer. StArch Am, Sta Wen, 85 (NSG), gegen Richard Trommer. Bl. 3 und Bl. 7.

Bremerhaven 1950 für tot erklärt worden.[474] Da die Staatsanwaltschaft Weiden vermutete, Trommer könnte mit falschem Namen untergetaucht sein, führte sie die Ermittlungen weiter und vernahm viele ehemalige Gefangene des Konzentrationslagers Ravensbrück, der letzte bekannte Aufenthaltsort Trommers. Die meisten dieser Angaben lieferten aber wenig konkrete Anhaltspunkte. Nach sechs Jahren wurde das Verfahren mit der Begründung eingestellt, dass Trommer „mit an Gewißheit grenzender Wahrscheinlichkeit“[475] bei Kriegsende Selbstmord begangen hat.

1964 trat zu Tage, dass die Witwe Trommer beim Versorgungsamt II Berlin Kriegsopferversorgung beantragt hatte. Da durch die Ermittlungen gegen Richard Trommer der Verdacht aufgekommen war, dass sie falsche eidesstattliche Angaben gemacht hatte, wurden die Zahlungen ausgesetzt. 1965 schließlich ermittelte die Staatsanwaltschaft Berlin 2 und 1967 war ein Strafverfahren wegen Betrugs beim Amtsgericht Tiergarten gegen sie anhängig. Offenbar hatte sie ihren verstorbenen Ehemann als Wehrmachtssoldaten beschrieben. Der Ausgang dieses Verfahrens war bei Drucklegung nicht bekannt.

Fazit zu Richard Trommer

Trommer war während seiner Stationierung in Flossenbürg 31 Jahre alt. Er kann zu der jungen Generation der NS-Täter gerechnet werden, die den Ersten Weltkrieg aus Kinderperspektive erlebt hat. Obwohl er früh der NSDAP und der SS beitrat, scheint er in diesen Organisationen in den 1930er Jahren nicht übermäßig aktiv gewesen zu sein, auf der anderen Seite heiratete er früh und hatte in der Folge eine große Familie, so dass er dem Anspruch der SS durchaus entsprach. Trommer zeigte sich in den unterschiedlichen Konzentrationslagern als Überzeugungstäter, der die Lager als „innere Front“ zur Ausmerzung der vom Nationalsozialismus als „minderwertig“ angesehenen Bevölkerungsgruppen ansah und diesem Verständnis in seinem Handeln voll entsprach. Auch in den Lagern Neuengamme und Ravensbrück wird das Bild von Trommer durch kühle Grausamkeit gezeichnet, so dass sein Handeln konsistent gewesen sein muss. Sein Suizid bei Kriegsende wird an dieser Stelle als Schuldeingeständnis verstanden.

---

474 Rechtsgültig war dieser Beschluss erst ab dem 9.1.1951. Schreiben der Ortspolizeibehörde Bremerhaven vom 30.9.1953 in: ebenda, Bl. 5.

475 Einstellungsverfügung vom 26.10.1959. Ebenda, Bl. 668 f.

Dr. med. Walter Weyand

Abb. 12: Walter Weyand, undatierte Aufnahme.

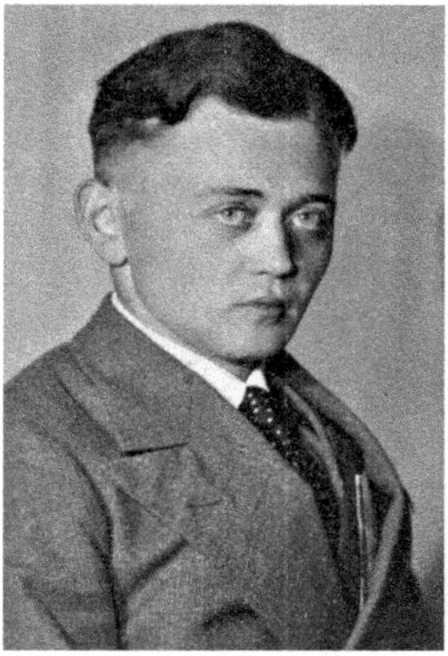

Walter Weyand war der erste Lagerarzt von Flossenbürg, die erste Todesbescheinigung vom 21. Mai 1938 trägt seine Unterschrift.[476]

Walter Weyand wurde am 18. Juli 1909 in Ludwigshafen geboren. Er besuchte die Oberrealschule seiner Geburtsstadt und schloss diese 1929 ab. Der NSDAP trat er am 1. August 1930, also kurz nach seinem 21. Geburtstag, bei.[477] Das genaue Eintrittsdatum zum NS-Studentenbund ist bislang unbekannt, laut seinen eigenen Angaben fanden aber beide Beitritte (NSDAP und NSDStB) direkt nach dem Schulabschluss statt. Er absolvierte sein Medizinstudium in Heidelberg und München innerhalb von elf Semestern und legte das Staatsexamen 1934/35 ab. Von 1932 bis 1934 war er Mitglied der SA. Von Juli bis September 1933 nahm er an einem Polizei-Lehrgang teil. Er war Mitglied der Lebensborn-Organisation.[478] Zwischen dem 16. November 1936 und dem 23. Januar 1938 tat er Dienst beim

476 Benz/Distel 2007, S. 20.

477 Seine NSDAP-Mitgliedsnummer lautete: 288 287. Personalangaben vom 13.6.1938. BArch, SSO (ehem. BDC) Weyand, Walter, 18.7.1909.

478 Der Lebensborn e. V., gegründet am 12.12.1935 in Berlin, war ein Projekt Himmlers. Die Vorstellung, er sei eine „Zuchtanstalt" gewesen, darf als Mythos gelten, allerdings wurden in seinen Entbindungs- und Kinderheimen ledige Mütter mit ihren Kindern betreut, wenn sie den rassenideologischen Vorstellungen genügten, um biologischen Nachwuchs für die SS zu schaffen. Rechtswidrige Vermittlungen von Neugeborenen zur Adoption durch SS-Familien gehörten genauso zu den Ver-

Infanterie-Regiment 75.[479] Nach bestandenem Studium war er zunächst als Medizinalpraktikant, dann als Volontärassistent an der Inneren Abteilung des städtischen Krankenhauses Ludwigshafen tätig. Am 7. Juli 1937 übernahm er eine Assistentenstelle bei Professor Schneider[480] an der Psychiatrisch-Neurologischen Universitätsklinik Heidelberg.[481]

Einer sogenannten „Bürgenangabe" von 1937, die im Laufe einer Bewerbung Weyands entstanden ist, ist zu entnehmen, dass Weyand „zu den alten Nationalsozialisten der Heidelberger Studentenschaft" gehörte. Er hatte sich, so der Bürge, „in der Kampfzeit im Jahre 29 bis 32 im Kampfe gegen den Juden Gumbel[482] (…) lebhaft beteiligt durch aktivistisches Eintreten. Auch schon in der Schule

---

brechen des Lebensborn wie die Verschleppung von „arisch" aussehenden Kindern aus besetzten Gebieten. Siehe Eckart 2012, S. 161.

479 SS-Personalbogen. BArch, SSO (ehem. BDC) Weyand, Walter, 18.7.1909.

480 Carl Schneider, geboren am 19.12.1891 in Posen (Poznań). Er war ab 1930 Leiter der Bodelschwinghschen Anstalten in Bethel und ab 1933 Ordinarius in Heidelberg sowie Direktor der Psychiatrisch-Neurologischen Klinik Heidelberg. Ab 20.4.1940 war er T4-Gutachter. Er leitete die „Euthanasie"-Forschung an Kindern, das heißt, er untersuchte ihre Gehirne, nachdem man sie getötet hatte. Außerdem arbeitete er am „Euthanasie"-Gesetz mit und war beratender Militärpsychiater im Wehrkreis XII, Heidelberg. Auf ihn geht ein Vorschlag vom Mai 1944 zurück, Soldaten mit seelisch-nervösen Reaktionen zur Besserung in einem Konzentrationslager unterzubringen. In der Untersuchungshaft in Frankfurt/Main beging er am 11.12.1946 Suizid. Carl Schneider war eine Zeit lang auch Mentor von Friedrich Mennicke, einem der „14f13"-Gutachter. Siehe Klee 2007 und Ebbinghaus/Dörner 2008, S. 316.

481 Undatierter, handschriftlicher Lebenslauf. BArch, RS (ehem. BDC) Weyand, Walter, 18.7.1909.

482 Emil Julius Gumbel, geboren am 18.7.1891, war ab 1922/23 Dozent für Statistik am Heidelberger Institut für Sozial- und Staatswissenschaften. Er war überzeugter Pazifist und Republikaner. Ab Mai 1927 war er im Vorstand der Deutschen Liga für Menschenrechte. 1930 wurde er außerordentlicher Professor in Heidelberg. Aufgrund antisemitischen Rufmords in akademischen, studentischen und medialen Kreisen wurde Gumbel bereits 1932 die Lehrberechtigung entzogen. Seine Schriften wurden zunächst verboten, dann verbrannt, wie auch Teile seiner Bibliothek. Sein Vermögen wurde beschlagnahmt und die Staatsbürgerschaft aberkannt. Er ging zunächst ins französische und 1940 ins amerikanische Exil. 1953 wurde ihm ein Lehrauftrag an der Columbia-University in New York City angeboten. Erst 1955/56 wurde ihm von Westdeutschland die Pension eines Ordinarius gewährt. Sein mathematisches Hauptwerk „Statistics of Extremes" von 1958 wurde nie ins Deutsche übersetzt. Er starb am 10.9.1966 in New York. Siehe Jansen, Christian: Leben und Maximen des politisch engagierten Mathematikers Emil Julius Gumbel, in: Eichhorn E./Thiele E.J.: *Vorlesungen zum Gedenken an Felix Hausdorf*, Berlin 1994, S. 213–226.

bekannte er sich zur Bewegung. (...) Er ist ein alter und treuer, bescheidener Nationalsozialist."[483]

Rückwirkend zum 1. Februar 1938 wurde er in die SS aufgenommen und gleichzeitig zum Obersturmführer sowie zum Führer in der Sanitätsabteilung der SS-Totenkopfverbände Dachau ernannt.[484]

Weitere Beförderungen fanden am 20. April 1939 zum Hauptsturmführer und am 30. Januar 1942 zum Sturmbannführer statt. Vom 1. Februar bis 1. August 1938 war er in der Sanitätsstaffel der SS-Totenkopfverbände Dachau und während dieser Zeit auch im Lager Flossenbürg stationiert. Dies belegen von ihm unterzeichnete ärztliche Todesbescheinigungen und seine Personalangaben vom 13. Juni 1938. Im Anschluss war er bis zum 19. März 1941 in der Sanitätsstaffel der SS-Totenkopfverbände „Ostmark". Vom 19. März 1941 bis zum 30. Januar 1942 war er im SS-Sanitätsamt und danach bis zum 5. Juni 1943 bei der SS-Division „Nord" stationiert. Daran schloss sich eine Stationierungszeit beim SS-Lazarett Dachau bis zum 22. November 1943 an. Die letzte vermerkte Versetzung fand am 22. November 1943 zur 10. SS-Panzerdivision „Frundsberg" statt. Das letzte über ihn erhaltene SS-Dokument führt ihn im November 1944 als Verwundeten dieser Panzerdivision an.[485] Ob er den Zweiten Weltkrieg überlebt hat, ist unklar. Ermittlungen konnten zu Walter Weyand nicht ausgemacht werden. Es gibt keine ehemaligen Gefangenen, die sich an ihn erinnern. Ob die im Frauen-Konzentrationslager Ravensbrück tätige SS-Ärztin Gerda Sonntag, geborene Weyand, mit ihm verwandt war, ist bislang unklar.

Fazit zu Walter Weyand

Walter Weyand war offensichtlich ein überzeugter Nationalsozialist, der sich früh und mit Begeisterung der „Bewegung" anschloss. Er tat früh Dienst im Lager Flossenbürg und war später im Kampfeinsatz. Wahrscheinlich hat er den Zweiten Weltkrieg nicht überlebt, allerdings überrascht der Umstand, dass offenbar keinerlei Ermittlungen gegen ihn durchgeführt wurden. So muss diese Biografie vorerst lückenhaft bleiben.

483 Bürgenangabe für Dr. med. W. Weyand vom 2.11.1937, ausgestellt vom Gaustudentenführer Dr. Karl G. Doerr an das SS-Hauptamt. BArch, SSO (ehem. BDC), Weyand, Walter, 18.7.1909.

484 Seine SS-Nummer lautete: 291 211. Dienstlaufbahn. BArch, SSO (ehem. BDC), Weyand, Walter, 18.7.1909 und: Schreiben einer nicht identifizierbaren Stelle vom 7.2.1938. Ebenda.

485 Meldung vom 22.11.1944. BArch, SSO (ehem. BDC), Weyand, Walter, 18.7.1909.

Dr. med. Waldemar Wolter

Waldemar Wolter wurde am 19. Mai 1908 in Würzburg geboren. 1942 und 1943 war Wolter im Lager Dachau stationiert, wo er an den Phlegmonen-Versuchen beteiligt war. Diese kalkulierten wie die parallel stattfindenden Sulfonamid-Experimente in Ravensbrück den Tod von Versuchspersonen von vornherein mit ein.[486]

Waldemar Wolter war laut Heinrich Schmitz nur kurze Zeit, vom 10. Mai bis zum 10. Juni 1944, in Flossenbürg als Standortarzt stationiert (siehe auch Kapitel 2.3). Ab August 1944 bis Mai 1945 kam Wolter, ebenfalls als Standortarzt, nach Mauthausen.[487] Dort nahm er an Selektionen von Gefangenen für deren Ermordung in der Gaskammer oder für deren Deportation und Ermordung in Schloss Hartheim teil, sowie an Exekutionen von Gefangenen.[488] Im Dachauer Mauthausen-Prozess wurde er für seine medizinischen Verbrechen angeklagt und am 13. Mai 1946 zum Tode verurteilt. Die Vollstreckung fand am 28. Mai 1947 in Landsberg statt.[489]

Fazit zu Waldemar Wolter

Wolter ist ein gutes Beispiel für die gesichtslosen Ärzte der SS. Während sich ehemalige Gefangene an den Frühsommer 1944 gut erinnern konnten und über diese Zeit nach Kriegsende vielfach Zeugnis ablegten, sucht man in Berichten über Flossenbürg vergeblich nach Wolter. Er war dort zu kurz stationiert und diejenigen, die er untersucht, selektiert und vielleicht sogar behandelt hat, konnten sich, wenn sie überlebt haben, nicht an ihn erinnern. Es mag auch noch der Umstand eine entscheidende Rolle spielen, dass Schmitz zu diesem Zeitpunkt bereits anfing, seine „alkoholisierte Kunst“[490] im Lager zu betreiben und dass alle anderen Mediziner neben ihm verblassten.

---

486 Eckart 2012, S. 299. Genaue Darstellung dieser Versuchsreihe bei Ebbinghaus/Dörner 2002, S. 196–201.

487 Freund 2001, S. 46.

488 Urteil gegen Waldemar Wolter im Dachauer Mauthausen-Prozess. US vs. Hans Altfuldisch et. al., 000-50-5, abgerufen unter: https://www.uni-marburg.de/icwc/forschung/2weltkrieg/usadachau (Zugriff am 17.4.2015).

489 Ebbinghaus/Dörner 2002, S. 234.

490 Schrade 2014, S. 250.

2.2 Zahnärzte und Dentisten der SS

Bis 1952 gab es einen Dualismus in der Ausbildung der Zahnheilkundigen. Nichtapprobierte „Zahnbehandler" oder Dentisten (früher auch „Zahnkünstler" genannt), durften Patienten genauso behandeln wie akademisch ausgebildete Zahnärzte. Dentisten mussten für ihre Zulassung ein Minimum an universitären theoretischen Kursen besuchen.[491] Diese Unterscheidung zwischen Dentisten und Zahnärzten ist für die vorliegende Arbeit insofern wichtig, als die Bezeichnung „Dentist" im englischen Sprachgebrauch, also „dentist", gleichbedeutend ist mit der deutschsprachigen Bezeichnung „Zahnarzt". Der Ausbildungsweg eines Dentisten in Deutschland war aber nicht identisch mit dem eines Zahnarztes, dieser Unterschied scheint in den englisch-sprachigen Texten und Quellen nicht immer klar durch.

Für das Lager Flossenbürg liegen wenige Beschreibungen zur Zahnbehandlung von Häftlingen vor. Eine französische Kompilation bezieht sich lediglich auf das Außenlager Bayreuth.[492] Eine eigene Zahnstation für Häftlinge gab es ab Mitte 1941. Insgesamt waren mindestens sieben Zahnärzte oder Dentisten im Hauptlager Flossenbürg stationiert. Wahrscheinlich behandelten die Lagerzahnärzte auch Zivilisten des Dorfes, analog zu den Truppenärzten, hierzu fehlen aber bislang Quellen. Mindestens einer der sieben Männer (Weck) war zunächst gar nicht als Dentist, sondern in der Politischen Abteilung tätig. Später arbeitete er als Dentist im Lager und fuhr in dieser Funktion laut eigenen Angaben mit einer mobilen Zahnstation in die Flossenbürger Außenlager. Weck ist auch der Einzige, gegen den ein Strafverfahren eröffnet und ein Urteil ausgesprochen wurde (siehe Unterkapitel Weck).

Tab. 5: Die Zahnärzte 1938 bis 1945

1938	1939	1940	1941	1942	1943	1944	1945
	Osenbrügge	Osenbrügge					
		Pütz ab Febr.	Pütz bis Okt.				
			Einfeldt				
				Jäger			
			Hellinger	Hellinger	Hellinger		
					Pütz	Pütz	
						Weck	Weck
						Bremmer	Bremmer

491 Groß, Dominik: *Beiträge zur Geschichte und Ethik der Zahnheilkunde*, Würzburg 2006, S. 99 f.

492 Riaud, Xavier: *La pratique dentaire dans les camps du IIIe Reich*, Paris 2002, S. 95–96.

Dr. med. dent. Walter Bremmer

Walter Konrad Christian Bremmer wurde am 4. Juni 1911 in Bad Wildungen geboren. Über seine Kindheit ist bisher nichts bekannt. Er studierte an der Universität Marburg Zahnmedizin.[493] Er war der letzte Zahnarzt des Lagers Flossenbürg.

Abb. 13: Walter Bremmer, undatierte Aufnahme.

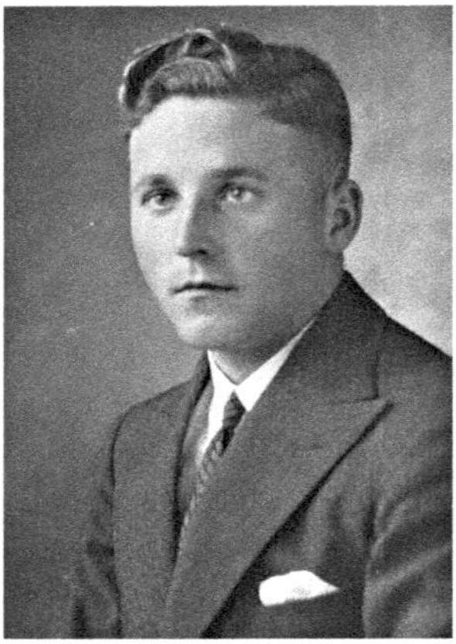

Am 22. September 1933 trat er in die SS ein.[494] Sein Eintrittsdatum in die NSDAP ist bislang unbekannt.[495] Er heiratete im Juli 1936. Das einzige Kind wurde im Mai 1939 geboren.

Folgende Stationierungszeiten konnten für Bremmer ermittelt werden: Zwischen dem 28. September und dem 5. November 1938 war Bremmer bei einem nicht näher bezeichneten Totenkopfverband stationiert. Ab dem 10. Oktober 1939 gehörte er der Waffen-SS an. Am 20. April 1940 wurde er zum Untersturmführer befördert und gleichzeitig beim General-Inspekteur der SS-Totenkopfstandarte stationiert, wo er bis zum 11. November desselben Jahres blieb. Anschließend kam er bis zum 5. August 1942 in die Zahnstation des Konzentrationslagers Buchenwald. In diese Zeit fiel seine Beförderung zum Obersturmführer am 30. Januar

---

493 StArch Am, Sta Wen, (NSG) 246, Ermittlungsverfahren gegen Walter Bremmer, Dr. med. dent.

494 Seine SS-Nummer lautete 166 881. Führerstammkarte. BArch, SSO (ehem. BDC), Bremmer, Walter, 4.6.1911.

495 Seine Parteinummer lautete 4 627 251. Ebenda.

1942. Von Buchenwald wurde er zu einer SS-Kavallerie-Brigade abkommandiert und am 20. April 1943 zum Hauptsturmführer befördert. Am 16. Dezember 1943 wurde er nochmals als Zahnarzt im Lager Buchenwald stationiert.

Ab wann genau er im Lager Flossenbürg stationiert war, ist bislang nicht geklärt. Seine dortige Anwesenheit wird durch eine Diät-Verordnung vom 3. März 1945 bewiesen, die von Standortarzt Fischer ausgestellt worden war.[496]

Bislang konnte nur eine Aussage eines ehemaligen Gefangenen zu Bremmer aus dem Jahr 1968 gefunden werden. Das daraufhin eingeleitete Ermittlungsverfahren der Staatsanwaltschaft Weiden führte zwar zu einer Vorladung Bremmers, dieser ließ sich allerdings durch seinen Anwalt vertreten, der im Namen seines Mandanten sämtliche Vorwürfe zurückwies. Der Bremmer belastende ehemalige Gefangene, der selber Dentist war, konnte den späten Zeitpunkt seiner Aussage gegen Bremmer nicht zufriedenstellend begründen, so dass er insgesamt als unglaubhaft eingestuft wurde. Bremmer gab zu, auf dem Todesmarsch dabei gewesen zu sein, er bestritt aber jegliche Beteiligung an Tötungen.[497] Dass Bremmer hierbei als Arzt nicht in der einen oder anderen Weise tätig wurde, und dass er seine Mitwisserschaft so einfach bestreiten konnte, ist auffällig.

Auch bestritt er, während seiner Stationierungszeit herausgebrochene Goldzähne oder -brücken mit Salzsäure gereinigt zu haben oder bei Exekutionen anwesend gewesen zu sein. Im Rahmen des Ermittlungsverfahrens wurden ihm hierzu keinerlei Vorhaltungen gemacht; auch eine persönliche Vorladung wurde nicht durchgesetzt.

Folgerichtig wurden die Ermittlungen gegen Bremmer aus Mangel an konkreten Verdachtsmomenten am 31. Juli 1968 eingestellt.

Weiteres konnte über die Nachkriegsvita Bremmers bislang nicht eruiert werden.

Fazit zu Walter Bremmer

Da Bremmer gleichzeitig mit Schmitz, Geiger, Adam und Fischer im Lager Flossenbürg stationiert war, überrascht die Tatsache, dass er quasi völlig ohne Strafverfolgung davon gekommen ist. Fragen nach Art und Häufigkeit von Zahnbehandlungen, Zahnerkrankungen, nach der Menge des entfernten und geraubten Zahngolds und Erörterungen anderer Aspekte, mit denen auch der

496 Diätanordnung, 3.3.1945. Ebenda.

497 StArch Am, Sta Wen (NSG) 246, Ermittlungsverfahren gegen Walter Bremmer, Dr.med. dent.

Zahnarzt eines Konzentrationslagers konfrontiert gewesen sein muss, blieben damit unbeantwortet.

Dr. med. dent. Hermann Einfeldt

Hermann Einfeldt wurde am 1. Oktober 1910 in Kiel geboren, studierte dort und in München zwischen 1930 und 1933 Zahnmedizin und schloss das Studium im März 1934[498] mit einer Dissertation über Verbrennungen im Kopf- und Halsbereich ab.[499] In München gehörte er der Burschenschaft Rhenania an. Zunächst arbeitete er als zahnärztlicher Assistent in Flensburger Praxen, bevor er im November 1935 eine eigene Zahnarztpraxis eröffnete.[500] Über seine Kindheit und Jugend ist bislang nichts bekannt.

Zwischen 1932 und 1934 war er Rottenführer der SA. 1933 trat er dem Stahlhelm bei. Am 1. Mai 1937 trat er der NSDAP,[501] 1938 dem NSdÄB bei. Zwischen 1937 und 1939 gehörte er dem NS-Reichsbund für Leibesübungen an, aus dem er laut eigenen Angaben in seinem Entnazifizierungsverfahren ausgeschlossen wurde, weil er sich geweigert habe, einen ungerechten Befehl durchzuführen.[502] In diesem Verfahren gab er auch an, weder der allgemeinen noch der Waffen-SS angehört zu haben.

1937 heiratete er, aus dieser Verbindung gingen drei Kinder hervor.

1940 nahm er am Feldzug gegen Frankreich teil und 1943 und 1944 am Krieg gegen die SU. Hierfür erhielt er verschiedene militärische Auszeichnungen.[503]

Seine mindestens zweimonatige Stationierung im Konzentrationslager Flossenbürg im Jahr 1941 kann anhand von Todesanzeigen bewiesen werden, die

---

498 Alphabetisch geordnete Sammelakte des Entnazifizierungshauptausschusses der Stadt Flensburg in: LASH Abt. 460.18 Nr. 254 Einfeldt, Hermann. Bl. 2.

499 Einfeldt, Hermann: *Die Verbrennungen ersten bis dritten Grades, ihre Behandlung und deren Erfolge, unter besonderer Berücksichtigung der Kopf- und Halsverbrennungen*, Kiel 1934.

500 Alphabetisch geordnete Sammelakte des Entnazifizierungshauptausschusses der Stadt Flensburg in: LASH Abt. 460.18 Nr. 254 Einfeldt, Hermann. Bl. 2 f.

501 BArch, SSO (ehem. BDC) Einfeldt, Hermann, 1.10.1910. Seine Mitgliedsnummer lautete 5 579 552.

502 Alphabetisch geordnete Sammelakte des Entnazifizierungshauptausschusses der Stadt Flensburg in: LASH Abt. 460.18 Nr. 254 Einfeldt, Hermann. Bl. 6 und 12. Wie der Befehl lautete, ist aufgrund der Aktenbindung nicht lesbar.

503 Ebenda, Bl. 5.

seine Unterschrift tragen.[504] Wie bei allen anderen Zahnärzten auch, ist nicht klar, welches Verhältnis zwischen Einfeldt und diesen Gefangenen bestanden hatte, ob er sie behandelt, evtl. auch gefoltert oder ermordet hat oder ob er die Unterschrift tatsächlich nur als „Amtsarzt", wie es auf der Todesanzeige vermerkt ist, unterschrieben hat. Auch der Aufgabenbereich eines "Amtsarztes" im Lager ist bisher nicht umrissen worden, so dass dieser Bereich weiterhin im Dunkeln bleibt. Über die Zeit zwischen 1944 und 1945 ist nichts bekannt.

Im Herbst 1945, und damit erstaunlich früh, nahm Einfeldt die Arbeit in einer eigenen Zahnarztpraxis wieder auf.[505] Entnazifiziert wurde er im Mai 1948 als „Mitläufer".[506] Seine Stationierung in Flossenbürg gab er in dem Fragebogen, der dem Entnazifizierungsverfahren zugrunde lag, nicht an.

Aussagen ehemaliger Gefangener, die sich an Einfeldt erinnern, gibt es nicht.

1959 veröffentlichte Einfeldt eine Abhandlung über Professor Jessen[507] und einige Zeit später eine Handreichung zur zahnärztlichen Hygiene.[508]

Hermann Einfeldt war Ehrenmitglied der Deutschen Gesellschaft für Zahn-, Mund- und Kieferheilkunde (DGZMK) und im Besitz der Hermann-Euler-Medaille.[509] Sein Todesdatum konnte bislang nicht ermittelt werden.

Fazit zu Hermann Einfeldt

Wahrscheinlich spielte er während seines kurzen Einsatzes in Flossenbürg für die zahnärztliche Versorgung von Gefangenen nur eine untergeordnete Rolle. Vor diesem Hintergrund erscheint es zwar nachvollziehbar, dass er diese Zeit in seinem Entnazifizierungsverfahren unterschlagen hat, es ist dennoch bemerkenswert und hat zu einem frühen Zeitpunkt die Aufklärung dessen, was im Zahnrevier geschah, verhindert.

---

504 Hermann Einfeldt unterschrieb die Totenscheine an folgenden Daten: 6.7.41, 25.8. bis 29.8.41. Aus StArch Am, Sta Wen (NSG) 81/1 gegen Wilhelm Faßbender, Bl. 194.

505 Alphabetisch geordnete Sammelakte des Entnazifizierungshauptausschusses der Stadt Flensburg in: LASH Abt. 460.18 Nr. 254 Einfeldt, Hermann. Bl. 10.

506 Ebenda.

507 Einfeldt, Hermann: *Prof. Dr. Ernst Jessen 1859–1933. Ein Leben für die Schulzahnpflege*, Köln 1959.

508 Einfeldt, Hermann: *Die Quintessenz der zahnärztlichen Hygine*, Berlin 1972.

509 http://www.dgzmk.de/dgzmk/ehrenmitglieder/hermann-euler-medaille.html (Zugriff am 17.4.2015).

Dr. med. dent. Martin Hellinger

Martin Hellinger wurde am 17. Juli 1904 in Pirna geboren. Über seine Kindheit und Jugend ist bislang nichts bekannt. Sein Studium der Zahnmedizin schloss er am 2. Dezember 1927 in Leipzig nach acht Semestern ab.[510] 1928 erhielt er den Doktorgrad. Wo und in welcher Funktion er im Anschluss daran arbeitete, ist unklar. Zu einem unbestimmten Zeitpunkt eröffnete er eine eigene Praxis.[511] Er heiratete am 8. März 1941 und hatte mindestens ein Kind aus dieser Ehe. Seine Frau war ebenfalls Zahnärztin.

Der NSDAP trat Hellinger am 1. März und der SS am 1. Juni 1933 bei.[512] Am 20. April 1939 erhielt er die Beförderung zum Untersturmführer, am 9. November 1942 zum Obersturmführer und am 9. November 1944 zum Hauptsturmführer.[513] Ab dem 26. Februar 1941 war er Mitglied der Waffen-SS. Zwischen dem 1. September und dem 18. Oktober 1941 war Hellinger zunächst in Oranienburg als Zahnarzt stationiert, offenbar sowohl im Häftlings- als auch im Truppenbereich, um dann, wahrscheinlich bis 1943, im Konzentrationslager Flossenbürg stationiert zu werden. SS-eigene Schriftstücke belegen seinen Aufenthalt für Oktober 1941 sowie für November 1942.[514]

Am 10. März 1943 wurde Hellinger als Leitender Zahnarzt in das Frauen-Konzentrationslager Ravensbrück versetzt.[515] Er blieb bis 1945 dort stationiert.[516] In Ravensbrück beteiligte er sich vor allem am Verbrechen der Leichenschändung.[517] Aus Sicht seiner SS-Vorgesetzten zeigte Hellinger ein „vorbildliches militärisches Benehmen“ und es ergaben sich „keine Beanstandungen“.[518]

---

510 Abschrift der Approbation. BArch, SSO, (ehem. BDC), Hellinger, Martin, 17.7.1904.

511 Siehe die Eintragung bei „Arbeitgeber: Selbst“ für Selbständig. Führerstammkarte. BArch, SSO, (ehem. BDC), Hellinger, Martin, 17.7.1904.

512 Seine Parteimitgliedsnummer lautete 2 969 503. Seine SS-Nummer lautete 134 328. Ebenda.

513 Ebenda.

514 Genehmigung zur Selbstverpflegung, Abmeldebescheinigung für den Bezug von Lebensmittelkarten. Ebenda.

515 Beurteilung durch den Kommandanten vom 21.8.1944. Ebenda.

516 Kretzer 2009, S. 110.

517 Klee 2012, S. 21. Klee zitiert hier die Aussage des ehemaligen Lagerarztes Dr. Percy Treite im Ravensbrück-Prozess von 1946: „Dr. Percy Treite, KZ-Arzt in Ravensbrück, über die Tätigkeit des Zahnarztes Martin Hellinger bei Erschießungen: ‚Es war Hellingers Aufgabe, den Opfern die Goldzähne herauszubrechen, nachdem ich den Tod bestätigt hatte.‘“ Ein analog lautendes Zitat von Hellinger selbst bei Strebel, Bernhard: *Das KZ Ravensbrück. Geschichte eines Lagerkomplexes*, Paderborn 2003, S. 242.

518 Beurteilung durch den Kommandanten vom 21.8.1944. BArch, SSO, (ehem. BDC), Hellinger, Martin, 17.7.1904.

Hellinger geriet am 1. Oktober 1945 in britische Kriegsgefangenschaft.[519] Anfang November 1946 wurde von britischer Seite Anklage gegen Hellinger erhoben, zu diesem Zeitpunkt war sein späterer Mit-Angeklagter Schiedlausky noch nicht in die britische Zone transferiert worden, sondern befand sich im Rahmen des Nürnberger Ärzte-Prozesses noch in der amerikanischen Zone (siehe Unterkapitel Schiedlausky). Am 12. November 1946 wurde Hellinger vom 6 CIC (Civil Internment Camp, Neuengamme) in das Gefängnis Altona gebracht.[520] Neben dem Herausbrechen von Goldzähnen bei toten Gefangenen belasteten mehrere Zeuginnen im sich anschließenden Hamburger Ravensbrück-Prozess Hellinger damit, dass er brutal und grausam gewesen sei, Patientinnen während der Behandlungen misshandelt und ihnen wider deren Willen Goldzähne gezogen habe. Außerdem sei er bei Exekutionen anwesend gewesen.[521] Hellinger selbst berief sich in seiner Verteidigung auf Befehlsnotstand.[522]

Der Prozess endete für Hellinger glimpflich mit einer Zuchthausstrafe von 15 Jahren. Das Gericht sah ihn der Teilnahme „an Misshandlungen oder Verbrechen, die nicht zum Tod geführt haben" als schuldig an.[523] Die Strafe verbüßte er im Zuchthaus Werl,[524] von wo er am 19. April 1954 vorzeitig entlassen wurde.[525] Sein weiterer Lebensweg ist bislang unbekannt. Laut ZStL war Hellinger sowohl 1973 als auch 1983 in Hamburg gemeldet. Die Staatsanwaltschaft Köln ermittelte gegen ihn 1975.[526]

Fazit zu Martin Hellinger

Wie die meisten der hier vorgestellten SS-Ärzte, so war auch Hellinger im ersten Jahrzehnt des 20. Jahrhunderts (1904) geboren. Die meisten Informationen über ihn stammen aus dem Ravensbrück-Prozess, in dem Verbrechen im gleichnamigen Frauen-Konzentrationslager verhandelt wurden. Dort erscheint Hellinger als willfähriger Systemträger. Es ist anzunehmen, dass er sich in Flossenbürg ähnlich verhielt.

---

519 Kretzer 2009, S. 117.

520 Ebenda, S. 121 f.

521 Ebenda, S. 237.

522 Ebenda, S. 314. Zum Mythos des „Befehlsnotstandes" siehe auch Fußnote 557 in ebenda, S. 317.

523 Ebenda, S. 330.

524 Ebenda, S. 331.

525 Ebenda, S. 410.

526 Karteikarte Hellinger, Martin. ZStL. Das Kölner Verfahren konnte vor Drucklegung nicht mehr gesichtet werden.

Dr. med. dent. Heinrich Jäger[527]

Heinrich Jäger wurde am 10. Oktober 1906 in Augsburg geboren. Über seine Kindheit, Jugend und Medizinerausbildung ist bislang nichts bekannt. Er war Mitglied im Freikorps von 1921 bis 1923 und Mitglied der SA von 1927 bis 1935. In die SS trat er am 16. Oktober 1937 ein.[528] Wann er der NSDAP beitrat, ist unklar.[529] 1939 besaß er noch seine Zahnarztpraxis in der Maximilianstraße in Augsburg.[530] Im Februar 1942 war er bei der Sanitätsabteilung des Lagers Flossenbürg als Zahnarzt stationiert, wie aus dem Antrag an das RuSHA hervorgeht. Sein damaliger Dienstrang war der eines Untersturmführers,[531] der damalige Kommandant war Karl Künstler und der zuständige SS-Standortarzt, der diesen Antrag gegenzeichnen musste, war der oben erwähnte Standortarzt Hofmann. Die körperliche Untersuchung, die im späteren Teil des Prüfverfahrens bei Heiratswunsch von SS-Angehörigen vorgesehen war, führte der Lagerarzt Trommer am 28. Februar 1942 durch.[532] Die Heirat wurde am 27. März 1942 genehmigt.[533] Als Konfession gab Jäger „gottgläubig" an.

Bislang liegen keine weiteren Belege für seine Tätigkeit in Flossenbürg vor. Ehemalige Gefangene haben keine Berichte über Jäger abgegeben. Ebenso fehlen Erkenntnisse zu seinem Verbleib bei Kriegsende.

Dr. med. dent. Karl Osenbrügge

Gustav Heinrich Andreas Karl Osenbrügge[534] wurde am 2. April 1910 in der Nähe von Metz geboren.[535] Bis 1918 lebte die Familie in Metz. 1930 legte er sein Abitur

527 Es handelt sich nicht um den Zahnarzt Wilhelm Jäger, geboren am 22. März 1902 in Landau (Pfalz), der sich an Menschenversuchen im Lager Dachau beteiligte. Dieser soll nach 1945 in Jugoslawien hingerichtet worden sein.

528 Seine SS-Nummer lautete: 288 851. RS-Fragebogen. BArch, RS (ehem. BDC), Jäger, Heinrich, 10.10.1906.

529 Seine dortige Mitgliedsnummer lautete: 89 520. Ebenda.

530 Notizzettel von 1939. Ebenda.

531 Antrag auf Zusendung der Vordrucke zu einem Verlobungs- und Heiratsgesuch vom 15.2.1942. Ebenda.

532 Ärztlicher Untersuchungsbogen des Rasse- und Siedlungshauptamtes der SS vom 28.2.1942. Ebenda. Trommer bescheinigte Jäger erwartungsgemäß, dass eine „Fortpflanzung im bevölkerungspolitischen Sinne wünschenswert" sei.

533 Heiratsgenehmigung. Ebenda.

534 Nur in seinem handgeschriebenen Lebenslauf für das RuSHA werden die vier Vornamen erwähnt. Lebenslauf. BArch, RS (ehem. BDC), Osenbrügge, Karl, 2.4.1910.

535 Die Schreibweisen des französischen Namens variieren zwischen Longeville, Langeville und Langueville. Die ersten zwei Orte sind heute nicht zuzuordnen,

in Hofgeismar ab. Zunächst studierte er zwei Jahre Chemie in München und dann Medizin in Göttingen und Würzburg. Da er das Physikum nicht bestand, musste er das Medizinstudium 1935 aufgeben. „Aus diesem Grund“ wandte er sich der Zahnmedizin zu.[536] Zumindest einen Teil seines zahnmedizinischen Studiums absolvierte er in Würzburg. Am 1. Mai 1932 trat er der NSDAP bei.[537] Im Mai 1933 trat er in die SS ein. Dort wurde er am 24. November 1933 zum SS-Mann, am 20. April 1934 zum SS-Sturmmann und am 20. April 1935 zum Rottenführer befördert.[538] Er war Teilnehmer des Reichsparteitages 1934.[539] Während seines Studiums übernahm er Funktionen in verschiedenen SS-Standarten.[540] Wann er das Studium beendete, ist bislang unklar.

Am 8. August 1939 heiratete er.[541] Aus dieser Ehe gingen mindestens zwei Kinder hervor.[542]

Mindestens im Januar 1939 war er im SS-Sanitätshauptamt in Berlin eingesetzt.[543] Zwischen März 1939 und Januar 1940 war er Zahnarzt und Leiter der Standortzahnstation im Lager Flossenbürg; also zeitgleich mit Fritz Baader, aber zu einem Zeitpunkt, als es noch kein separates Häftlingszahnrevier gab. Das Datum seiner Beförderung zum Untersturmführer ist widersprüchlich.[544] Danach wurde er für unbestimmte Zeit im Lager Sachsenhausen stationiert.[545] Am 15. Februar 1941 wurde er zur SS-Division „Nordland“ abkommandiert und gleichzeitig zum Obersturmführer befördert.[546]

---

der dritte Ort, Langueville, existiert zwar, liegt aber über 200 km westlich von Metz.

536 Handgeschriebener Lebenslauf. BArch, RS (ehem. BDC), Osenbrügge, Karl, 2.4.1910.

537 Seine Mitgliedsnummer lautete: 1 119 170. Parteikarte des Gaus Mainfranken und: SS-Stammkarte sowie handschriftliche Eintragung auf RS-Fragebogen. Ebenda. Die Nummer 1 119 117, die sich auf einer Gebührniskarte findet, dürfte demnach ein Schreibfehler sein.

538 Seine SS-Nummer lautete: 114 973. Gebührnis-Karte und SS-Stammkarte. Ebenda.

539 SS-Stammkarte. Ebenda.

540 Handgeschriebener Lebenslauf. Ebenda.

541 Gebührnis-Karte. Ebenda.

542 Ebenda.

543 Schreiben der 81. SS-Standarte vom 18.1.1939. Ebenda.

544 Die SS-Führerstammkarte vermerkt hierfür den 1.9.1939, während ein Rundschreiben des SS-Personalhauptamtes den 20.4.1940 aufführt. Führerstammkarte. Ebenda und: Rundschreiben des SS-Personalhauptamtes an die Sanitätsinspektion der Waffen-SS vom 29.8.1940. BA Dahlwitz, ZM 1407. A1, Bl. 304 (eingesehen in AS).

545 Karteikarte der ZStL und Rundschreiben des SS-Personalhauptamtes an die Sanitätsinspektion der Waffen-SS vom 29.8.1940 datiert, nennt ihn als Mitglied der Einheit Zahnstation KL Oranienburg. BA Dahlwitz, ZM 1407. A1, Bl. 304 (eingesehen in AS).

546 Führerstammkarte. BArch, SSO (ehem. BDC), Osenbrügge, Karl, 2.4.1910.

An Auszeichnungen erhielt er das KVK 2. Klasse mit Schwertern und die Ostmedaille.[547]

Über weitere Stationierungsorte ist bisher nichts bekannt.

Es gibt keine Aussagen über Osenbrügge von ehemaligen Gefangenen. Auch der zeitgleich mit ihm in Flossenbürg stationierte Fritz Baader machte zu ihm keine Angaben, wurde allerdings seitens der Staatsanwaltschaft auch nicht zu ihm befragt.

Osenbrügge war der ZStL Ludwigsburg bekannt, zu einem Verfahren kam es nicht. Sein Verbleib und sein Sterbedatum sind bislang ungeklärt.

Fazit zu Karl Osenbrügge

Karl Osenbrügge ist zu einem frühen Zeitpunkt der zuständige Zahnarzt für die Gefangenen gewesen. Im Gegensatz zu Baader ist über Osenbrügge fast nichts bekannt.

Dr. med. dent. Heinrich Josef Pütz[548]

Heinrich Pütz wurde am 1. September 1909 in Essen geboren. Über seine Kindheit und Jugend ist bislang nichts bekannt.

Das zahnmedizinische Studium schloss er nach sieben Semestern an der Universität Münster im Juli 1933 mit dem Staatsexamen ab. Im selben Jahr reichte er seine Promotion erfolgreich ein und erhielt den Doktortitel am 18. November 1933.[549] Ebenfalls 1933 trat er in die NSDAP[550] und in die Allgemeine SS ein.[551] Am 12. September 1937 wurde er zum Unterscharführer befördert.[552]

---

547 Ebenda.

548 Beide Vornamen werden nur auf seiner Approbationsurkunde genannt. Abschrift der Approbationsurkunde der Universität Münster vom 21.7.1933. BArch, SSO (ehem. BDC), Pütz, Heinrich, 1.9.1908.

549 Sein Dissertationsthema lautete: Vergleichende Untersuchungen über den Einfluß von Digitoxin und seines Aglykons Digitoxigenin auf den anaeroben Kohlenhydratabbau im Gewebe. Abschrift der Promotionsurkunde der Universität Münster vom 18.11.1933. BArch, SSO (ehem. BDC), Pütz, Heinrich, 1.9.1908.

550 Eintrittsdatum NSDAP: 1.5.1933. Mitgliedsnummer: 2 210 355. Führerstammkarte. BArch, SSO (ehem. BDC), Pütz, Heinrich, 1.9.1908.

551 Eintrittsdatum SS: 1.11.1933. Seine SS-Nummer lautete: 237 817. Ebenda und Karteikarte der ZStL.

552 Abschrift der Beförderung durch den SS-Abschnitt V, 25. SS-Standarte vom 12.9.1937. BArch, SSO (ehem. BDC), Pütz, Heinrich, 1.9.1908.

Am 2. April 1938 heiratete er, aus dieser Verbindung ging mindestens ein Kind hervor.[553] Dieser Heirat war im August 1931 eine Verlobung vorausgegangen, welche Pütz vorerst davon entband, bei Ausstellung einer entsprechenden eidesstattlichen Erklärung eine offizielle Heiratsgenehmigung beim RuSHA einzuholen. In einem späteren Schriftwechsel zwischen Pütz und dem RuSHA findet sich der Hinweis, dass es Pütz sehr schwer gefallen sein muss, einen kompletten Ahnennachweis seiner Verlobten, wenn auch nur vorsichtshalber, zu erbringen, so dass er um ein Einlenken seitens des Amtes bat. Wäre das nicht möglich, würde er, da er „die Prinzipien der SS außerordentlich hochhalte, freiwillig die Konsequenzen ziehen."[554] Ob Pütz mit dieser Formulierung drohte, aus der SS auszutreten oder Bereitschaft signalisierte, die Verlobung zu lösen, um den Ansprüchen der SS Genüge zu tun, ist unklar. Dass er wirklich aus der SS ausgetreten wäre, erscheint allerdings unwahrscheinlich.

Kurz nach Kriegsbeginn wurde er am 10. September 1939 in eine Sanitätsstaffel abkommandiert und gleichzeitig zum Untersturmführer befördert. Am 13. Februar 1940 kam er als Lagerzahnarzt nach Flossenbürg und blieb bis Oktober 1941.[555] Sein Nachfolger wurde eventuell Franz Christian Weck, wobei nicht klar ist, ob der letztere nicht zuerst an einer ganz anderen Stelle im Lager eingesetzt war (Politische Abteilung). Am 20. April 1940 wurde Pütz zum Obersturmführer befördert. Den entsprechenden Vorschlag hatte der Sanitätsinspekteur der Waffen-SS Karl Genzken[556] persönlich unterschrieben.[557] Die nächste Beförderung zum Hauptsturmführer erfolgte am 9. November 1942.[558] Bislang lassen sich seine weiteren Stationierungszeiten nur lückenhaft rekonstruieren; er nahm am „Ostfeldzug" ab

553 Führerstammkarte. Ebenda.

554 Schreiben Heinrich Pütz' an das RuSHA vom 12.1.1937. BArch, RS (ehem. BDC), Pütz, Heinrich, 1.9.1908.

555 Unbeeidigte Vernehmung am 6.5.1954 in Düsseldorf, StArch Am, Sta Wen, (NSG) 81/4 Ermittlungsverfahren Wilhelm Faßbender. Bl. 770.

556 Karl Genzken wurde am 8.6.1885 in Preetz geboren, nahm als Marineoffizier am Ersten Weltkrieg teil und hatte von 1919 bis 1934 eine Privatpraxis inne. Bereits 1926 war er der NSDAP beigetreten, 1933 folgte der Eintritt in die SS. Zunächst war er Sanitätsinspekteur bei Theodor Eicke, ab 1940 Chef der Amtsgruppe D des SS-Führungshauptamtes. Ab 1943 war er Gruppenführer und Generalleutnant der Waffen-SS. Im Nürnberger Ärzteprozess wurde er zwar zu lebenslanger Haft verurteilt, aber bereits 1954 entlassen. Er starb 1957 in Hamburg. Siehe Klee 2007.

557 Beförderungsvorschlag für den SS-Untersturmführer Heinrich Pütz vom 2.4.1940. BArch, SSO (ehem. BDC), Pütz, Heinrich, 1.9.1908.

558 Führerstammkarte. Ebenda.

dem 18. Oktober 1941 teil, als Zahnarzt bei der SS-Totenkopfdivision.[559] 1943 war er nochmals für neun Monate im Lager Flossenbürg stationiert.[560] Auch Anfang August 1944 war er in Flossenbürg, wie eine Mitteilung vom 11. August belegt.[561] Kurz darauf war er in Stutthof[562] stationiert, was eine Beurteilung des dortigen Kommandanten vom 15. August 1944 belegt. In dieser wird ihm ein offener und ehrlicher Charakter, sowie persönliche Härte und Willenskraft bescheinigt.[563]

Wann und wo er in Kriegsgefangenschaft geriet, ist unklar. Am 4. Juni 1948 meldete er sich wieder in Essen wohnhaft. Wenige Monate später zogen seine Frau und ein Kind nach.[564] Er dürfte sich bald darauf wieder als Zahnarzt in eigener Praxis betätigt haben, da aber momentan die Entnazifizierungsakte noch nicht vorliegt, kann die Rückkehr nicht genau datiert werden.

Auch er war den Ermittlern in den frühen 1950er Jahren bekannt[565] und wurde vernommen.[566]

Im Mai 1954 gab er an, mit der Lagerverwaltung „nichts zu tun" gehabt zu haben. Er selbst habe nie an Exekutionen teilgenommen, nur Schnabel habe ihm gegenüber solches zugegeben. Neben weiteren entlastenden Bemerkungen zu Schnabel fügte Pütz über seine eigene Tätigkeit im Hinblick auf das Krankenrevier hinzu:

> „Ich darf bemerken, dass ich ins Häftlingsrevier nicht kam und dass ich dort nichts zu tun hatte, wenngleich ich besuchsweise gelegentlich einmal hinten war. Die Häftlinge hatten ihre eigene Zahnstation."[567]

Er bestritt also, in die Zahnbehandlung von Gefangenen oder das Ausstellen von Sterbebescheinigungen involviert gewesen zu sein. Allerdings erwähnt er auch,

---

559 Undatierte Aktennotiz Pütz. Ebenda.

560 Bescheinigung zur Erlaubnis der Selbstverpflegung vom 17.3.1943. Ebenda.

561 Mitteilung aus Müncheberg vom 11.8.1944. Ebenda.

562 Ab 13.1.1942 Konzentrationslager in der Nähe Danzigs. Insgesamt wurden hier 115.000 Menschen gefangen gehalten, wovon mindestens 65.000 starben. Zwangsarbeit wurde u. a. für die Deutschen Ausrüstungswerke DAW geleistet. Ab 1944 besaß Stutthof Gaskammern. Befreit wurde Stutthof erst am 1.5.1945. Siehe Enzyklopädie des Holocaust.

563 Beurteilung Pütz vom 15.8.1944. BArch, SSO (ehem. BDC), Pütz, Heinrich, 1.9.1908.

564 Auskunft StA Essen, bei der Verfasserin.

565 Stand der Ermittlungen, 12.1.1954. Bayerische Landpolizei an den Oberstaatsanwalt in Weiden. Beglaubigte Abschrift. StArch Am, Sta Wen, (NSG), 81/4 Ermittlungsverfahren gegen Wilhelm Faßbender. Bl. 635.

566 Unbeeidigte Vernehmung am 6.5.1954 in Düsseldorf. Ebenda. Bl. 770–774.

567 Ebenda. Bl. 772.

dass eine Häftlingszahnstation erst ab „Mitte des Jahres 1941“ bestanden habe. Wie oft und auf welche Art und Weise er davor Häftlinge mit Zahnproblemen behandelt hat, gab er nicht an. Der Wahrheitsgehalt seiner Angaben wurde nicht weiter eruiert. In ähnlichem Duktus beschrieb Pütz ein „immer gespanntes“ Verhältnis der Ärzteschaft im Lager mit dem Kommandanten, dem sie nur in „militärischen und disziplinaren Angelegenheiten“, nicht aber in medizinischen Dingen unterstanden hätten. Diese Spannung hätte sich des Weiteren aus dem Umstand ergeben, dass die Ärzte Akademiker, die Leute von der Lagerführung aber „verhältnismäßig primitiv“ gewesen seien. Pütz führte des Weiteren aus, dass Baader „gute Beziehungen nach oben“ hatte, was von Baader selbst immer gegenteilig dargestellt wurde (siehe Unterkapitel zu Fritz Baader). Bei der Bewertung von Konsequenzen einer Befehlsverweigerung schloss er eine „Gefahr für Leib und Leben“ kategorisch aus.[568] Damit negierte er einen Befehlsnotstand der Ärzteschaft in den Konzentrationslagern und unterschied sich hierin grundlegend vom Großteil seiner ärztlichen Kollegen.

Ein eigenes Strafverfahren konnte aufgrund mangelnder Beweise – und hierzu gehörte auch, dass sich kaum ein Gefangener an einen Zahnarzt Pütz erinnern konnte – nie eröffnet werden. Pütz führte seine Zahnarztpraxis in Essen weiter und verstarb am 1. Juni 1974 in seiner Geburtsstadt.[569] Die Zahnärztekammer Nordrhein und die Kassen-zahnärztliche Vereinigung Nordrhein, Bezirks- und Verwaltungsstelle Essen, formulierten in der Westdeutschen Allgemeinen Zeitung vom 5. Juni 1974 folgende Sätze:

> „Mit kriegsbedingter Unterbrechung von 1939 bis 1948 übte Herr Kollege Pütz seine zahnärztliche Tätigkeit über 40 Jahre in Essen (...) aus. (...) Durch sein ruhiges und freundliches Wesen und seinen aufrechten Charakter erwarb er sich die Wertschätzung und Achtung seiner Patienten und Kollegen.“[570]

Gut sichtbar wird hierbei, dass der Zweite Weltkrieg und eine eventuelle Mittäterschaft, zumindest aber die Mitwisserschaft vieler Ärzte als etwas von außen Auferlegtes dargestellt wurde. So werden die drei Jahre der Kriegsgefangenschaft durchaus berücksichtigt, die Verwicklungen Pütz' in die Waffen-SS und in Kriegshandlungen allgemein werden aber mit keinem Wort erwähnt, nicht mal angedeutet. Kritische Selbstreflexion oder Einordnung und Auseinandersetzung mit der Verwicklung während des Zweiten Weltkriegs allgemein ist in den offiziellen

568 Ebenda. Bl. 773 f.

569 Abschrift der Sterbeurkunde, StA Essen.

570 Auszug aus der Todesanzeige von Heinrich Pütz vom 5.6.1974. Westdeutsche Allgemeine. Nr. 128. StA Essen.

Zeilen der Zahnärztekammer nicht erkennbar, was dem zeitgenössischen Interpretationsschema eines Großteils der Ärzteschaft entsprach.

Franz Christian Weck

Franz Christian Weck wurde am 8. Januar 1904 in Wien geboren. Er besuchte die Grundschule (Volksschule) in Franzensbad (Františkovy Lázně) und die Oberrealschule in Eger (Cheb) im damaligen Sudetenland. Mit 16 Jahren begann er eine Ausbildung zum Dentisten/Zahntechniker. Ab dem 1. Oktober 1924 leistete er Wehrdienst bei der tschechoslowakischen Armee, wo er zuletzt (1925) Sanitätsunteroffizier war. 1934 legte er das Examen als Dentist in Prag ab und führte danach eine Praxis in Eger (Cheb). 1929 heiratete er; aus dieser Ehe gingen drei Kinder hervor. 1935 trat er in die Sudetendeutsche Partei ein und wurde 1939 zur NSDAP übernommen. Er war Mitglied im Nationalsozialistischen Kraftfahrerkorps (NSKK). Die Aufnahme in die SS geschah laut Wecks Angaben gegen seinen Willen. Am 3. September 1939 erhielt Weck seine Einberufung zur SS-Sanitätsabteilung in München-Freimann, wo festgestellt wurde, dass er aufgrund eines Herzfehlers nur eingeschränkt diensttauglich war. Ab Ende Oktober arbeitete Weck als Sekretär im SS-Lazarett Berlin-Lichterfelde. Am 8. Januar 1940 erfolgte seine Beförderung zum Unterscharführer. Im Oktober 1940 wurde er beurlaubt und kehrte bis zum 18. Februar 1941 nach Eger (Cheb) zurück. Am 21. Februar 1941 wurde er nach seiner erneuten Einberufung im Lager Flossenbürg stationiert. Er blieb dort in wechselnden Funktionen bis zum Abzug der SS aus dem Lager am 20. April 1945. Seine Stationierung im Lager Flossenbürg ist damit eine der längsten unter den hier aufgeführten.[571]

Zunächst leistete er Wachdienst, wurde dann, angeblich auf eigenen Wunsch, in der Schreibstube eingesetzt. Ab Frühling 1942 arbeitete er in der Politischen Abteilung (Abteilung II). 1943 erfolgte die Beförderung zum Oberscharführer. Weck war, so die Feststellung des Weidener Landgerichts 1957, an der Exekution von mindestens 20 Häftlingen beteiligt. Die wirkliche Anzahl dürfte noch weitaus höher gelegen haben, wie auch das Urteil festhielt: „Der Angeklagte hat (…) vergeblich versucht, die Zahl der Teilnahmen bei Exekutionen sowie die Gesamtzahl der dabei getöteten Häftlinge zu verringern und seine Beihilfetätigkeit abzuschwächen."[572] Die Hinrichtungen fanden entweder im Arrestgebäude oder in unmittelbarer Nähe des Krematoriums statt. Weck brachte die Schusswaffe und war bei den Erschießungen anwesend. In mindestens zwei Fällen führte er die

571 Lebenslauf aus Urteil des LG Wen vom 3.7.1957. Rüter/de Mildt 1976, S. 263–265.
572 Ebenda, S. 276.

Hinrichtung selbst durch. Von den tödlichen Injektionen durch den Lagerarzt wusste er ebenfalls.

Ab Frühling 1944 wurde Weck, angeblich weil er sich weigerte, weiterhin bei den Exekutionen mitzuwirken, als Dentist im Lager eingesetzt. Er versorgte in dieser Funktion auch die Außenlager, wofür ihm eine mobile Zahnstation zur Verfügung stand. Laut eigenen Angaben war Weck von Oktober 1944 bis zum 18. April 1945 auf Schloss Eisenberg (Jezerí) bei Brüx (Most) eingesetzt. Der Historiker Alfons Adam nennt die Ankunft eines „tschechischen Zahntechnikers" aber erst für den 2. März 1945.[573] Hierdurch ergeben sich weitere Gründe, die Glaubwürdigkeit Wecks in seinen Angaben anzuzweifeln.

Bei Tepl (Teplá) kam Weck am 6. Mai 1945 in amerikanische Kriegsgefangenschaft. Nach wenigen Tagen wurde er der sowjetischen Armee übergeben, von der er im September 1945 entlassen wurde. Er lebte dann in Bad Brambach und wurde von den sowjetischen Besatzungsbehörden am 23. oder 26. Oktober 1945 in Oelsnitz ein zweites Mal verhaftet. Als Zahnarzt der Waffen-SS im Lager Flossenbürg wurde er anschließend verurteilt und verbüßte eine Gefängnisstrafe in den Gefängnissen Zwickau, Bautzen, Prenzlauer Berg und im Speziallager Sachsenhausen (dem ehemaligen Konzentrationslager Sachsenhausen). Am 19. Januar 1950 wurde er aus der Haft entlassen und kehrte zu seiner Familie sowie in seinen Beruf zurück.[574]

Am 21. Juli 1954 wurde eine Voruntersuchung gegen Weck am Landgericht Weiden beantragt.[575] Gegenstand war Wecks Teilnahme an mindestens 20 gesetzeswidrigen Hinrichtungen. Wecks Verteidigungsstrategie bestand darin, einerseits zu behaupten, er sei hauptsächlich mit einer mobilen Zahnstation in den verschiedenen Flossenbürger Außenlagern eingesetzt gewesen,[576] andererseits sei ihm die Unrechtmäßigkeit der Hinrichtungen, an denen er zunächst jede Beteiligung abstritt, nicht bewusst gewesen.[577]

Das Urteil gegen Weck wurde am 3. Juli 1957 gesprochen und lautete auf fünf Jahre und sechs Monate Zuchthaus, worauf vier Jahre Internierungshaft angerechnet wurden.[578] Sein weiterer Lebensweg ist bislang unbekannt.

573 Eintrag zu Eisenberg (Jezerí) in: Benz/Distel 2007, S. 99.

574 Urteilsspruch des LG Wen vom 3.7.1957 in: Rüter/de Mildt 1976, S. 271.

575 Beschluss des Untersuchungsrichters vom 21.7.1954. StArch Am, Sta Wen, (NSG) 81/6, Ermittlungsverfahren gegen Wilhelm Faßbender, Bl. 1151–1156.

576 StArch Am, Sta Wen, (NSG) 81/7, Ermittlungsverfahren gegen Wilhelm Faßbender.

577 Urteilsspruch des LG Wen vom 3.7.1957 in: Rüter/de Mildt, 1976, S. 273.

578 Urteilsspruch des LG Wen vom 3.7.1957 in: ebenda, S. 262–265.

Fazit zu Franz Christian Weck

Als Dentist hatte Weck zwar einen höheren Bildungsabschluss, er war gleichwohl kein Akademiker. In militärischer Hinsicht erreichte er nicht den Dienstgrad, den seine zahnärztlichen Kollegen erreichen konnten. Er gehörte dadurch zu der mittleren Hierarchie-Ebene des Flossenbürger Personals. Seine aktive Mitwirkung bei Hinrichtungen steht außer Frage. In seinen Anhörungen gab er seine Taten auf Vorhalt zu, wenn auch mit heruntergespielten Zahlenangaben. Als Motive nannte er einerseits Befehlsnotstand, andererseits die Überzeugung, die Hinrichtungsurteile seien rechtmäßig gewesen. Eine Andeutung von Reue ist in seinen Einlassungen nicht zu erkennen. Weck gehörte damit durch seinen Werdegang und durch die von ihm begangenen Morde zu den „ganz normalen Männern“ (Christopher Browning), bzw. zu der Schicht, die das Unrechtsregime entscheidend mittrug. Im Rückblick erstaunt es, dass Weck als Mitarbeiter der Politischen Abteilung verurteilt wurde, andere Mitarbeiter dieser Abteilung aber, Wilhelm Faßbender, Fritz Multhaupt, Fritz Schlundermann und Konrad Blomberg, die letztendlich alle über Weisungsbefugnis verfügten, einer Untersuchungshaft und einem Strafverfahren entgehen konnten.

2.3 Der zivile Vertragsarzt Dr. med. Heinrich Schmitz[579]

Der dauerhafte Einsatz von zivilen Ärzten in Konzentrationslagern kam selten vor. Umso erstaunlicher ist es daher, dass zwischen Juni 1944 und März 1945 quasi ununterbrochen der zivile Chirurg Heinrich Schmitz als Lagerarzt im Hauptlager Flossenbürg eingesetzt war. Darüber hinaus war Schmitz der einzige ehemalige Flossenbürger Lagerarzt, der nach Kriegsende vom amerikanischen Militärtribunal im Rahmen der insgesamt 18 Dachauer Flossenbürg-Prozesse angeklagt, zum Tode verurteilt und hingerichtet wurde.[580] (Gerhard Schiedlausky wurde im ersten Ravensbrück-Prozess von einem britischen Militärgericht zum

579 Im KZ Sachsenhausen war der nicht zu verwechselnde Dr. med. Emil Christian Schmitz Erster Lagerarzt. Er führte dort Phlegmone- und Gasbrandversuche durch. Ab 1950 war er Mitarbeiter bei Boehringer, Ingelheim. Siehe Klee 2012, S. 57. Zu den Versuchen siehe Ebbinghaus/Dörner 2002, S. 201.

580 Das Verfahren gegen Schmitz (u. a.) wurde vom Hauptprozess abgekoppelt und vom 10.11. bis zum 12.12.1947 in einem Nachfolgeverfahren verhandelt. NARA, US vs. Heerde et al., 000-50-46-3, Review and Recommendations. Dieses Urteil sowie alle anderen in Dachau gefällten Urteilssprüche sind online abrufbar unter: https://www.uni-marburg.de/icwc/forschung/2weltkrieg/usadachau (zuletzt eingesehen am 22.10.2014).

Tode verurteilt und hingerichtet.) Gleichzeitig gibt Schmitz' Biografie aufgrund einer wirklichen oder nur vermeintlichen Geisteskrankheit und der Verwicklung von nicht wenigen hohen NS-Funktionären in seinen beruflichen und privaten Werdegang die meisten Rätsel auf. Für den Historiker ergibt sich hieraus der große Vorteil, dass zu dieser Vita viel Quellenmaterial vorhanden ist.

Heinrich Schmitz und sein Verhalten werden oft undifferenziert, als schaurig-gruseliges Beispiel für ärztliche Tätigkeit im Konzentrationslager Flossenbürg verwendet. Schmitz war aber nicht einfach „verrückt", was auch immer das bedeutet: Schmitz hatte 1944, als er in Flossenbürg stationiert wurde, mehrere Aufenthalte in verschiedenen psychiatrischen Kliniken, eine Zwangssterilisation, den Entzug seiner ärztlichen Berufserlaubnis und einen Suizidversuch hinter sich, er darf also bis zu einem gewissen Grade und bis zu einem bestimmten Zeitpunkt zunächst als Opfer des NS-Regimes gelten.

Im Folgenden soll nun dargestellt werden, wie es dazu kam, dass jemand mit einer umfassenden psychiatrischen, eventuell auch psychopathologischen Vorgeschichte als Arzt in einem Konzentrationslager stationiert wurde. Dafür steht umfassendes Quellenmaterial zur Verfügung: Ausgehend von Schmitz' eigenen Angaben im Nachfolgeverfahren im DFP wurden stichpunktartig einzelne Lebensstationen überprüft, etwa die Einschreibungszeiten an Universitäten, oder etwaige Meldungen seiner ärztlichen Anstellungen. Dabei stellte sich heraus, dass Schmitz diese Zeiträume und Daten offenbar 1946 und 1947 noch alle korrekt im Gedächtnis hatte. Deshalb wurde auf die komplette Überprüfung aller Wohnorte und Beschäftigungsverhältnisse vorerst verzichtet.

Der zweite große Aktenbestand betrifft das Verfahren, das 1939 bis 1943 bei Verdacht auf sogenanntes „manisch-depressives Irresein" (im heutigen Sprachgebrauch Bipolare Störung, siehe Glossar) vor dem Erbgesundheitsobergericht (EOG) Jena gegen Schmitz geführt worden war, und das 1943 mit der Unfruchtbarmachung gegen seinen Willen endete. Dieser Akt enthält die sogenannte Anklageschrift gegen Schmitz und ein psychiatrisches Gutachten von Professor Berthold Kihn.[581]

---

581 Berthold Kihn wurde am 10.3.1895 in Schöllkrippen (Spessart) geboren. Ab 1933 gehörte er der SA an, ab 1934 war er Professor in Erlangen. 1937 wurde er an die Landesheilanstalt Stadtroda versetzt. Ab 1938 trat er die Nachfolge Bergers als Direktor der Universitätsnervenklinik Jena an. Zeitgleich wurde er Richter am Erbgesundheitsobergericht Jena, ab 1939 war er Ordinarius. Ab 1940 war er T4-Gutachter und arbeitete am Euthanasie-Gesetz mit. Ab 1944 war er Dekan. Im September 1945 wurde er seiner Stellung enthoben. Ab 1952 war er Honorarprofessor in Erlangen. Ermittlungen der Staatsanwaltschaft Nürnberg-Fürth wurden 1963 eingestellt. Kihn starb 1964 in Erlangen. Siehe Klee 2007.

1940 hatte Schmitz einen Selbstmordversuch begangen und sich danach in Göttingen in die Behandlung von Professor Gottfried Ewald[582] begeben; auch diese Krankenakte ist größtenteils überliefert und für die biografische Arbeit wichtig, da sie eine komplette medizinisch-psychiatrische Anamnese, den einzigen überlieferten Brief Schmitz' und das abschließende psychiatrische Gutachten von Professor Ewald enthält.

Der vierte Aktenbestand ist das Strafverfahren wegen mehrfachen Geldbetrugs und falscher eidesstattlicher Angaben, das 1940 bis 1942 vor dem Landgericht Osnabrück gegen Schmitz verhandelt wurde und das mit dem Entzug seiner ärztlichen Berufserlaubnis endete.

Aus den bisher genannten Akten ließen sich zwar die Lebensstationen Schmitz' rekonstruieren, aber nicht seine qualitative oder quantitative Beteiligung an medizinischen Massen- und Kriegsverbrechen. Um Schmitz' Tätigkeit als Lagerarzt ausleuchten zu können, wurde neben den Aussagen (von ihm selbst oder von Zeugen) vor dem amerikanischen Militärtribunal, auch auf Erinnerungsberichte zurückgegriffen. Hierbei wurden vor allem die Darstellungen des ehemaligen „Kapo" des Häftlingskrankenbaus, Carl Schrade berücksichtigt.

Die hierdurch gewonnenen Informationen konnten zum Teil durch Akten oder Dokumente in der Dokumentensammlung des Bundesarchivs (NS 4/ Fl) bestätigt werden. Zuletzt fügten sich relativ neu zugänglich gemachte Dokumente des International Tracing Service (ITS) in die Beschreibung und Bewertung ein.

Nicht unerwähnt bleiben soll eine Facharbeit zum Wirken Heinrich Schmitz' im Lager Flossenbürg, die mir einen ersten Einstieg in die Vita und die potentiellen Quellen- und Sekundärliteraturbestände verschaffte.[583]

Schmitz' Kindheit und Jugend

Heinrich Schmitz wurde am 3. Juli 1896 als drittes von vier Kindern in Braunschweig geboren, wo er auch die Volksschule und das Gymnasium besuchte. Der Vater war Malermeister. Ein jüngerer Bruder starb bereits im Kleinkindesalter

582 Gottfried Ewald, geboren am 24.4.1907 in Düsseldorf war ab 1933 Ordinarius für Neurologie und Psychiatrie an der Universität Greifswald, ab 1934 an der Universität Göttingen, außerdem dort Leiter der Universitätsnervenklinik und der Landesheilanstalt Göttingen-Rosdorf. Er lehnte zwar die T4-Aktion ab, befürwortete allerdings Zwangssterilisierungen. Er wurde 1958 emeritiert und starb 1963 in Göttingen. Siehe Klee 2007.

583 Böhm, Johannes: *Medizin im System der nationalsozialistischen Konzentrationslager und das Wirken des Flossenbürger Lagerarztes Heinrich Schmitz.* Facharbeit [unveröffentlicht] im Leistungskurs Geschichte am Augustinus-Gymnasium Weiden 2010.

an Scharlach. Mit 14 Jahren hat Schmitz eine Klasse wiederholt.[584] Er war kein fleißiger Schüler und „schwänzte" den Klavierunterricht. Seine Mutter schlug ihn. Noch als Schüler meldete er sich am 5. November 1914 zur Armee und kam im Jahr darauf an die Front in Frankreich. 1915 fiel sein älterer Bruder. 1916 kam Schmitz an die Front in Russland, wo er am 26. Juni 1916 – im Alter von 20 Jahren – schwer verwundet wurde.[585] Er blieb drei Jahre lang, bis zum 18. Juni 1919, hospitalisiert und wurde mehrmals operiert.[586] Er trug Narben am linken Handgelenk und am Gesäß davon.[587]

Medizinerausbildung und Niederlassung, 1919 bis 1938

Im Frühling 1919 begann er mit dem Medizin- und Philosophiestudium in Jena, Freiburg (Breisgau), Göttingen[588] und Berlin. Warum er Arzt werden wollte, ist bislang nicht geklärt. In Freiburg hörte er unter anderem Psychiatrie bei Professor Hoche, Chirurgie bei Professor Lexer und Pathologie bei Professor Aschoff, alle Genannten waren Referenzen in ihrem Fach.[589] Das Staatsexamen legte er 1924 in Jena ab und blieb dort bis 1925 als Assistent auf der Tuberkulosestation der Inneren Klinik. 1926 bis 1927 war er Assistent der Medizinischen Akademie in Düsseldorf. Im Sommer 1926 wurde ein unehelicher Sohn geboren. 1928 war Schmitz Assistent am Pathologischen Institut in Breslau.[590] Im Juli 1928 heiratete

584 Anamnese, Krankenakte Göttingen. NLA H, Hann. 155 Göttingen, Acc. 2004/008 Nr. 01243, ohne Paginierung.

585 Offenbar war er durch Maschinengewehrfeuer angeschossen worden. Ebenda.

586 Anklageschrift des Oberstaatsanwaltes vom 27.1.1940. Niedersächsisches Landesarchiv Oldenburg, Best. 136 Nr. 16105, Akte ohne Paginierung. S. 3 der Anklageschrift.

587 Nur der amerikanische Militärpsychiater, der Schmitz 1947 untersuchte, erwähnte die Narben dieser Verletzungen: Psychiatric Examination of Dr. Heinrich Schmitz. I.F. Bennet, Capt. M.C., Chief of N.P.Section. S. 1: „There are still scars on his left wrist and both buttocks." NARA, US vs. Heerde et al., 000-50-46-3.

588 In Göttingen war Heinrich Schmitz nur im Sommersemester 1922 an der medizinischen Fakultät eingeschrieben. Abschrift der Immatrikulationskarte von Heinrich Schmitz, UA G.

589 Studien- und Sittenzeugnis über das Sommersemester 1921 und das Wintersemester 1921/22 vom 5.5.1922. UA Fr, B44/107/541.

590 Die Daten der militärischen Laufbahn sind den Angaben von Heinrich Schmitz während seiner Anhörung im DFP und dem im Rahmen des Prozesses entstandenen Gutachten des amerikanischen Militärpsychiaters Bennet vom 3.12.1947 entnommen: Aussage von Heinrich Schmitz vom 12.12.1947 und: Psychiatric Examination of Dr. Heinrich Schmitz. I.F. Bennet, Capt. M.C., Chief of N.P.Section. NARA, US vs. Heerde et al., 000-50-46-3.

er seine erste Ehefrau Alice K.[591] Ab März 1929 bis 30. Juni 1930 war er Chefarzt am Kreiskrankenhaus in Hanau am Main.[592] Danach blieb er bis 1932 Chefarzt in einem Bezirkskrankenhaus in der Nähe von Leipzig.[593] Ab dem 1. Dezember 1932 war er entweder in einer eigenen Praxis in Gera niedergelassen oder am Krankenhaus Gera als Facharzt für Chirurgie, Gynäkologie und Geburtshilfe angestellt.[594] 1937 eröffnete er eine eigene Klinik in Gera.[595]

Das Verfahren vor dem Erbgesundheitsgericht

1938 wurde Schmitz vom Amtsarzt der Stadt Gera, Dr. Hille, mitgeteilt, dass ihn jemand des „manisch-depressiven Irreseins" verdächtigt habe.[596] 1947, während der Begutachtung durch den Psychiater I. F. Bennet, gab Schmitz an, zwischen 1932 und 1937 Mitglied der NSDAP gewesen zu sein, sich aber seit 1935 vom Parteiprogramm innerlich distanziert und schließlich auch keine Mitgliedsbeiträge mehr bezahlt zu haben. Der örtliche Parteivorsitzende hätte ihn davor gewarnt, aus der Partei auszutreten. Die Behauptung, er sei „manisch-depressiv",[597] deren Urheber er nie kennen gelernt habe, führte Schmitz auf seine Weigerung, in der NSDAP zu bleiben, zurück.[598] Diese Darstellung scheint jedoch wenig stichhal-

---

591 Die Ehe sei von Anfang an „denkbar schlecht" gewesen. Anamnese, Krankenakte Göttingen. NLA H, Hann. 155 Göttingen, Acc. 2004/008 Nr. 01243, ohne Paginierung.

592 Schmitz' Anwesenheit in Hanau ließ sich bislang nur anhand eines Adressbuches nachweisen. Die angeführte Adresse entsprach der des Krankenhauses. Abschrift Adressbuch von 1930, StA Hu.

593 Hier widersprechen sich die deutsch- und englischsprachigen Angaben. Im Beschluss des EOG Jena von 1941 ist die Rede von Zwickau, im Gutachten des Militärpsychiaters Bennet von 1947 von Zwenkau. Ewald nannte ebenfalls Zwenkau.

594 Diese Angaben zu seiner Ausbildung zum Mediziner und Facharzt sind der Aussage Heinrich Schmitz' im Flossenbürg-Folgeprozess vom 12.12.47 entnommen:, NARA, US vs. Ewald Heerde et al., 000-50-46-3, S. 898. Im Beschluss des Erbgesundheitsgerichtes Gera von 1941 heißt es, er habe sich 1932 als Facharzt in Gera niedergelassen.

595 Köthe, Andreas: *Die Geschichte der Geraer kommunalen und privaten Krankenanstalten von ihren Anfängen bis zum Jahre 1983.* Medizinische Dissertation [unveröffentlicht], eingereicht an der Medizinischen Akademie Erfurt 1986, S. 183.

596 Schmitz ist bei Dr. Hille denunziert worden, so Schmitz' Darstellung. 000-50-46-3, US vs. Ewald Heerde, et al, S. 898. Aus der Göttinger Krankenakte geht hervor, dass seine geschiedene Ehefrau ihn angezeigt hat.

597 Es sind keine persönlichen Stellungnahmen Schmitz' zu dieser ernsten Diagnose überliefert.

598 So schilderte Schmitz es während der psychiatrischen Begutachtung durch I. F. Bennet, S. 4.

tig, da die „innerliche Distanzierung" ein häufig gebrauchtes Element in den Verteidigungsstrategien der Nachkriegsprozesse ist und da die Anamnese in Göttingen eindeutig die geschiedene Ehefrau als Denunziantin nennt[599]. Eine NSDAP-Mitgliedskarte konnte nicht eruiert werden.

Im Januar und Februar 1938 wurde Schmitz in Bad Harzburg untersucht; der Chef der dortigen Ärztekammer diagnostizierte eine ‚chronisch manisch-depressive Erkrankung'.[600] Im Mai 1938 wurde die erste Ehe geschieden. Im August 1938 verließ Heinrich Schmitz seine Praxis in Gera überstürzt, überließ die Geschäfte seiner geschiedenen Ehefrau und eröffnete eine Praxis in Oldenburg. Die zweite psychiatrische Untersuchung fand 1939 statt und es wurde eine Hypomanie diagnostiziert.[601]

Am 6. Februar 1939 wurde Schmitz vom Amtsarzt der Stadt Gera, Dr. Hille, am Erbgesundheitsgericht (EG) Gera aufgrund der Diagnose „Manisch-depressives Irresein" schließlich als erbkrank angezeigt. Bereits am 15. März 1939 beschloss das EG Gera die zwangsweise Unfruchtbarmachung.[602] Die Begründung lautete „erbkrank im Sinne des Gesetzes".[603]

Gegen diesen Beschluss legte Schmitz am 9. April 1939 Beschwerde ein, mit der Begründung, dass die Anklage auf einseitigen Angaben der geschiedenen Ehefrau beruhte.[604] Daraufhin wurde der Fall am EOG Jena, repräsentiert durch den Vorsitzenden Dr. Koehler, den Beisitzer Prof. Dr. med. Kihn[605] und Beisitzer

---

599 Der Eintrag im Anamnese-Bogen lautet: „1939, 3. Januar: polizeilich auf Veranlassung der geschiedenen Ehefrau nach Heilanstalt Stadtroda wegen cykl. Irreseins Erbgesundheitsprozess!" Anamnese, Krankenakte Göttingen. NLA H, Hann. 155 Göttingen, Acc. 2004/008 Nr. 01243, ohne Paginierung. Krankenakten für die Heilanstalt Stadtroda bzw. für Schmitz' Aufenthalt dort sind nicht überliefert, Auskunft StArch Rudolstadt, bei der Verfasserin.

600 So Schmitz in seinen Angaben 1947. Dieser Bericht und ein etwaiges Gutachten liegen nicht vor.

601 Im englischsprachig geführten Prozess wird „Stadlgoda" erwähnt, diese Stadt gibt es nicht – wahrscheinlich ist das thüringische Stadtroda gemeint. Auch zu dieser Untersuchung liegen keine medizinischen Berichte vor.

602 Aussage Heinrich Schmitz, Flossenbürg-Folgeprozess, S. 898 und: Auszug aus den Akten des Erbgesundheitsgerichts Gera. ThHStArch W., Thüringisches Landesamt für Rassewesen Nr 9080, Bl.1r.

603 Das „Gesetz zur Verhütung erbkranken Nachwuchses" war am 1.1.1934 in Kraft getreten und sah die Zwangssterilisation bei einer Vielzahl von vermeintlich vererbbaren Erkrankungen vor, so auch bei „manisch-depressivem Irresein".

604 Auszug aus den Akten des Erbgesundheitsgerichts Gera. ThHStArch W., Thüringisches Landesamt für Rassewesen Nr 9080, Bl.1r.

605 Zu Berthold Kihn s. Fußnote 581.

Dr. Stengel von Rutkowski[606], verhandelt. Diese beschlossen am 6. Juni 1939, den Angeklagten[607] begutachten zu lassen und es folgten mehrere Aufenthalte in psychiatrischen Kliniken.

Die demnach dritte psychiatrische Untersuchung fand durch Professor Hans Berger statt, welcher ihn als ‚Psychopathen' diagnostizierte.[608] Im Juni 1940 wurde Heinrich Schmitz von Kihn untersucht, der über ihn ein Gutachten auf 22 Seiten verfasste, das sich weder formal noch inhaltlich an die Vorgaben für Gutachten dieser Art hält.[609] So referierte Kihn weder die grundsätzlich wichtige Anamnese Schmitz', noch den Grund für sein Gutachten und ging nur am Rande auf die bereits bestehenden Diagnosen ein; eine davon stammte immerhin von seinem Amtsvorgänger und Kollegen Berger. Mit keinem Wort erwähnte er das Verfahren vor dem EOG, dessen Beisitzer Kihn selber war. Vielmehr erging er sich in empathiearmen Formulierungen wie folgender:

> „Dass er [Anm: Schmitz] einmal einige Jahr lang gut getan und Geld verdient hat, das will ja nun tatsächlich herzlich wenig sagen, und nimmt man seinen Lebensgang im ganzen, als einen linienmässigen Verlauf, dann ist er doch wahrlich beschämend genug und, streng genommen, eine Kette von Versagern [sic!]."[610]

---

606 Lothar Stengel von Rutkowsky, geboren am 3.9.1908 in Hofzumberge (Lettland). Er trat 1930 in die SS und in die NSDAP ein, wurde Chef der rassenhygienischen Abteilung des SS-Rasse- und Siedlungshauptamtes in München. Ab 1934 war er Chef der Abteilung Lehre und Forschung des Landesamtes für Rassewesen in Weimar, das fast 10.000 Fälle zur Sterilisierung erfasste. Ab 1938 war er Richter am EOG Jena. Nach 1945 war er Amtsarzt in Korbach und starb 1992 in Wittmund. Zum Gau Thüringen siehe: Weindling, Paul J.: „Mustergau" Thüringen. Rassenhygiene zwischen Ideologie und Machtpolitik, in: Hossfeld, Uwe et al. (Hrsg.): *„Kämpferische Wissenschaft". Studien zur Universität Jena im Nationalsozialismus*, Wien 2003, S. 1013–1026.

607 Menschen, bei denen eine schwere psychiatrische Erkrankung im Raum stand, wurden demnach nicht als „Patienten" angesehen, sondern als „Angeklagte", also als potentiell schuldig.

608 Hans Berger, geboren am 21.5.1873 in Neuses, war ab 1919 Professor und Direktor der Universitätsnervenklinik Jena und Vorgänger von Kihn. Berger entwickelte 1924 das EEG, die Messung der elektrischen Gehirnaktivität beim Menschen. 1938 wurde er emeritiert, 1938 und 1939 war er Richter am EOG Jena. Im Juni 1941 beging er Suizid. Sein Gutachten zu Schmitz ist nicht Teil der Akte vom EOG Jena und bisher nicht auffindbar. Siehe Klee 2007.

609 Gutachten von Prof. Kihn über Dr. Heinrich Schmitz vom Oktober 1940. ThHStArch W., Thüringisches Landesamt für Rassewesen Nr. 9080, Bl. 6r–19r.

610 Ebenda, Bl. 18r. Hier S. 11 des Gutachtens.

Auch die geschiedene Ehefrau wurde von Kihn ausführlich in das Gutachten mit einbezogen, allerdings, wie er selbst hinzufügt, ohne sie kennen gelernt zu haben. Dadurch verhielt sich Kihn in hohem Maße unprofessionell:

> „Ich habe Frau Schmitz I [sic!] nie kennen gelernt. Ich kann mir aber nach dem, was ich von ihr las und hörte, doch ein recht anschauliches Bild von ihr machen und ich glaube, man tritt ihr nicht zu nahe, wenn man feststellt, es wäre für Dr. Schmitz wesentlich besser gewesen, wenn er diese Ehe nicht geschlossen hätte. Dass der an sich schon so leicht entmutigte und zu Kopflosigkeiten jeder Art neigende Dr. Schmitz unter der verständnislosen, jedes Fingerspitzengefühl vermissenden und kaltschneuzig [sic!]-egoistischen Weise seiner Frau viele bittere Stunden erlebt hat und bei seiner Charakterstruktur von einer Sinnlosigkeit in die andere getrieben wurde, dies wird sich jeder vernünftige Mensch sagen können.“[611]

Kihn fuhr fort – im Widerspruch zu seiner Aussage, Schmitz habe nichts im Leben geleistet – Schmitz' erste Ehefrau als eine Person zu bezeichnen, die sich auf den Leistungen des Ehemannes ausgeruht (insbesondere meinte Kihn hiermit den Aufbau der Privatklinik) und „alles, was nicht niet- und nagelfest war, zusammengepackt und (…) als ihr Eigentum beansprucht“ habe. Dass Schmitz eventuell nicht glaubwürdig war, diskutierte Kihn erstaunlich naiv und eindimensional: „Ich sehe eigentlich nach der Anschaulichkeit seiner Schilderung gar nicht ein, warum man ihm (…) keinen Glauben schenken soll.“[612] Kihn sprach zwar „phasenweise grössere Schwierigkeiten“ an, „während es zu anderen Zeiten mit ihm ging“, auch bezog er dies auf „schon vorher latent“[613] bestehende Konflikte, doch um welche Konflikte es sich hierbei handelte, scheint er nicht exploriert zu haben. So kommen die Kindheit und Jugend, das Verhältnis zu seinen Eltern und zu seiner Schwester, die häusliche Gewalt, die Kampferfahrung im Ersten Weltkrieg, der Kriegstod von Schmitz' älterem Bruder und die überaus lange Zeit als verwundeter junger Mann bei Kihns Darstellung überhaupt nicht vor, genauso wenig wie Erfahrungen als vielseitig interessierter Student, der später versucht hat, in der finanziell schwierigen Epoche der Weimarer Republik beruflich Fuß zu fassen. Die zirkuläre Symptomatik, die Kollegen in ihren Gutachten angesprochen hatten, schrieb Kihn einer psychopathischen Persönlichkeitsstruktur und einer „abartigen“ körperlichen Entwicklung zu (offenbar bezog er sich auf ein somatisches Vorgutachten, allerdings ohne den Gutachter oder die erwähnte pathologische Entwicklung genauer zu zitieren), er maß ihr aber keinerlei Bedeu-

611 Ebenda, Bl. 18r. Hier S. 13 des Gutachtens.

612 Ebenda.

613 Ebenda. Hier S. 15 des Gutachtens.

tung per se bei. Immerhin erwähnte er, dass Schmitz thyreotoxische Symptome[614] gezeigt habe: „Glasaugen, hochroter Kopf, leichte Struma usw.“. Dieser Hinweis auf eine Erkrankung der Schilddrüse blieb allerdings ohne Diskussion des theoretischen Einflusses auf die psychische Verfassung. Die „manische Depression“ oder das „manisch-depressive Irresein" schloss Kihn völlig aus. Er beendete sein Gutachten mit dem gewichtigen Urteil, dass eine Unfruchtbarmachung „durchaus erwünscht“, rechtlich aber nicht begründbar sei.[615] Seine Darstellung der Person Heinrich Schmitz, der einstigen Ehefrau, aber auch des früheren Eheverhältnisses und des Verhältnisses der geschiedenen Eheleute zueinander, Schmitz' Einstellung zu seinem Beruf und letztendlich das gesamte Gutachten zu Schmitz' vermeintlicher Psychopathologie kommt kaum über Kihns subjektives Empfinden hinaus.

Nach einem Suizidversuch im Oktober 1940 mit Sublimat (Quecksilberbichlorid),[616] begab sich Schmitz auf eigene Initiative und Kosten in die Universitätsnervenklinik Göttingen, wo er stationär aufgenommen wurde und eine längere Abklärung im November und Dezember 1940 durch Professor Gottfried Ewald[617] erfolgte. Zu dieser Zeit wurde gegen Schmitz unabhängig vom EOG-Verfahren wegen mehrfachen Geldbetrugs und falscher eidesstattlicher Angaben von der Staatsanwaltschaft Osnabrück ermittelt. Diese Zuständigkeit hatte sich durch Schmitz' Praxiseröffnung in Oldenburg ergeben. Der Urteilsspruch in Osnabrück lautete auf eine einjährige Gefängnisstrafe. Danach erwogen verschiedene Stellen den Entzug der ärztlichen Bestallung (die Berufserlaubnis oder Approbation) von Heinrich Schmitz. Im Rahmen dieser bürokratisch-juristischen Vorgänge formulierte Ewald mehrere psychiatrische Stellungnahmen und im Juli 1941 ein ausführliches, bemerkenswertes psychiatrisches Gutachten für das EOG Jena.[618] Hierin nahm er zu der Frage Stellung, ob Schmitz erbkrank im Sinne des Gesetzes sei. Bereits formal fällt auf, dass sich Ewald jeglicher NS-Symbolik und der

---

614 Symptome, die im Zusammenhang mit einer Überfunktion der Schilddrüse stehen. Vgl. Glossar.

615 Gutachten von Prof. Kihn über Dr. Heinrich Schmitz vom Oktober 1940. ThHStArch W., Thüringisches Landesamt für Rassewesen Nr. 9080, Bl. 18r. Hier S. 21–22 des Gutachtens.

616 Quecksilbervergiftungen führen zu Erbrechen, blutigen Durchfällen und Nierenversagen. Sie waren häufig und Gegenstand der zeitgenössischen Forschung: vgl. Literaturübersicht von Harald Taeger in: Fühner-Wielands Sammlung von Vergiftungsfällen, 1939, Band 10, Ausgabe 1, S. C39-C54. Zugang über: http://link.springer.com/article/10.1007/BF02452480 (Zugriff am 21.4.2015).

617 Zu Ewald s. Fußnote 582.

618 Ärztliches Gutachten über Dr. med. Heinrich Schmitz vom 30.7.1941. NLA H., Hann. 155 Göttingen, Acc 2004/008, Nr. 01243. Akte nicht durchgehend paginiert.

Grußformel „Heil Hitler!" nicht bediente. Sein Gutachten umfasst zwölf Seiten. Er zitierte die Meinung anderer Gutachter, unter anderem Kihn, die sich alle darin einig seien, dass Schmitz „ein sehr gut begabter Mensch mit vielseitiger Ausbildung [Anm. in der Medizin, Philosophie und Musik] war". Die vielversprechende Entwicklung hätte sich aber nicht fortgeführt, sondern er sei als junger Erwachsener durch seine Schwächen für Alkohol und Frauen auffällig geworden. Ewald arbeitete einerseits Phasen heraus, „in denen er [Schmitz] offenbar ein relativ geordnetes Leben führte" und in denen er in der Lage war, eine „selbständige Privatklinik" aufzubauen und kontrastierte diese andererseits mit Phasen, die auf eine „abschüssige Bahn" hindeuteten:

> „Diese Persönlichkeitswandlung kam so überraschend und war so ausgeprägt, daß die Kollegen seiner Heimatstadt Gera schon von sich aus den Verdacht schöpften, es möchte ein manisch-depressives Irresein bei ihm im Spiele sein, zumal er auch mehrfach Selbstmordgedanken äußerte."[619]

In diesen Phasen, die 1933 und 1937 aufgetreten seien, sei Schmitz durch eine ungewöhnliche Enthemmtheit mit Alkoholexzessen, Liebesverhältnissen und unsinnigen Geldausgaben aufgefallen, „sodaß man den Eindruck gewann, daß Schm. ‚in völlig sinnloser Weise die völlige Vernichtung seiner Existenz anstrebte'".[620]

Ewald beschrieb nicht ohne Erstaunen die „geradezu seltene Gewandtheit", mit der Schmitz sich auch aus schwierigen Situationen scheinbar herauszureden vermochte, auch, „um auf jeden Fall zu beweisen, daß er nur mit besten Leuten zu tun habe". Ewald gab darüber hinaus wichtige Hinweise auf den Ursprung der Denunziation:

> „Etwas befremdend wirkte schon, daß er bei seinem Eintritt angab, seine geschiedene Frau habe ihn wegen manisch-depressiven Irreseins angezeigt, worauf seine ‚Verhaftung' durch einen Kriminalbeamten auf offener Straße erfolgt sei."[621]

Obwohl Ewald in Schmitz vordergründig keinen manischen Patienten sehen wollte, konnte er nicht umhin, reihenweise diagnostische Schlüsselwörter aufzuzählen: Unruhe, abspringendes Wesen, Extravaganzen, hochstaplerische Entgleisungen, Ehebruch, Alkoholexzesse, hohe Geldausgaben, überstürzte Entscheidungen, Suizidversuch, Periodizität, Ideenflucht, endogene manische Unruhe, Weitschweifigkeit. Er diskutierte dies durchaus:

---

619 Ebenda, S. 3 des Gutachtens.

620 Ärztliches Gutachten über Dr. med. Heinrich Schmitz vom 30.7.1941. NLA H., Hann. 155 Göttingen, Acc 2004/008, Nr. 01243. Hier S. 4 des Gutachtens.

621 Ebenda. Hier S. 5 f. des Gutachtens.

„Aber die Periodizität in seinem Lebensgange legt doch sehr nahe, daß eine circuläre [sic!] Komponente in ihm schlummert. Natürlich wird es nicht immer möglich sein, bei kurzen Untersuchungen (...) die lebendigen, deutlicher manischen Phasen gerade anzutreffen, zumal Sch. sehr wohl weiß, wie er sich in gegebenen Augenblicken zu verhalten hat."[622]

Ewald fügte sogar noch hinzu, dass Schmitz' Einspruch gegen den Beschluss der zwangsweisen Unfruchtbarmachung ein „Elaborat" sei, wie er es in „Art und Aufbau (...) nur von manischen Kranken oder maniformen Schizophrenen (...) kannte". Es sei mit der „Schwülstigkeit eines sich übernehmenden und übersteigernden Maniakus geschrieben". Nicht ohne überraschte Bewunderung fuhr Ewald fort, „ daß das ganze Elaborat anschließend in ein flüssiges Latein übersetzt wiedergegeben" wurde.[623]

Doch obwohl Ewald damit die klassischen Kriterien der manischen Depression nannte, diagnostizierte er in Schmitz einen „pseudologistischen Psychopathen", der sich sein Leben selbst zerstöre. Eugenische Beratung und Verweigerung einer Heiratserlaubnis hätten bei Schmitz keinen Effekt (womit er Kihn zustimmte). Man solle den Begriff des „manisch-depressiven Irreseins" etwas weiter fassen, um „Erzeugung kranken Erbguts", damit war die Zeugung weiterer unehelicher Kinder gemeint, mittels einer Zwangssterilisation zu vermeiden.[624] Insgesamt scheint Ewalds Einstellung zu seinem Kollegen und Patienten Schmitz von weit mehr Empathie getragen gewesen zu sein als Kihns.

Im Februar 1941 erfolgte laut Schmitz' Angaben die sechste Untersuchung durch einen namentlich nicht genannten Psychiater in Göttingen. Die Diagnose lautete ‚chronisch manische Erkrankung'.[625]

Im Mai und Juni 1941 wurde er, so Schmitz, schließlich von Professor Heinrich Boening in Gießen[626] untersucht, dessen Diagnose ‚Gehirnsklerose' lautete.[627]

622 Ebenda. Hier S. 9 des Gutachtens.

623 Ebenda. Hier S. 10. Dieses Schreiben ist nicht überliefert.

624 Ärztliches Gutachten über Dr. med. Heinrich Schmitz vom 30.7.1941. NLA H., Hann. 155 Göttingen, Acc 2004/008, Nr. 01243. Hier S. 10–11 des Gutachtens.

625 Aussage Heinrich Schmitz, NARA, US vs. Heerde et al., 000-50-46-3, S. 899.

626 Heinrich Boening, geboren am 17.4.1895 in Hagen. Er war Leiter der Anstalt Stadtroda ab 1931 und ab 1936 außerordentlicher Professor der Universität Jena. Von 1937 bis 1960 war er Ordinarius an der Universität Gießen. Er starb 1960 in Gießen. Siehe Klee 2007.

627 Aussage von Heinrich Schmitz vom 12.12.1947. NARA, US vs. Heerde et al., 000-50-46-3, S. 899. Während der Simultanübersetzung trat ein Verständnisfehler auf und es wurde von einem Professor Goening gesprochen.

Schmitz gab an, Boening hätte ebenfalls ein Gutachten erstellt, was laut Beschluss des Erbgesundheitsgerichts Gera jedoch fraglich ist.[628]

In den Jahren 1938 bis 1943 erhielt Schmitz immer wieder Assistenzarzt-Stellen durch die lokalen Ärztekammern beziehungsweise durch die Reichsärztekammer[629], obwohl er seine Bestallung zum 31. März 1942[630] endgültig verlor. Grundlage dafür war offenbar der große Ärztemangel und ein daraus resultierender Engpass in der zivilen Versorgung.

Laut eigenen Angaben wurde er im Krankenhaus in Brieg, als er dort 1943 als Chefarzt eingesetzt war, verhaftet und zur Zwangssterilisierung in die chirurgische Universitätsklinik Breslau gebracht.[631] Der dortige Professor Hans Killian[632], der ein Freund aus Düsseldorfer Zeiten gewesen sei, operierte ihn nicht, sondern schickte ihn, nach Schmitz' Darstellung, mit einem Brief zu Professor Theodor Pakheiser.[633] Ob Schmitz jemals bei Pakheiser war, läßt sich bislang ebenso wenig belegen wie das von Schmitz angegebene Datum seiner Verhaftung (am 2. Mai

628 Beschluss des Erbgesundheitsgerichts Gera vom 11.11.1941. Abschrift aus NARA, USA vs. Heerde et.al., 000-50-46-3, P-Ex-D-4, in: StArch Am, Sta Wen 81/1 (NSG) gegen Wilhelm Faßbender, S. 1334. Eine Archivrecherche in Gießen konnte bislang nicht durchgeführt werden.

629 Aussage von Heinrich Schmitz vom 12.12.1947. NARA, US vs. Heerde et al., 000-50-46-3, S. 899.

630 Entzug der Bestallung, Heinrich Schmitz zum 1.3.1942. LA Oldenburg, Best. 136 Nr. 16105. Keine Paginierung.

631 Aussage von Heinrich Schmitz vom 12.12.1947. NARA, US vs. Heerde et al., 000-50-46-3, S. 899.

632 Hans Killian, geboren am 5.8.1892 in Freiburg (Breisgau). Er wurde 1933 in den NS-Dozentenbund aufgenommen, war ab 1935 außerordentlicher Professor in Freiburg und wurde 1943 auf einen Lehrstuhl in Breslau berufen. 1942 nahm er an einer Sitzung in der Militärärztlichen Akademie teil, während der die Testung von Phenol zur „Euthanasie" in einem KZ beschlossen wurde. Ab 1944 war er im wissenschaftlichen Beirat des Bevollmächtigten für das Gesundheitswesen Karl Brandt. 1947 war er Chefarzt am Krankenhaus Baden-Baden und 1949 als freier Chirurg tätig. 1957 wurde er emeritiert. Er starb 1982 in Freiburg. Siehe Klee 2007 und Klee 2012, S. 151 f.

633 Theodor Pakheiser, geboren am 6.1.1898 in Mannheim, trat 1930 der NSDAP bei und war ab 1933 Staatskommissar für Gesundheitswesen im Badischen Innenministerium. Außerdem war er Mitglied im NS-Ärztebund und Referent der Reichsärztekammer. Ebenfalls ab 1933 war er Professor für Rassenhygiene an der Universität Freiburg sowie Reichshauptstellenleiter im Hauptamt für Volkgesundheit in München. Zu unklarem Zeitpunkt hielt er an der Universität Heidelberg ein Seminar über Rassen- und Erbbiologie. Zwischen 1937 und 1945 war er wissenschaftlicher Leiter des Deutschen Hygiene-Museums in Dresden. Bis 1948 war er in Kriegsgefangen-

1943) und die Einlieferung unter Polizeischutz in die psychiatrische Klinik in Freiburg (Breisgau) am 11. Juni 1943. Allerdings wurde in Freiburg – nun endgültig – die Diagnose ‚manisch-depressives Irresein' gestellt und die Sterilisierungs-Operation am 15. Juni 1943 durch Professor Hosenmann[634] in der chirurgischen Abteilung durchgeführt.[635] Am 25. Juni 1943 wurde Heinrich Schmitz aus der Psychiatrie entlassen. Fast drei Monate später wurde er am 7. September 1943 mit dem Vermerk, er sei „völlig untauglich zum Dienst in der Wehrmacht", ausgemustert.[636] Damit hatte Schmitz prinzipiell keinerlei Möglichkeit mehr, in seinem Beruf tätig zu sein; auch eine militärische Karriere war ihm verschlossen.

Wahrscheinlich aufgrund von finanziellen Schwierigkeiten, vielleicht aber auch aus dem Wunsch heraus, weiterhin als Arzt arbeiten zu können, sprach Schmitz daraufhin mehrmals bei Dr. Herbert Linden[637], dem Reichsbeauftragten für die Heil- und Pflegeanstalten im Reichsministerium des Innern (RMdI) und bei Dr. Enno Lolling[638], dem Chefarzt aller Konzentrationslager, in Oranienburg bei Berlin vor. Linden kannte Schmitz zu dieser Zeit schon, wenigstens dem Namen nach, denn er hatte ebenfalls mit der Anordnung der Zwangssterilisation direkt zu tun gehabt.[639] Schmitz selbst gab vor dem amerikanischen Militärgericht an, dass auch der damalige Vorsitzende der Deutschen Tuberkulose-Gesellschaft (im Original „German Society for Tuberculosis") versprochen hatte, ihm zu helfen.[640]

---

schaft, danach hatte er seinen Wohnsitz in München. Siehe Kater, Michael H.: *Ärzte als Hitlers Helfer*, Hamburg, Wien 2000, S. 204 und Klee 2007.

634 Zu Professor Hosenmann konnten bisher keine biografischen Informationen eruiert werden.

635 Professor Hosenmann bescheinigte dem Militärtribunal am 1.12.1947 eigenhändig, dass er Schmitz operiert hatte. Siehe fachärztliche Bescheinigung, Flossenbürg Case Nr. 000-50-46-3, exhibits.

636 Ausmusterungsschein des Wehrbezirkskommandos Braunschweig vom 7.9.1943. NARA, US vs. Heerde et al., 000-50-46-3, D-Ex-31.

637 Herbert Linden, geboren am 14.9.1899 in Berlin. Trat 1925 der NSDAP bei, war ab 1933 Regierungsrat im Reichsgesundheitsamt, später Ministerialdirigent im Reichsministerium des Innern. Ab 1936 war er im Reichsausschuss zum Schutze des deutschen Blutes. Ab 1939 Mitorganisator der "Aktion T4". Ab 1941 war er Reichsbeauftragter für die Heil- und Pflegeanstalten, außerdem war er an der „Aktion Reinhard" beteiligt. Im April 1945 beging er Selbstmord. Siehe Klee 2007.

638 Zu Enno Lolling siehe Fußnote 222.

639 Schreiben von Linden an Schmitz, in dem er Schmitz mitteilt, dass er den Beschluss des EOG Jena nicht beanstandet, vom 12.6.1942. Niedersächsisches Landesarchiv Oldenburg, Best. 136 Nr. 16105, Akte ohne Paginierung.

640 Leider nannte er keinen Namen. Eventuell handelte es sich um Dr. med. Leonardo Conti, der als Reichsgesundheitsführer auch den Vorsitz des Reichs-Tuberkulose-

In sich anschließenden Briefwechseln, an denen der Reichsarzt der SS Dr. med. Ernst Grawitz,[641] Lolling, Heinrich Himmler, Dr. jur. Rudolf Brandt, Reichsgesundheitsführer Dr. med. Leonardo Conti und der Chef des Wirtschaftsverwaltungshauptamtes (WVHA) Oswald Pohl beteiligt waren, wurde entschieden, dass Heinrich Schmitz als ziviler Arzt „unter strenger Führung" in einem Konzentrationslager arbeiten solle.[642] Zunächst war dafür das KZ Groß-Rosen vorgesehen gewesen. Warum die Entscheidung letztendlich auf Flossenbürg fiel, ist bislang nicht nachvollziehbar. Dieser Vorgang war von vornherein als „Experiment" gedacht und mit der Drohung verbunden, Heinrich Schmitz zu einem Häftlingsarzt zu machen, würde er den Anforderungen nicht genügen.[643] Zur Kontrolle seiner Tätigkeit wurde vereinbart, dass in vierteljährlichem Abstand Berichte über Schmitz anzufertigen seien. Der Inhalt des einzig erwähnten Berichtes ist einem Schreiben Grawitz' zu entnehmen. So sei Schmitz vom Lagerkommandanten – Koegel – als pflichtbewusster und gewissenhafter Arzt beschrieben worden, der vor allem auf dem Gebiet der Chirurgie umfassende Kenntnisse besitze.[644]

Laut Schmitz' eigenen Angaben wurde er am 15. April 1944 vor folgende Alternative gestellt: Entweder er bleibe auf Lebenszeit als Patient in einer psychiatrischen Klinik oder er könne in einem Konzentrationslager als Arzt arbeiten.[645]

Sofern diese Angabe kein Verteidigungsmanöver darstellte, ist Schmitz also von den eigenen ärztlichen Kollegen, die einem System entstammten, das ihn kurz vorher gegen seinen Willen unfruchtbar gemacht hatte, in eine Umgebung geschickt worden, die für jeden Menschen verheerende Auswirkungen haben musste und hatte. Auf das, was ihn erwartete, konnte er nicht vorbereitet sein, und wenn er wirklich psychisch krank war, wovon seine Kollegen ja ausgingen, wäre es durchaus denkbar, dass sie die Extremsituation eines KZ mit ihrem nie dagewesenen Ausmaß an Hunger, Krankheit, Leid und Tod seine Krankheit ein-

Rates innehatte. Vgl: Blasius, Dirk: Die Tuberkulose im Dritten Reich, in: *Deutsches Zentralkomitee zur Bekämpfung der Tuberkulose (Hrsg.): Der Kampf gegen die Tuberkulose*, Frankfurt/Main 1996, S. 77–85.

641 Siehe Fußnote 353.

642 Schreiben von Lolling an Reichsarzt-SS Dr. Grawitz vom 6.1.1944. BArch, NS 19/519, Bl. 5.

643 Schreiben des Reichsführers-SS an Dr. Grawitz vom 17.12.1943. Ebenda, Bl. 3.

644 Grawitz an Brandt vom 1.9.1944. BArch, NS 19/519, Bl. 10. Weitere Berichte über Heinrich Schmitz liegen zum bisherigen Zeitpunkt nicht vor, ob überhaupt welche angefertigt wurden, ist unklar.

645 So Schmitz in seinen Angaben gegenüber Bennett, S. 4.

kalkuliert hatten und mutwillig zur Verschlechterung seiner Krankheit beitrugen. Dass er Alkoholiker und suizidgefährdet war, verschärfte diese gefährliche Situation zusätzlich.

Schmitz kam laut eigenen Angaben am 2. Mai 1944 als ziviler Vertragsarzt der SS in das Lager Flossenbürg.[646] Er blieb bis zum 22. März 1945, als er einige Tage Urlaub bekam. Am 28. März wurde er im Klinikum Weiden mit Fleckfieber hospitalisiert[647] und dort am 28. April von amerikanischen Einheiten gefangen genommen. Er wurde im Flossenbürger Hauptprozess als einziger Arzt des Lagerkomplexes Flossenbürg angeklagt, Kriegsverbrechen begangen zu haben; sein Fall wurde schließlich in einem separat geführten Folgeprozess verhandelt.[648] Er wurde einer psychiatrischen Begutachtung unterzogen, die eine Zyklothymie, aber keine bipolare Störung diagnostizierte und Schmitz als voll schuldfähig einstufte. Schmitz wurde zum Tod verurteilt und am 26. November 1948 im Kriegsverbrecher-Gefängnis Landsberg hingerichtet.[649]

Die Stationierung im Konzentrationslager Flossenbürg

Im Hauptlager Flossenbürg arbeitete Schmitz unter verschiedenen Vorgesetzten, die bereits in Kapitel 2.1 vorgestellt wurden: Laut seinen Angaben war Alfred Schnabel vom 2. bis 9. Mai 1944 dort als Standortarzt stationiert, ihm sei vom 10. Mai bis zum 10. Juni Waldemar Wolter gefolgt. Ein bisher nicht weiter identifizierter Dr. med. Richter sei zwischen dem 10. und 19. Juni sein Vorgesetzter gewesen, dem wiederum Schnabel für die Zeit zwischen dem 19. Juni und dem 30. September 1944 folgte. Warum Schnabel so lange abwesend war, ist unbekannt. Hermann Fischer habe Schnabel bis zur „Evakuierung“[650] in der Stellung des Standortarztes abgelöst. Vom 13. Oktober bis zum 24. Dezember 1944 sei Hans-Joachim Geiger als zweiter Lagerarzt neben Schmitz in Flossenbürg stationiert gewesen. Otto Adam sei ab dem 27. Dezember 1944 und bis zur Auflösung in Flossenbürg anwesend gewesen. Damit zählte Schmitz mit erstaunlicher Genauigkeit die Stationierungszeiten seiner Vorgesetzten und

646 Aussage von Heinrich Schmitz vom 12.12.1947. NARA, US vs. Heerde et al., 000-50-46-3, S. 902.

647 Eine entsprechende Patientenakte existiert nicht mehr, da die Aufbewahrungsfrist bereits abgelaufen ist. Auskunft StA Weiden.

648 NARA, US vs. Heerde et al., 000-50-46-3.

649 NARA, RG 549, Executee Files Box 12, Heinrich Schmitz.

650 Ein euphemistischer Ausdruck für die Todesmärsche, die zwischen 5.000 und 8.000 Todesopfer forderten. Genauere Schätzungen sind nicht möglich.

Kollegen auf.[651] Nur die Ankunft Adams darf zum jetzigen Zeitpunkt als fraglich eingestuft werden. Alle Genannten waren Angehörige der Waffen-SS.

Offiziell verrichtete Schmitz weitestgehend die Aufgaben eines jeden Lagerarztes: Selektion (hierzu genau siehe Kapitel 4.1), Betreuung der Kranken im Häftlingskrankenbau, in der Schonung und im Arrestbau, Verschreibung von Medikamenten aus der SS-Apotheke und Überprüfung der Situation in verschiedenen Außenlagern. Als ziviler Vertragsarzt war er nicht bei den regelmäßig stattfindenden Hinrichtungen im Arrestbau anwesend,[652] bei den sogenannten „öffentlichen" Exekutionen auf dem Appellplatz hingegen schon.

Ihm oblag zunächst neben der chirurgischen auch die internistische Station, was sich erst im Herbst 1944 durch die Hinzuziehung Hans-Joachim Geigers änderte, als diese zwei Bereiche zumindest formal auf Schmitz (Chirurgie) und Geiger (Innere) aufgeteilt wurden. Ob diese Einteilung auch praktisch so umgesetzt wurde, ist fraglich.

Schmitz hatte die Aufsicht und Weisungsbefugnis über mehrere Häftlingsärzte und das weitere Personal des HKB (siehe Kapitel 3). Er hatte also in einem klar hierarchisch strukturierten System eine stark ambivalente und nicht ungefährliche Stellung: Einerseits war er nicht Teil der Elitegruppe der SS, sondern war als zwangssterilisierter und psychisch kranker Mann aus dieser von vornherein ausgeschlossen, stigmatisiert und ihr, dem militärischem Selbstverständnis folgend, untergeordnet. Andererseits war er von der SS angestellt und konnte sich innerhalb und außerhalb des Lagers frei bewegen, bekam die SS-übliche Verpflegung, hatte eine Wohnung außerhalb des Schutzhaftlagerbereiches und erhielt ein regelmäßiges Gehalt. Er genoss also entscheidende Vorteile. Zugleich hatte er als Lagerarzt sehr viel Macht, nicht nur über Patienten, sondern – mit Ausnahme der anderen SS-Ärzte – über alle, die im Häftlingskrankenbau arbeiten mussten und im weitesten Sinne auch über die Gesamtheit der Gefangenen, da es ihm oblag, ob er Personen als krank einstufte und ins Revier aufnahm oder als „arbeitsfähig" abwies. Sein Einflussbereich ging also weit über die räumlichen Grenzen der Revierbaracken hinaus.

Die allgemeine Situation im Lager Flossenbürg verschärfte sich spätestens im Sommer 1944, da viele Lager im besetzten Polen geräumt und deren Gefangene in Lager innerhalb des Reiches verschleppt wurden, so dass die Überbelegung immer dramatischer wurde. Im Sommer 1944 befanden sich mindestens 8.000

---

651 So Schmitz in seiner Anhörung vom 12.12.1947. NARA, US vs. Heerde et al., 000-50-46-3, S. 903. Die Stationierungen von Richter und Wolter sind bislang nicht belegbar.

652 So sein letzter Vorgesetzter Hermann Fischer.

Menschen, darunter viele Jugendliche, im Hauptlager Flossenbürg. „Durch die Masse der ab der zweiten Jahreshälfte eingelieferten Gefangenen verschlechterten sich allein aufgrund der räumlichen und hygienischen Rahmenbedingungen die Lebensverhältnisse drastisch."[653] Die entscheidenden Posten für die interne Organisation des Lagers waren zum Großteil von deutschen oder österreichischen Häftlingen besetzt, die zu den „Berufsverbrechern" gezählt wurden.

Den „offiziellen" Aufgaben eines Lagerarztes müssen die „inoffiziellen" Taten gegenüber gestellt werden. So beteiligte sich Schmitz nicht nur an Selektionen, er misshandelte Gefangene, wählte falsche Behandlungsmethoden aus oder verweigerte Behandlungen komplett. Ebenso war er in die Tötung durch Giftinjektion, beispielsweise von Phenol, involviert. Ein Spezifikum von Schmitz scheint die Verabreichung von Tuberkulin gewesen zu sein (zur Tötung durch Ärzte mittels Verabreichung verschiedener Gifte siehe Kapitel 4.6). Die Unterbringung der Patienten in zum Teil dreistöckigen Holzbetten (in den Sälen 3, 4, 5 und 6) war katastrophal, den Erkrankungen nicht angepasst und leistete Infektionskrankheiten Vorschub. All dies geschah mit dem Wissen der Standortärzte Schnabel und Fischer.

Da Schmitz Chirurg war, nahmen Operationen in seiner Tätigkeit eine wichtige Stellung ein. Schmitz operierte an zwei Tagen in der Woche. Die zeitgenössische Behandlung von Magengeschwüren gestaltete sich langwierig und wenig erfolgreich. Während die Internisten auf einer konservativen Behandlung bestanden, entwickelte die Chirurgie in den 1920er Jahren neue (invasive) Behandlungsmethoden, die in bestimmten Fällen eine Besserung zu Folge hatten. Dies wurde von Schmitz exkulpierend verwendet: Für ihn habe es keine andere Möglichkeit als die Operation gegeben, um die Patienten zu heilen.[654]

Schmitz gab zu, eine beginnende Fleckfieber-Epidemie im Herbst 1944 nicht erkannt zu haben. Etwas später habe er dann selbst gesehen, dass es „einige" (im Original „some") Fälle von Fleckfieber im Lager gab.[655] Er behauptete, Blutuntersuchungen in die Bakteriologische Untersuchungsanstalt Erlangen geschickt zu haben. Diejenigen, bei denen sich die Verdachtsdiagnose bestätigte, seien in den Block für Infektionskrankheiten, Block 13, gebracht worden. Dies lässt sich bisher nicht bestätigen.[656] Der letzte Winter im Hauptlager Flossenbürg zeichnet

---

653 Benz/Distel 2007, S. 40.

654 NARA, US vs. Heerde et al., 000-50-46-3, S. 908.

655 Ebenda, S. 916.

656 Die Bestände zur Bakteriologischen Untersuchungsanstalt Erlangen in den Staatsarchiven München und Nürnberg beschränken sich nach bisherigem Kenntnisstand auf Verwaltungsvorgänge. Entsprechende Untersuchungsbögen (zum Nachweis von Infektionskrankheiten) konnten bislang nur für SS-Angehörige ermittelt werden.

sich durch eine stetige Zunahme der monatlichen Todesrate aus, was das Vorhandensein einer Epidemie indirekt nahe legt.

Neben Fleckfieber war Tuberkulose (TBC) die verheerendste Infektionskrankheit innerhalb der Lager. Primär schon unheilbar, wurde ihrer Verbreitung durch Überbelegung, mangelhafte sanitäre Einrichtungen, Unterernährung, körperliche Erschöpfung und dadurch, dass die Gefangenen schonungslos dem Klima ausgesetzt waren, nicht nur im Hauptlager Flossenbürg, sondern auch in den zahlreichen Außenlagern, Vorschub geleistet. Ein im Oktober 1945 vom U.S. Army Medical Department verfasster Bericht beschrieb die Situation deutlich:

> „Die Lebensbedingungen in den Lagern waren in jeder Form der Entwicklung und Ausbreitung von Tuberkulose zuträglich. Die Kombination aus Überfüllung, Unterernährung und schlechter Behandlung ergab ein ideales Medium für deren Ausbreitung (…) und es muss extrem häufig zu einer Ansteckung durch direkten Kontakt gekommen sein. Unter-/Mangelernährung war in allen diesen Lagern vorhanden und hatte tiefgreifende Effekte auf das Immunsystem und die Widerstandskraft gegenüber jeglicher Erkrankung. (…) Die Todesrate nach der Befreiung war jedoch dergestalt, dass angenommen werden muss, dass Tuberkulose eine der Haupttodesursachen war. Es ist folgerichtig zu vermuten, dass ein großer Anteil der Leichname, die auf ihre Einäscherung warteten, und die nun durch Presse-Photographien bekannt sind, Tuberkulose-Tote darstellten. (…) Die Konzentrationslager schafften eine ernst zu nehmende Quelle an Tuberkulose in Europa.“[657]

Schmitz war sich der Überbelegung und ihrer Konsequenzen voll bewusst, wie seine Angaben vom Februar 1946 belegen: „Die Zahl der Neuzugänge stieg und die Barackenbelegung wurde dichter und dichter. (…) Selbstverständlich schliefen viele auf den kalten Fussböden. Diese Verhältnisse erhöhten natürlich die Kranken- und die Sterblichkeitsziffer.“[658]

Spätestens am 22. März 1945 verließ Schmitz das Lager Flossenbürg. Er war also elf Monate in Flossenbürg von der SS angestellt. Diese Zeit wird von ehemaligen Gefangenen aller Häftlingsgruppen als die beängstigendste und gefährlichste beschrieben, mit Ausnahme der Todesmärsche.

Darstellung bei ehemaligen Gefangenen außerhalb des Prozesses

Aufgrund seiner Stellung als höchster Funktionshäftling im HKB konnte Carl Schrade sehr viel über Heinrich Schmitz sagen, er hatte ihn nicht nur genau be-

---

657 „Tuberculosis in german prison camps“, in: Bulletin of the U.S. Army Medical Department, Vol. 4, no. 4 (Oct. 1945), p. 428–429. Eigene Übersetzung.

658 NARA, US vs. Heerde et al., 000-50-46-3, P-Ex-9, in: StArch Am, Sta Wen 81/1 (NSG) gegen Wilhelm Faßbender, S. 1330 f.

obachtet, sondern war als Kapo täglich gezwungen gewesen, mit ihm zusammen zu arbeiten. Deshalb wird seine Darstelleung exemplarisch und ausführlicher erwähnt. Schmitz widmete er in seiner Autobiografie ein ganzes Kapitel und beschrieb ihn als „oft sogar grausamer und zynischer als seine Vorgesetzten“[659]. Durch Intrigen habe er sich dem Befehl des Standortarztes Schnabel entzogen und „seitens des Lagerkommandanten völlige Handlungsfreiheit“ besessen.[660] Im Gegensatz zu Schnabel sei Schmitz nach dem Genuss von Alkohol „äußerst gefährlich“ gewesen:

> „Sein Laster schwächte ihn nicht. Es entflammte ihn, stimulierte ihn, und dann war alles erlaubt. Als wirklich talentierter Chirurg verlor dieser Mann jeglichen Sinn für Moral; mit Hilfe seiner außerordentlich lebhaften und geschmeidigen Intelligenz beherrschte er das Revier und sorgte für ein beständiges Klima von Wahnsinn und Schrecken.“

Schrade ist dabei nur einer von vielen, die Schmitz als talentierten Mediziner beschreiben:

> „Dr. Schmitz war ein guter Diagnostiker. Das bewies er, wenn er Lust hatte. Er besaß eine ausgezeichnete wissenschaftliche Bildung. Alle meine Kameraden, die an großen europäischen – tschechischen, französischen, russischen – Universitäten ihr ärztliches Examen gemachten hatten, bezeugten dies einhellig.“[661]

Bezüglich der Frage, ob Schmitz psychisch krank gewesen sei, nahm Schrade eine skeptische Haltung ein. Schmitz habe einen „luziden Geist“ besessen und es sei riskant gewesen, ihn zu täuschen. „Er sah alles, hörte alles, erriet vieles sofort und wusste mit rigoroser Strenge zu kommandieren.“[662] Schrades eigener Tag habe um halb fünf begonnen, spätestens um sieben Uhr habe Schmitz das Revier betreten: „Um sieben Uhr, manchmal sogar noch früher, traf Dr. Schmitz im Revier ein. Dieser Mann, der so viel trank – schlief er denn nicht? Es schien so.“[663] Diese Beschreibungen passen allerdings sehr gut zu einer typischen manischen Episode. Schrade selber war allerdings kein Mediziner, sondern hat in seiner Lagerzeit und vor allem während seiner Zwangsarbeit als Kapo viel von den Häftlingsärzten gelernt und sich angeeignet. Ein mangelndes Verständnis für mentale Erkrankungsbilder aufgrund der fehlenden Ausbildung und primär unter medizinischen Laien weit verbreiteter Vorurteile gegenüber psychisch Kranken dürfte hier sein Urteilsvermögen in Bezug auf Schmitz' Psycho-

659 Schrade 2014, S. 248.
660 Ebenda, S. 247. Eine Darstellung, die sich so nur bei Schrade findet.
661 Ebenda, S. 255.
662 Ebenda, S. 248.
663 Ebenda, S. 253.

pathologie geschmälert haben. Seine Schilderung von Schmitz' Operationen erinnert durchaus an eine Manie: „Er operierte zweimal in der Woche, ganz der große Oberarzt ... und tötete fröhlich Hunderte von Häftlingen mit seiner alkoholisierten Kunst."[664] In einer anderen Passage über Schmitz' Operationen wurde Schrade noch expliziter:

> „Doch Schmitz' große Passion, sein großes Laster, war zweifellos die Chirurgie. Fünfzehn bis zwanzig Eingriffe gab es jeden Dienstag und Freitag. Die Namen schreibt der Doktor auf die Tafel. An einem Tag sind es sogar fünfundzwanzig. Es beginnt zwangsläufig mit einigen Mägen – wir kennen schon seine Vorliebe für dieses Organ: totale oder partielle Gastrektomie, Gastroentero-Anastomose Retrokolon posterior – Schmitz tut alles, was sein Herz begehrt. Er öffnet, schneidet und durchtrennt, näht und bindet zu. Die Zuschauer – allesamt qualifizierte Mediziner, die im Lauf ihres Lebens schon viele erstaunliche Dinge zu sehen bekamen – können es nicht fassen. Buchstäblich besessen von Geschwüren, durchwühlt der Chirurg mit rasender Lust die Gedärme seiner Opfer. Er weiß, dass drei Viertel seiner Patienten keinen Ulcus haben. Er weiß, dass diese armen Teufel bereits sehr erschöpft und geschwächt sind. Er weiß, dass die Instrumente in seiner Hand nicht völlig steril sind, dass die Luft in dem kleinen Operationssaal schlecht ist, dass die Kranken nach dem Eingriff nicht ordnungsgemäß gepflegt werden können, dass sie auf einen Strohsack geworfen werden, dass sie schlottern werden vor Kälte, dass sie unter enormem Blutverlust leiden werden, dass die Fäden die verletzten Eingeweide nicht zusammenhalten werden – ja, er weiß das alles ganz genau und operiert trotzdem."[665]

Zu Schrades Darstellung muss einiges kritisch angemerkt werden. So macht er zu den Standortärzten, vor allem zu Schnabel und Fischer, wenig konkrete beziehungsweise überhaupt keine Angaben. Dies entspringt wahrscheinlich seiner Perspektive als Gefangener, dessen Bewegungsfreiheit auf wenige Quadratmeter innerhalb des Lagerbereichs eingeschränkt war. Er erwähnt auch die Hierarchie oder die möglicherweise daraus resultierende Abhängigkeit Schmitz' vom letzten Standortarzt Fischer mit keinem Wort. Obwohl Schrade in seiner Position als Funktionshäftling des Reviers Einsicht in viele bürokratische Abläufe hatte, sind seinen Angaben keine Informationen zu den im Lager durchgeführten Laboruntersuchungen, zu den von Schmitz erwähnten Untersuchungsbögen der Bakteriologischen Untersuchungsanstalt Erlangen oder zu den Obduktionen zu entnehmen. Ob Schrade darüber nicht Bescheid wusste oder ob er diese Dinge aus anderen Motiven, etwa der Übersichtlichkeit wegen, unerwähnt ließ, muss bislang unklar bleiben.

---

664 Ebenda, S. 250.
665 Ebenda, S. 261.

Eine bereits in der Einleitung eingeführte Stellungnahme ehemaliger Gefangener listet alle Anklagepunkte gegen Schmitz, Geiger und Fischer, gegen den Kommandanten Koegel und seinen Adjutanten Baumgartner auf, die von acht ehemaligen Gefangenen an einem bislang ungeklärten Datum nach Kriegsende formuliert wurden. Unter ihnen war auch Schrade.[666]

Schmitz' Verfahren vor dem amerikanischen Militärgericht

Im Rahmen der Ermittlungen durch die US-amerikanischen Ermittlungsinstanzen zur Vorbereitung eines Kriegsverbrecher-Verfahrens gab Schmitz am 28. Dezember 1945[667] und am 6. Februar 1946[668] unter Eid detaillierte Beschreibungen der Organisation und der Zuständigkeiten des Lagers Flossenbürg ab. Im Dachauer Hauptverfahren wurde Schmitz mit stark belastenden Aussagen konfrontiert, so dass das Verfahren gegen ihn abgekoppelt wurde.[669] Auf seinen eigenen Wunsch wurde er am 12. Dezember 1947 vom Gericht gehört. Dabei wurde, wie üblich, simultan zwischen Deutsch und Englisch übersetzt. Das entsprechende englische Wortprotokoll[670] und die Angaben, die er während der Ermittlungen machte, schildern Schmitz' Zuständigkeiten und Tätigkeiten beziehungsweise seine Unterlassungen.

Darüber hinaus hörte das amerikanische Militärtribunal über 40 Zeugen zu Schmitz. Davon waren elf Ärzte und davon wiederum fünf ehemalige Häftlingsärzte. Die anderen Zeugen waren ehemalige Gefangene oder zivile deutsche Ärzte. Otto Adam und Hans-Joachim Geiger traten als ehemalige Lagerärzte der SS in den Zeugenstand (siehe Kapitel 2.1). Otto Adam wurde am 1. Dezember 1947 gehört.[671] Seine Angaben waren verhältnismäßig ergiebig, auch wenn er es vermied, Schmitz direkt zu belasten. So bestätigte er, dass Schmitz bis Mitte März 1945 im Lager gewesen war, dass Schmitz und er selbst Berichte an den

---

666 „Der wahre Sozialismus und die DEUTSCHE Kultur im Revier des Konzentrationslagers Flossenbürg, Straflager, Gruppe III, das sogenannte Haeftlingsspital, in der Zeit vom 18. November 1943 bis 20. April 1945." ITS, Bad Arolsen, 82107277–82107280 (Kopie in AGFl).

667 NARA, US vs. Heerde et al., 000-50-46-3, P-Ex-8 in: StArch Am, Sta Wen 81/1 (NSG) gegen Wilhelm Faßbender, S. 1323 ff.

668 Ebenda, S. 1326–1332.

669 NARA, US vs. Heerde et al., 000-50-46-3.

670 Dieses umfasst 30 Seiten: Aussage Heinrich Schmitz vor dem Militärgericht am 12.12.47, in: NARA, US vs. Heerde et al., 000-50-46-3, S. 897–927.

671 Aussage von Otto Adam am 1.12.1947: NARA, US vs. Heerde et al., 000-50-46-3, S. 526–531.

Standortarzt Fischer anfertigen mussten und dass es septische Operationen gegeben hatte. Alle von Schmitz geplanten Operationen seien in einem Buch aufgezeichnet und von Fischer einsehbar gewesen. Ob dieser sie auch einsah und ob er sie genehmigen musste, wurde nicht eruiert. In Bezug auf konkrete Vorwürfe gegen Schmitz sagte Adam eher lapidar: „Ich hatte überhaupt keine Ahnung, was er tat“, auch wenn er später angab, ein- oder zweimal bei Operationen zugesehen zu haben. Im weiteren Verlauf seiner Befragung versuchte er, Fischer zu entlasten, indem er ihm bescheinigte, „ziemlich schnell“ das Vertrauen in Schmitz verloren zu haben. Das Gericht gab sich mit der verhältnismäßig kurzen Anhörung Adams zufrieden.

Auch Hans-Joachim Geiger hatte Schmitz gekannt und eine Zeit lang mit ihm zusammen gearbeitet, er sagte aber nichts direkt über ihn.[672] Er relativierte Schmitz' Angaben, der, wie viele andere auch, Hersbruck zweifelsfrei als Todeslager bezeichnet hatte. Warum das Gericht Geiger nicht eingehender zu Schmitz und Fischer vernommen hat, ist unverständlich.[673]

Exemplarisch sollen an dieser Stelle die Stellungnahmen zu Fleckfieber und Tuberkulose bzw. seiner Verwendung von Tubekulin dargestellt werden. Dies soll deshalb geschehen, weil diese zwei Infektionskrankheiten extrem häufig waren und wahrscheinlich ursächlich für den Tod der überwältigenden Mehrheit der Gefangenen in den letzten sechs Kriegsmonaten (und darüber hinaus) waren. Die angeblich präventive Behandlung von Gefangenen mit Tuberkulin stellt wahrscheinlich einen Einzelfall dar, weshalb dies hier auch eingehendere Erwähnung finden soll.

In Bezug auf Fleckfieber führte Schmitz in seinem Gerichtsverfahren aus, dass jeder Patient entsprechend seiner Symptome behandelt worden sei, da eine ursächliche Behandlung von Fleckfieber nicht existiere. Erst auf Nachfrage gab er an, dass auch eine Impfung im Lager nicht existiert habe.[674] Bis Ende Dezember 1944 sei die erste Epidemie-Welle vorüber gewesen. Im Januar 1945, also fast drei Monate nach dem Beginn der Epidemie, habe er ca. 800 Gefangenen präventive Injektionen

---

672 Aussage von Hans-Joachim Geiger am 14.11.1946. NARA, US vs. Friedrich Becker et al., 000-50-46, S. 6629–6663.

673 Eventuell hing es damit zusammen, dass Geiger bereits für seine Tätigkeit im Mauthausener Außenlager Ebensee zu 20 Jahren Haft verurteilt worden war. Urteil zum Verfahren US vs. Hans-Joachim Geiger et al., 000-050-5-6 einsehbar unter: https://www.uni-marburg.de/icwc/forschung/2weltkrieg/usadachau (Zugriff am 22.4.2015).

674 Dies erscheint durchaus glaubhaft. Aussage Heinrich Schmitz am 12.12.47, in: NARA, US vs. Heerde et al., 000-50-46-3, S. 917.

(„preventive injections“ im Original, also Impfungen) verabreicht.[675] Er fügte hinzu, dass während der ersten Welle von 800 Erkrankten 200 gestorben seien, während bei der zweiten Epidemie-Welle 563 Häftlinge erkrankten, von denen 39 starben, was einer Todesrate von 25 % entspreche und nach dem neuesten Handbuch für innere Krankheiten normal sei.[676] Auf welche Statistiken er sich hierbei berief, ist ungeklärt. Dem Gericht scheinen sie nicht vorgelegen zu haben, da es sich zu keinem Zeitpunkt auf diese Zahlen berief. Den Vorwurf, er habe die Resultate der Blutuntersuchungen (Weil-Felix-Reaktion) gefälscht, versuchte er dadurch zu entkräften, dass Standortarzt Fischer die Ergebnisse gegenzeichnen musste, bevor er sie Schmitz aushändigte.[677] Eine Fälschung seinerseits sei demnach gar nicht möglich gewesen.[678] Seine Ausführungen zu den vorhandenen Möglichkeiten, infektiöse Gefangene in Quarantäne zu isolieren, geben Aufschluss darüber, was man im Lager unter Quarantäne verstand, nämlich einen Stacheldrahtzaun und einen Wachmann. Schmitz schaffte es nicht, sich davon zu distanzieren:

> „It is true that the quarantine was established according to regulations, that means the barracks were surrounded by a special wire fence. At the gate to this special camp, this quarantine camp, a prisoner was standing as a guard. As soon as the SS men and I myself as a civilian had left the camp in the evening there was naturally traffic between the large camp and the quarantine camp. As a consequence the quarantine was completely ineffectual.“[679]

Schmitz wies so den Häftlingen die Schuld zu. Er konnte nicht erklären, warum es nachts zum Austausch zwischen den verschiedenen Baracken kam. Neuigkeiten, aber vor allem Nahrungsmittel, Zigaretten und Kleidungsstücke wurden getauscht, aber auch heimlich medizinische Behandlungen vorgenommen. Empathie findet sich bei Schmitz an dieser Stelle nicht, während er im Dezember 1945 durchaus auf den Zustand und die körperliche Verfassung der Gefangenen eingegangen war:

---

675 Selbst wenn dies stimmt, wären 800 verabreichte Impfdosen bei einer ungefähren Belegung von 10.000 Personen immer noch zu wenig gewesen, um eine Epidemie zu verhindern bzw. zu beenden.

676 Aussage Heinrich Schmitz am 12.12.47 in: NARA, US vs. Heerde et al., 000-50-46-3, S. 918.

677 Ebenda.

678 Damit belastete Schmitz den Standortarzt Fischer direkt damit, Anteil an der Nichtbeherrschung der Fleckfieber-Epidemie gehabt zu haben. Siehe Kapitel 2.1, Unterkapitel Hermann Fischer.

679 Aussage Heinrich Schmitz am 12.12.47, in: NARA, US vs. Heerde et al., 000-50-46-3, S. 919.

„Aber man hätte den Häftlingen doch das Mindeste zum täglichen Leben geben müssen, zumal es vorhanden war. Oder man hätte den grössten Teil der Häftlinge entlassen sollen, zumal die Delikte, um dessentwillen [derentwillen] die Häftlinge hinter Stacheldraht gehalten wurden, zum grössten Teil sehr gering, wenn nicht gar imaginär waren."[680]

In seiner weiteren Anhörung vom Dezember 1947 beschrieb Schmitz, dass es an ausreichender Infrastruktur zum Desinfizieren gemangelt habe. Er habe deswegen öfter erfolglos bei der Kommandantur vorgesprochen. Die Frage, ob er alles in seiner Macht Stehende getan habe, um die Fleckfieber-Epidemie zu verhindern, beantwortete er mit dem wiederholten Hinweis, dass er alleine im Lager wenig Befugnisse hatte und nichts ohne die Erlaubnis seines Vorgesetzten tun durfte.[681] Dies traf wohl nur zum Teil zu, denn an anderer Stelle gab er an, dass sein Vorgesetzter Fischer das Lager so selten wie möglich betreten habe. Schmitz versuchte wiederholt, Verantwortung auf andere abzuwälzen, was nur teilweise berechtigt war. Tatsächlich kam es zu extrem schneller Ansteckung innerhalb der Gruppe der Gefangenen, da nichts zu ihrem Schutz unternommen wurde. Das amerikanische Militärgericht ging der Verantwortung Hermann Fischers weder im konkreten Zusammenhang mit der Fleckfieber-Epidemie noch im Allgemeinen nicht weiter nach, so dass dessen Rolle und Verantwortung weitgehend im Dunkeln blieben.[682]

In Bezug auf TBC wurden Schmitz Vorhaltungen gemacht, er habe Gefangene mit Tuberkulin-Injektionen umgebracht. Schmitz' Ausführungen hierzu sind sehr genau. Da sie für die weitere Einschätzung seiner ärztlichen Tätigkeit und die Frage, ob das Verabreichen von Tuberkulin den Tatbestand des Menschenversuchs erfüllt, essentiell sind, sollen sie hier wörtlich wiedergegeben werden:[683]

„Tuberkulin ist in Deutschland eine verbreitete Heilmethode für TB. Sie wurde vom sehr berühmten Professor Koch eingeführt, nach dem das Tuberkulin auch benannt ist. Diese Injektionen wurden mit Dr. Schnabel besprochen, bevor sie gegeben wurden; aber da Dr. Schnabel wusste, dass ich einige Jahre Erfahrung speziell in der Be-

680 NARA, US vs. Heerde et al., 000-50-46-3, P-Ex-8 in: StArch Am, Sta Wen 81/1 (NSG) gegen Wilhelm Faßbender, S. 1323.

681 Aussage Heinrich Schmitz am 12.12.47 in: NARA, US vs. Heerde et al., 000-50-46-3, S. 920.

682 Dies geschah erst ca. 10 Jahre später. Beschreibung der Tätigkeit des Angeklagten Hermann Fischer im Konzentrationslager Flossenbürg in: Rüter/De Mildt 1976, S. 747.

683 Nach eigener Übersetzung. Aussage Heinrich Schmitz am 12.12.47, in: NARA, US vs. Heerde et al., 000-50-46-3, S. 920.

handlung von TB hatte und da ich ihm die nötigen Fachbücher zeigte, gab er mir die Erlaubnis, Patienten mit Alt-Tuberkulin-Koch zu behandeln. Diese Patienten wurden, bevor sie mit Alt-Tuberkulin-Koch behandelt wurden, in der gewissenhaftesten Weise dafür ausgesucht. Davon ausgeschlossen wurden alle, die konstant hohes Fieber hatten und alle, die eine beidseitige Tuberkulose hatten sowie alle, die Herzprobleme neben ihrer TB zeigten, alle, die in aussichtslosem Zustand waren und alle, die eine offene TB hatten; und nur diejenigen wurden geimpft, die lediglich auf einer Seite erkrankt waren, die eine geschlossene TB hatten und die nicht schwerer als Grad 2 nach dem Graduierungsschema betroffen waren. Diese Patienten wurden entsprechend den Regeln des Lagers geimpft. Das bedeutet, wir machten zuerst eine Test-Impfung, ein Zehntel Kubikmillimeter Alt-Tuberkulin wurde in die Haut injiziert, nicht unter die Haut, sondern in die Haut. Das Entscheidende, was man sehen möchte, um bestimmen zu können, ob ein Patient für die Impfung geeignet ist oder nicht, ist erstens eine lokale Reaktion, zweitens eine Reaktion der Lunge und ein plötzlicher Anstieg des Fiebers bis 40 Grad, als Ausdruck der Fähigkeit des Körpers, Widerstandsmaterial zu produzieren. Nach 24 bis 48 Stunden sinkt dieses Fieber so schnell, wie es gekommen ist. Und dann fängt man an, diejenigen zu impfen, die so reagiert haben, wie ich es soeben beschrieben habe, indem man stufenweise immer ein Zehntel Kubikmillimeter mehr injiziert; ein Erfolg tritt dann ein, wenn der Patient auf diese Injektionen nicht mehr reagiert. Was die Behauptung angeht, dass während der ersten Serie fünf bis acht Menschen gestorben sind, so ist dies zwar korrekt, aber es waren nicht nur 12 Patienten, sondern zwischen 60 und 80 geimpft worden. Und diese Impfung hat den Nachteil – und darüber muss man sich im Klaren sein, das steht in jedem Handbuch – dass man nicht sagen kann, welcher Patient die Impfung tolerieren wird und welcher nicht.“[684]

Damit implizierte Schmitz, dass durch diese Impfungen ein Nutzen entstanden sei; dass nämlich diejenigen, die zuletzt nicht mehr auf das Tuberkulin reagiert hätten, eine Immunität entwickelt hätten, die sie vor einem Weiterschreiten der Erkrankung geschützt hätte. Er zielte also auf eine ärztliche Nutzen-Risiko-Abwägung ab, die mehr Menschen genutzt als geschadet hätte. An dieser Darstellung sind drei Punkte problematisch: Erstens war es aufgrund der großen Anzahl von Kranken kaum möglich, „gewissenhaft“ zu untersuchen. Es erscheint auch fraglich, ob er das Verfahren im völlig überfüllten Krankenbau überhaupt fachgerecht umsetzen konnte. Zweitens ist der starke Fieberanstieg schon bei sonst gesunden Personen mitunter gefährlich, in einem Konzentrationslager mit der allgemein katastrophalen Ernährungslage konnte ein hohes Fieber, noch dazu wenn es schnell anstieg, tödlich sein. In jedem Fall wurde der Betroffene dadurch sehr geschwächt und seine Überlebenschancen sanken drastisch. Drittens gab der Schreiber Alois

684 Ebenda, S. 920 f.

Valousek[685] die Todesrate dieser Injektionen mit fast 100 % an.[686] Es muss also vermutet werden, dass die technisch sehr genauen Angaben Schmitz' dazu dienen sollten, die Realität im Konzentrationslager derjenigen in einer normalen Klinik gleichzusetzen, so dass sein Handeln als präventive Strategie hätte verstanden werden können. De facto bedeutete diese Verteidigungsstrategie aber eine Trivialisierung der Lagerverhältnisse allgemein und der Zustände im HKB im Besonderen.

Schmitz gab weiter an, dass zwei Mal Transporte mit Gefangenen, die an offener TBC litten, nach Bergen-Belsen deportiert wurden, einer im August und einer im Oktober 1944.[687] Dies sei auf Anordnung Lollings geschehen.[688] Ähnlich wie Adam berief sich Schmitz darauf, dass ihm Bergen-Belsen als ein speziell für die Behandlung von Schwerkranken und Tuberkulose-Patienten ausgerichtetes Lager geschildert worden sei. Dass die Realität in Bergen-Belsen[689] völlig anders aussah und dass die dorthin Deportierten ohne jegliche Therapie ihrem Tod entgegen vegetierten, muss einem Mann wie Schmitz, der intelligent und mit den nötigen Verbindungen ausgestattet war, bekannt gewesen sein. Gut informierte Gefangene wussten durchaus auch um die Rolle Bergen-Belsens. Darauf gingen weder er noch das Gericht jemals ein.

Das amerikanische Militärgericht sah es in seinem Urteil 1947 als erwiesen an, dass viele von Schmitz' Patienten nicht überlebt hatten, weil sie unsauber oder ohne Not operiert worden waren, dass er Fleckfieber nicht rechtzeitig erkannt und keine präventiven Maßnahmen eingeleitet hatte, dass er Patienten mit Phenol, Tuberkulin und Evipan ermordet hatte, dass er Patienten dazu zwang, auch bei schwerster Krankheit einen nicht überdachten Weg zu nehmen, um von ihm un-

---

685 Alois Valousek war tschechischer Häftling und im HKB als Schreiber eingesetzt.

686 Aussage Alois Valousek am 24.6.1946: NARA, US vs. Friedrich Becker et al., 000-50-46, S. 578–602.

687 Für September 1944 lassen sich einige wenige Röntgen-Untersuchungen des Thorax nachweisen. Die Gefangenen mit einem auffälligen Befund sind Teil des Transports nach Bergen-Belsen gewesen. AGFl. Obduktionsbuch, Transkript, S. 58–59. Abgleich mit der Datenbank durch Johannes Ibel.

688 Aussage Heinrich Schmitz vor dem Militärgericht am 12.12.47, in: NARA, US vs. Heerde et al., 000-50-46-3, S. 922–923.

689 Das Lager Bergen-Belsen bestand ab 1943 mit verschiedenen Funktionen. Es verfügte wie Flossenbürg nicht über eine Gaskammer. Die dorthin verschleppten, als „arbeitsunfähig" deklarierten Gefangenen gingen an den überaus schlechten Lebensbedingungen zugrunde. Auch Morde durch Phenol-Injektionen fanden hier statt. Am 15.4.1945 wurde es von Einheiten der Britischen Armee befreit. Mindestens 52.000 Menschen starben in Bergen-Belsen. Siehe Enzyklopädie des Holocaust.

tersucht zu werden und dass er sich über die Gefangenen wiederholt demütigend geäußert hatte. Die inoffizielle Anklage der ehemaligen Gefangenen, die unter Schmitz zu leiden gehabt hatten, hatte also Erfolg. Doch trotz unterschiedlicher psychiatrischer Stellungnahmen beziehungsweise Gutachten wurde nie wirklich geklärt, ob Heinrich Schmitz an einer bipolaren Störung litt oder zumindest zum Zeitpunkt des Prozesses im gesunden Intervall war. Das Gutachten des amerikanischen Militärpsychiaters I.F.Bennet lautet an der entscheidenden Stelle „This patient at present is sane“[690]. Dann geht Bennett noch einen Schritt weiter und erklärt, dass Heinrich Schmitz auch zu seiner Zeit als Vertragsarzt in Flossenbürg nicht krank gewesen war:

> „(…) and it is my opinion that he was sane at the time the incidents occured for which he is being charged. (…) It is my opinion that this man throughout his life has shown the characteristics of a marked cyclothymic personality which may at times have approached a mild manic depressive state but which I do not believe has been severe enough to justify a diagnosis of insanity. By cyclothymic personality is meant a personality, which is characterized by frequently alternating moods (…) but which show no falsification or distortion of reality.“[691]

Bennett führte ein ausführliches Explorationsgespräch mit Heinrich Schmitz und hatte Zugang zu den Ermittlungsakten, insbesondere zu der Stellungnahme des Erbgesundheitsobergerichtes Jena. Sein eigenes Gutachten umfasst sechs maschinengeschriebene Seiten, in denen sein systematisches Vorgehen dokumentiert ist. Was ihm eventuell aus Zeit- und Ressourcenmangel fehlte, waren jegliche Art von Ego-Dokumenten über einen längeren Zeitraum der 1930er oder frühen 1940er Jahre hinweg, anhand derer die zyklische Symptomatik einer bipolaren Störung hätte abgelesen werden können. Biografisch berücksichtigte Bennett lediglich das, was Schmitz ihm erzählte und die Angaben im Gutachten des EOG Jena. Die

---

690 Psychiatric Examination, I.F. Bennet, S. 5. „Dieser Patient ist momentan geistig gesund.“

691 Ebenda: „und es ist meine Überzeugung, dass er zu dem Zeitpunkt, als die Taten geschahen, derer wegen er angeklagt ist, auch gesund war. (…) Meiner Meinung nach hat dieser Mann sein ganzes Leben lang Symptome einer deutlichen zyklothymischen Persönlichkeit gezeigt, die sich zu gewissen Zeitpunkten einer milden manisch-depressiven Phase angenähert haben, die ich aber nicht als ernst genug einstufen würde, um die Diagnose einer Geisteskrankheit zu stellen. Mit zyklothymischer Persönlichkeit ist eine Persönlichkeit gemeint, die sich durch häufige Stimmungsschwankungen auszeichnet, (…) die aber keinerlei Zeichen von Realitätsverkennung oder -verneinung zeigen.“ Damit erscheint seine Beurteilung ähnlich der Kihns, wenn auch ohne die ideologische Durchtränkung.

anderen psychiatrischen Gutachten aber, etwa von Ewald, Berger oder Boening, lagen Bennett offenbar nicht vor, auf jeden Fall wurden sie von Bennett nicht hinterfragt oder vergleichend diskutiert. Von Ewalds Einschätzung mangelnder Zurechnungsfähigkeit hatte Bennett scheinbar keinerlei Notiz genommen. Auch stellte er das Gutachten aus Jena nicht in den Zusammenhang der nationalsozialistischen Ideologie, um eine eventuelle Voreingenommenheit zu diskutieren. Die Verwicklungen von Kihn (der nicht nur am EOG gearbeitet hatte, sondern auch T4-Gutachter gewesen war), wurden von Bennetts Gutachten nicht besprochen. Genauso wenig diskutierte er die mögliche Dekompensation der psychischen Symptomatik durch die Umgebung eines Konzentrationslagers, verbunden mit Alkoholkonsum. Bennett übernahm zwar nicht explizit Kihns Diagnose, er diagnostizierte aber Schmitz' mentale Verfasstheit rückwirkend, gleichsam in die Vergangenheit hinein, was aus medizinischer Sicht schwierig und anfechtbar ist.

Fazit zu Heinrich Schmitz

Es wird deutlich, dass es überaus kompliziert war und ist, Schmitz' Biografie einerseits und seine etwaige Psychopathologie andererseits eindeutig zu klären. Dies hat mehrere Gründe: Die entsprechenden Dokumente sind weit verstreut in vielen unterschiedlichen Archiven. 1946 und 1947 dürften viele dieser Unterlagen überhaupt nicht zugänglich gewesen sein. Des Weiteren waren die Unterlagen, die dem amerikanischen Militärgericht vorlagen, einer menschenverachtenden Ideologie entsprungen, die die Indikation zur Zwangssterilisation großzügig stellte. Die psychiatrischen Gutachten der NS-Zeit sind immer vor diesem Hintergrund zu bewerten – es kann also sein, dass Schmitz nur deshalb auffällig wurde, weil er sich nicht „standesgemäß" verhalten hat. Auch Ewalds Gutachten, das zwar weit von rassenhygienischem Vokabular entfernt ist, muss vor dem Hintergrund der gesundheits- bzw. biopolitischen Bestrebungen des NS-Regimes, denen er sich nicht völlig entziehen konnte, betrachtet werden.

Schließlich lagen und liegen uns keine Ego-Dokumente von Schmitz vor.[692] Seine Art und Weise, zu sprechen und sich auszudrücken, sind ausschließlich über Gerichtsdokumente überliefert, die dadurch beeinträchtigt wurden, dass Schmitz immer etwas zu verlieren hatte. Selbst wenn er dazu in der Lage gewesen sein sollte, wird er sich darin kaum aufrichtig geäußert haben.

Nach Durchsicht aller Unterlagen, die hier in der Beschreibung der Vita Schmitz' dargelegt wurden, muss davon ausgegangen werden, dass Schmitz

---

692 Es ist lediglich ein Brief von 1938 überliefert. Krankenakte Göttingen. NLA H, Hann. 155 Göttingen, Acc. 2004/008 Nr. 01243, ohne Paginierung.

mittelschwer bis schwer psychisch krank war und dass wahrscheinlich eine Bipolare Störung vorlag. Wahrscheinlich war er auch phasenweise nur eingeschränkt zurechnungsfähig.

Anhand der Anzahl der befragten Zeugen, der konsultierten Gutachten und der persönlichen Anhörung Schmitz' sieht man, dass sich das amerikanische Militärgericht große Mühe gab, den Fall fair zu klären. Er selbst wurde persönlich gehört, was Schmitz aber zu einer Exkulpation ausreizte. Beispielsweise war ihm die offensichtliche Zwangssituation von Dr. Förster und Dr. Rutkowski, die um ihr Leben fürchteten, wenn sie den „Euthanasiebefehl" nicht ausführten, überhaupt nicht bewusst. Auch von Seiten des Gerichts wurde dieser Punkt nicht weiter thematisiert. Auf eine Wiederholung der Feststellung, die er in seiner Vernehmung im Februar 1946 aufgeschrieben hatte, wartet man beim Lesen des Prozessprotokolls vergebens, nämlich dass Flossenbürg dazu gedacht gewesen war „und es auch tat, den körperlichen und geistigen Zusammenbruch all seiner Insassen herbeizuführen."[693] Genauso wenig erscheint Reue oder eine Form der Entschuldigung.

Schmitz' Beteiligung an massenhaften und unterschiedlichen Medizinverbrechen im Hauptlager Flossenbürg steht zwar außer Frage, jedoch blieben seine unmittelbaren medizinischen Vorgesetzten im DFP weitgehend unbeachtet.[694] 1947 wäre ein idealer Zeitpunkt gewesen, die Verwicklungen der anderen Ärzte herauszuarbeiten und dabei Aufklärungsarbeit darüber zu leisten, was sich genau im Häftlingskrankenbau zugetragen hatte oder nicht. Wolter, dessen Stationierungszeit in Flossenbürg sowieso nur eine untergeordnete Rolle spielte, wurde im Mauthausen-Prozess zum Tode verurteilt.[695] Schnabel, eine der prägenden ärztlichen Personen, die schon vor Schmitz' Ankunft eine wichtige Rolle spielten, war zum Zeitpunkt des Prozesses nicht greifbar. Der ehemalige Standortarzt Fischer und die ehemaligen Lagerärzte Adam und Geiger wurden verhältnismäßig kurz und oberflächlich als Zeugen vernommen. Das Wissen dieser Personen ging somit für das Dachauer Gericht verloren. Da sie nicht angeklagt wurden, wurden die grundlegenden Verantwortlicheiten scheinbar auf den Kopf gestellt. Es entstand der Eindruck, dass die medizinisch entscheidende Figur im Revier einzig und

693 NARA, US vs. Heerde et al., 000-50-46-3, P-Ex-9, in: StArch Am, Sta Wen 81/1 (NSG) gegen Wilhelm Faßbender, S. 1332. Dass das auch ihn selbst betraf, reflektierte er in diesem Zusammenhang allerdings nicht.

694 Alfred Schnabel hätte ebenfalls wichtige Informationen liefern können, allerdings war er zu diesem Zeitpunkt in sowjetischer Kriegsgefangenschaft.

695 US v. Wolter, et al. 000-050-0005. Urteil eingesehen auf: http://www.uni-marburg.de/icwc/forschung/2weltkrieg/usadachau (Zugriff am 17.12.3013).

allein Schmitz gewesen sei; Fischer erschien bestenfalls als „Accessoire", Adam als „guter Engel", und die Rolle Geigers blieb ganz im Dunkeln.

Wohl vor allem aufgrund von Bennetts Gutachten beurteilte das Gericht Schmitz als schuldig und als voll schuldfähig. Es ist denkbar, dass dies auch deshalb geschah, weil das Gericht erstens unter dem Einfluss der geschilderten Verbrechen in Flossenbürg stand und zweitens die Ergebnisse des Nürnberger Ärzteprozesses kannte, wo die ganze Bandbreite an menschenverachtenden Humanexperimenten zur gleichen Zeit ans Tageslicht gebracht wurde. Schmitz konnte sehr leicht dem Bild des „verrückten Nazi-Arztes", der skrupellos und egoistisch „Menschenmaterial" für seine eigenen Zwecke verbrauchte, zugeordnet werden.

Dies war kein Zufall. Vielmehr verfolgten die ehemaligen SS-Ärzte das Ziel, Schmitz, der sich als Projektionsfläche geradezu ideal anbot, aburteilen zu lassen, weil er ihnen aufgrund seines detaillierten Wissens um ihre eigenen Verwicklungen und Verantwortlichkeiten gefährlich werden konnte. Vielleicht erhofften sie für sich nur eine geringe Strafe, wenn Schmitz erst einmal verurteilt wäre. Betrachtet man die Nachkriegslebensläufe der meisten ehemaligen Vorgesetzten, scheint diese hypothetische Strategie aufgegangen zu sein.

3. Die Häftlingsärzte – Exemplarische Rekonstruktion der Vita von MuDr.[696] Frantisek Polák / Franz Wenzel Pollak

Franz Wenzel Pollak wurde am 4. Dezember 1906 in Stephansruh bei Gablonz (Příchovec u Jablonce nad Nisou) in der damaligen KuK-Monarchie Österreich-Ungarn geboren.[697] Seine Schwester Rudolfa kam zwei Jahre später im gleichen Ort zur Welt. Die Eltern waren Anna und Hugo Pollak. Er selbst gab später an, an der Universität Prag sowohl sein Medizinstudium absolviert als auch 1931 und 1932 am dortigen Physiologischen Institut gearbeitet zu haben.[698] Dem Biografischen Lexikon über die Medizinische Fakultät der Karls-Universität Prag[699] zufolge studierte er an der Deutschen Universität Prag und schloss das Studium am 13. Februar 1932 ab.[700] Ebenfalls laut eigenen Angaben hat er in mehreren Sprachen wissenschaftliche Arbeiten in seinem Spezialfach Innere Medizin veröffentlicht, diese sind jedoch im Archiv der Universität Prag nicht mehr vorhanden.[701] In den 1930er und frühen 1940er Jahren führte er eine eigene Praxis. Zwischenzeitlich war er vom 1. April 1938 bis zum 31. März 1939 als Assistent an der Propädeutischen Klinik der Karls-Universität angestellt.[702]

Nach der Okkupation durch die Wehrmacht wurde MuDr. Pollak entsprechend den seit 1935 geltenden Nürnberger Rassegesetzen als sogenannter „Halbjude" eingestuft, da seine Mutter Jüdin war.[703] Der offizielle Grund für seine Verhaftung durch die Gestapo am 29. Juni 1942 war „eine politische Sache"[704], wie er sich

---

696 MuDr. entspricht dem tschechischen Doktor der Medizin: doktor medicíny.

697 Nummernbuch AGFl und Eintrag Auschwitz, HKB.

698 NARA, US vs Friedrich Becker et al., 000-50-46, Aussage Dr. Polák, Seiten 602–645. Hier S. 602.

699 *Biografický slovník pražské lékařské fakulty 1348–1939*, díl II, Praha 1993, S. 234.

700 Verzeichnis der approbierten Medizinstudenten der Deutschen Universität Prag online: https://is.cuni.cz/webapps/archiv/public/book/bo/1588437626346561/67/?lang=en&pagenr2=62 (Zugriff am 25.7.14).

701 Schriftliche Auskunft an die Verfasserin, Institut der Geschichte der Karls-Universität und des Archivs der Karls-Universität, vom 23.7.2014.

702 *Biografický slovník pražské lékařské fakulty 1348–1939*, díl II, Praha 1993, S. 234.

703 Daran änderte auch seine offizielle Konfession „römisch-katholisch" nichts, die noch in den Approbationsdokumenten von 1932 vermerkt ist, siehe Fußnote 702.

704 Dies kommt in seiner Aussage leider viel zu kurz. Offensichtlich hat er mit anderen Widerstandskämpfern eine Radiosendung gestört. NARA, US vs Friedrich Becker et al. 000-50-46, Aussage Dr. Polák, Seiten 602 f.

selber ausdrückte ohne darauf weiter einzugehen. Der 36 Jahre alte Pollak wurde zuerst im Gestapo-Untersuchungsgefängnis Pankrać inhaftiert. Wie lange er im Anschluss daran in der Kleinen Festung Theresienstadt[705] inhaftiert war, ist ebenfalls unklar.[706]

Gesichert ist, dass er mit einem Gruppentransport am 20. November 1942 in das Konzentrationslager Auschwitz verschleppt wurde, wo er die Häftlingsnummer 77 123 erhielt.[707] Von dort findet sich ein Eintrag in der Liste des HKB, Block 20, vom 23. Februar 1943 bis 6. März 1943.[708] Vierzehn Monate später, am 14. Mai 1944, wurde er mit 1.677 anderen Gefangenen nach Buchenwald deportiert.[709] Dort erhielt er die Gefangenen-Nummer 54038.[710] Gerade mal einen Monat später wurde er am 13. Juni 1944 mit zwei anderen Häftlingsärzten (Dr. Michel Bommelaer und Dr. Alain Legeais) nach Flossenbürg gebracht, wo er als Gefangener mit der Nummer 11 908 registriert und während der ersten zwei Wochen vorerst nicht als Arzt eingesetzt wurde.[711] Als Pollak letztendlich als Häftlingsarzt eingesetzt wurde, stellte er sich als einer der Hauptgegenspieler von Heinrich Schmitz im Flossenbürger Krankenrevier heraus:[712] Er überlebte seine Haft und kehrte im Juni 1945 nach Prag zurück, wo er im Juli desselben Jahres eine Assistentenstelle in der Vierten Medizinischen Klinik annahm (von 7. Juli bis 31. Dezember 1945).

---

705 Theresienstadt (Terezin) war ursprünglich eine nordböhmische Festungsstadt, die ab November 1941 als Internierungslager für Juden aus Böhmen und Mähren diente. Ab Juli 1942 wurden deutsche und österreichische Juden ab einem bestimmten Alter, jüdische Partner nicht mehr bestehender „Mischehen" und sogenannte „Mischlinge" bzw. „Geltungsjuden" nach T. deportiert. Die Lebensbedingungen waren vernichtend. Die „Kleine Festung" bestand als eigener Komplex als Haftstätte für politische Gefangene aus Böhmen und Mähren. Das IKRK fiel im Juli 1944 auf ein vorgetäuschtes jüdisches Alltags- und Kulturleben herein. Insgesamt wurden 141.000 Juden nach T. deportiert, wovon 88.000 in Vernichtungslager weiter verschleppt wurden. T. wurde am 8.5.1945 durch die Rote Armee befreit.

706 Stammbaum: http://www.grab-family.com/Stammbaum/RAPollaka.htm (Zugriff am 27.3.2014). Sowohl die Angabe zu Pankrác als auch die zu Theresienstadt findet sich nur hier.

707 Email an die Verfasserin, Archiv der Gedenkst. Auschwitz.

708 APMO, Eintrag im HKB-Buch, S. 210.

709 APMO, Transportliste vom 14. Mai 1944.

710 Ebenda.

711 NARA, US vs Friedrich Becker et al. 000-50-46, Aussage Dr. Polák, Seiten 602–645.

712 Ebenda.

Im DFP bezeugte er die Ermordung von Gefangenen mittels intrakardialer Phenol-Injektionen, er selbst habe fünf oder sechs Leichname der auf diese Art[713] Ermordeten gesehen, sie am charakteristischen Phenol-Geruch und Erscheinungsbild erkannt und einen Leichnam am 25. Oktober 1944 selbst obduziert (diese Sektion ist nicht schriftlich vermerkt). Wahrscheinlich hatte Pollak entsprechende Morde bereits in Auschwitz erlebt.

Tuberkulin war eine weitere Substanz, deren Verwendung Pollak bestätigte. Es muss davon ausgegangen werden, dass Schmitz dieses nicht wie in zivilen Krankenhäusern üblich, auf professionelle Art und Weise und nach einem festgelegten Schema injizierte, sondern, dass er die gesamte Ampulle einer Person verabreichte. Um den fatalen Folgen entgegen zu wirken ging Pollak zu einem unbestimmten Zeitpunkt dazu über, die Ampullen heimlich mit destilliertem Wasser zu verdünnen um dadurch eine Minderung der Tuberkulinkonzentration zu erreichen.

Im Herbst 1944 versuchten Pollak und andere Häftlingsärzte mehrmals, Schmitz davon zu überzeugen, dass eine Fleckfieber-Epidemie die Lagerinsassen bedrohte, ohne Erfolg. Lediglich die Gefangenen, die Kontakt zur SS hatten, wurden geimpft. Andere präventive Maßnahmen wurden nicht ergriffen. Es wurden zwar Blutproben abgenommen und an die Bakteriologische Untersuchungsanstalt Erlangen geschickt (diese Angabe findet sich bei Pollak und bei Schmitz), allerdings hat Schmitz die Resultate dann gefälscht oder falsch interpretiert. So hat er eindeutig erhöhte Titer als „negativ", also als unauffällig oder unbedenklich beurteilt. Der zu dieser Zeit verantwortliche SS-Standortarzt war Fischer, der nicht viel unternahm um dem Handeln Schmitz' entgegen zu wirken. Entsprechende Untersuchungsbefunde der Bakteriologischen Untersuchungsanstalt Erlangen sind bislang nur für SS-Personal, nicht für Gefangene, auffindbar.

Um der katastrophalen medizinischen Versorgungslage im Hinblick auf Fleckfieber und den weiteren unärztlichen Handlungen Schmitz' und Fischers etwas zu begegnen, nahmen Pollak und andere Häftlingsärzte Patienten heimlich im Revier auf oder behandelten sie nachts in ihren jeweiligen Baracken, auch solche, die als angeblich „arbeitsfähig" eingestuft worden waren. Dieser Aspekt ist bislang zu wenig erforscht worden und verdient weitere Beachtung.

---

713 Das Phenol sollte in die linke Herzkammer eingebracht werden um so den sofortigen Herzstillstand durch Blutkoagulation herbeizuführen. Wurde die linke Herzkammer verfehlt, verteilte sich das Phenol im Mediastinum oder in der Lunge und der Betroffene verstarb langsam und qualvoll.

In seiner Anhörung vor dem amerikanischen Militärgericht versuchte Pollak eindringlich dem Gericht die unterschiedliche Bedeutung des medizinischen Terminus „Typhus“ zu erläutern, da die angelsächsische Medizin „Fleckfieber“ meint, wenn sie von „typhus“ spricht, während der deutschsprachige „Typhus“ dem angelsächsischen „typhoiden Fieber” (typhoid fever) entspricht. Für das Verständnis der Lage im Lager war diese Unterscheidung zweier völlig unterschiedlicher Erkrankungen essentiell. Dies war dem Gericht offenbar nicht klar, da es in der Anhörung von Michel Bommelaer zu ähnlichen Unklarheiten kam. Pollak beschrieb weiterhin die Entlausung, die in präventionsmedizinischer Hinsicht notwendig gewesen wäre und leitete durch seine Ausführungen eine Entlastung Otto Adams ein.

Laut Pollak zählte der HKB zwischen 1.100 bis 1.200 Betten. Diese seien immer überbelegt und das „Revier“ somit völlig überfüllt gewesen. Pollak ist einer der Zeitzeugen, die angaben, dass es ein Röntgen-Gerät im „Revier“ gab.

Pollak sagte auch aus, dass eine Kommission – bestehend aus dem Adjutanten und Fischer – Schmitz mindestens ein Mal damit beauftragte, von ihm zu früh entlassene Patienten wieder aufzunehmen. Zu Geiger, Schnabel und Fischer wurde Pollak in seiner Anhörung wenig befragt, da dem amerikanischen Militärgericht nur daran lag, den Schuldumfang von Schmitz festzustellen.

Offenbar waren die Angaben Pollaks nicht deutlich genug, um auch gegen Fischer ein eigenes Verfahren zu eröffnen (siehe Unterkapitel Fischer und Schmitz).

Nach seiner Aussage im DFP kehrte Pollak nach Prag zurück.

Ab 1946 arbeitete er erneut als Niedergelassener und ab 1950 bis 1964 war er Chefarzt des Krankenhauses Tannwald (Tanvald). Ab 1964 war er Vertreter des Chefarztes für Innere Medizin im Fabrikkrankenhaus von Skoda in Pilsen (Plzen). Auf Nachfrage beim Institut für die Geschichte der Karls-Universität Prag ergab sich, dass Franz Pollak sich ab einem unbestimmten Zeitpunkt Frantisek Polák nannte. 1969 ging er in den Ruhestand. Am 23. Dezember 1982, kurz nach seinem 76. Geburtstag, starb Frantisek Polák in Prag.

Fazit zu Frantisek Polák

Frantisek Polák gehörte zu der wichtigen Gruppe der Häftlingsärzte im Hauptlager Flossenbürg. Ihre Existenz, ihre unterschiedlichen Nationalitäten, ihre Aufgaben und tatsächlichen Möglichkeiten an einem Ort, der jeglicher Menschlichkeit entbehrte, medizinische Hilfe leisten zu können, als auch die ethischen Fragestellungen und Dilemmata, die sich durch eine meist erzwungene Kooperation mit den SS-Ärzten ergeben, können hier nur angedeutet werden.

„Ärztliche" Hilfe leisten zu können, war äußerst schwierig, da es an jeglichem medizinischen Material, an Entscheidungsgewalt, an grundlegender Infrastruktur und vor allem an dem prinzipiellen Willen der SS, die Gesundheit der Gefangenen zu schützen, mangelte. Das implizierte und teilweise auch explizit von Ärzten formulierte Ziel war die Vernichtung der Gefangenen.

Darüber hinaus war das Krankheitsspektrum zu ernst und die Anzahl an Kranken zu groß, als dass ein Arzt oder eine Gruppe Ärzte, die selbst mit ihrer physischen Vernichtung zu rechnen hatte, alleine viel hätte bewirken können. Durch die allseits präsente Kultur der Gewalt, die primär von der SS ausging, sich aber auf Teile der Häftlingszwangsgemeinschaft übertrug, war die Stellung eines Häftlingsarztes eine, die neben Kenntnissen der speziellen Lagerpathologien viel Mut, psychologisches Geschick und Durchsetzungsvermögen verlangte. Bei Frantisek Polák darf man vermuten, dass all diese Qualitäten vorhanden waren, leider ist die Quellenlage zu ihm bisher für eine genauere Charakterisierung aber zu dünn.

Eine systematische Darstellung der in Flossenbürg inhaftierten Häftlingsärzte stellt weiterhin ein Desiderat dar.[714] Polák ist nicht nur einer der wichtigsten Zeugen im DFP gewesen, er war vor allem einer der wichtigsten Gegenspieler Schmitz'. Dessen Handlungen konnte er teilweise konterkarieren.

Ärzte, die in anderen Lagern eine vergleichbare Position inne hatten, haben Memoiren hinterlassen, beispielsweise MuDr. Frantisek Blaha für Dachau, Dr. G.-L. Fréjafon für Bergen-Belsen oder Dr. Miklos Nyiszli für Auschwitz-Birkenau. Es bleibt zu hoffen, dass Frantisek Polák dies auch getan hat. Seine Rolle und sein Einfluss rechtfertigen weitere Recherchen und es darf angenommen werden, dass nicht wenige Gefangene Polák ihr Leben zu verdanken haben.

714 Eine Ausnahme stellen die französischen Häftlingsärzte dar, die Dominik Michl in seiner Magisterarbeit ausführlich beschreibt. Michl, Dominik: *Die französischen Häftlinge des KZ Flossenbürg.* Magisterarbeit [unveröffentlicht], Universität Würzburg 2011.

4. Tatbestände: Fehlende medizinische Versorgung und medizinische Verbrechen

Bereits Toni Siegert, der als Erster die Geschichte des Konzentrationslagers Flossenbürg systematisch erforscht hat, hat angedeutet, dass im Lagerkomplex Flossenbürg mehr Menschen durch Vernachlässigung, katastrophale Lebensbedingungen und an der völlig unzureichenden hygienischen Infrastruktur gestorben sind als durch aktiven medizinischen Mord:

> „Der quantitative Umfang der Häftlingstodesfälle, die sich aus ärztlicher Vernachlässigung oder medizinscher Fehlbehandlung ergaben, war mit hoher Wahrscheinlichkeit noch größer als der der vorsätzlich medizinischen Tötungsaktionen.“[715]

Siegert fügte noch die Einschränkung an, dass sich entsprechende Schätzungen „jeglicher zahlenmäßiger Feststellung“[716] entziehen. Dies gilt, mit einzelnen Ausnahmen, auch heute noch. Daher werden im Folgenden die qualitativen Tatbestände der Ärzteschaft aufgeführt, ihre medizinische Relevanz erklärt und ihre Bedeutung für die Überlebenswahrscheinlichkeit des Häftlingskollektivs, aber vor allem eines individuellen Häftlings, analysiert. Quantitative Schätzungen unterbleiben weitgehend.

Es sei vorangestellt, dass die unterschiedlichen Stufen medizinischer Tätigkeit, beziehungsweise ihrer Unterlassung, einer teils implizit, teils explizit gewünschten Vernichtung der Gefangenen entsprachen. Zu keinem Zeitpunkt wurde bei KZ-Gefangenen von an sich wertvollen Wesen ausgegangen. Das entscheidende Kriterium, das den „Wert“ eines Gefangenen bestimmte, war seine oder ihre körperliche Arbeitskraft. War diese beeinträchtigt, sank der „Wert“ und damit die Chance, zu überleben.

4.1 Selektion

> „Eine Gruppe uniformierter Männer kommt mit Helfern aus dem Kreis der Häftlinge. Sie tragen Pinsel, Kübel mit Farbe und Notizblöcke. Sie lassen einen Häftling nach dem anderen nackt vor sich antreten Die Ärzte sehen sich jeden einzeln an, inspizieren die Zähne und Mundhöhle auf der Suche nach Krankheiten, stoßen mit Bleistiften in sein Rectum, um festzustellen, ob er dort etwas versteckt hält. Sie machen Notizen über den physischen Zustand jedes Mannes, tauchen einen Pinsel in einen Eimer mit Farbe und

715 Siegert 1979, S. 474.

716 Ebenda.

> schreiben eine Nummer auf jede Stirn (…) und dann verschwindet die uniformierte Gruppe plötzlich, ohne etwas zu erklären. Jeder weiß, dass die Zahlen wichtig sind, aber keiner, was sie bedeuten."[717]

Diese Schilderung nennt nicht nur die einzelnen entwürdigenden Schritte einer – in diesem Fall eher ausführlichen – Selektion, sondern lässt auch die große Verunsicherung derjenigen, die dieser Prozedur unterworfen wurden, erkennen. Der Arzt als Teil der Mordmaschinerie war keine Vertrauensperson mehr, sondern gab Rätsel auf und war bedrohlich.

Selektionen waren nicht nur im Lager Flossenbürg Teil der sogenannten „Willkommensprozedur", eine zynische Umschreibung der Vorgänge, die neu ankommende Gefangene durchlaufen mussten. Diese bestanden darin, dass die neuen Häftlinge sich komplett entkleiden und alle persönlichen Gegenstände abgeben mussten, bevor sie körperlich unter- und durchsucht wurden, was sehr schnell und mitunter brutal vor sich ging und mit einer regelrechten medizinischen Untersuchung wenig gemeinsam hatte. Darauf folgten eine Ganzkörperrasur und eine kollektive Dusche im Häftlingsbad. Diese Vorgänge wurden meist von Funktionshäftlingen überwacht. Die Einkleidung und der Erhalt einer Häftlingsnummer in Form eines Stück Stoffes, auf den die Häftlingsnummer und ein farbiges Dreieck (der sogenannte „Winkel") aufgedruckt waren, beendete diesen Übergang vom Individuum zu einer Nummer, machte die Entmenschlichung nach außen sichtbar. Jede dieser Stationen war von körperlicher Gewalt begleitet, die Rasur als solche war oft die Ursache für Verletzungen wie Schnittwunden oder Folgebeschwerden wie Follikulitis. Der eigentliche Sinn dieses Vorgehens war weniger die angeblich gesteigerte Hygiene, da die Entfernung der Körperhaare dem Lausbefall vorbeugen sollte, als die Verdeutlichung der Machtverhältnisse im Lager: Die SS gab die Befehle, die die Funktionshäftlinge oder „Kapos" ausführten. Wer sich wehrte, wurde misshandelt oder getötet.

Die Einteilung der Gefangenen erfolgte gemäß einem lagerübergreifenden dreistufigen System in die Kategorien 1 bis 3, wobei 1 voll arbeitsfähig bedeutete, 2 minder arbeitsfähig (also jemand, der theoretisch nur leichtere Aufgaben ausführen konnte) und 3 nicht arbeitsfähig.[718] Die Unterscheidung in Gruppe 1 oder 2

---

717 Terry/Nitecki 2005, S. 57.

718 „Ich kenne die Zahlen 1, 2 und 3 und ich sah einige Zeichen, die ich nie verstand. Die Männer, die operiert werden sollten, wurden mit ‚OP' markiert." Aussage von Dr. Alain Legeais am 20.6.1946. NARA, US vs. Friedrich Becker et al., 000-50-46 und Hördler, Stefan: Aufhebung rassistischer Selektionskriterien von KZ-Häftlingen

war oft eine Farce; für einen Häftling bedeutete die Kategorie „nicht arbeitsfähig" in der Regel den Tod.

Darüber hinaus fanden Selektionen im Lager und im ständig überfüllten Revier regelmäßig statt. Carl Schrade beschreibt dies am Beispiel von SS-Lagerarzt Trommer:

> „Wenn der Gesundheitszustand eines Häftlings einen längeren Aufenthalt im Krankenbau nötig machte, näherte er [Anm.: Trommer] sich der Pritsche des Kranken, untersuchte ihn mit freundlicher Miene und sagte dann leise zu seinem SS-Sanitäter: 'Wir müssen etwas für diesen Mann tun. Er braucht ein Stärkungsmittel. Heute Abend geben Sie ihm eine Dextrosespritze.' Am Abend wurde der Kranke mit einer Phenolinjektion direkt ins Herz ins Reich der Schatten befördert. Es gab Tage, an denen Dr. Trommer auf diese Weise sieben bis acht Morde befahl."[719]

Auch Schmitz beschrieb den Vorgang der Selektion eingehend.[720] Seine eigene Rolle dabei versuchte er zu relativieren: Solange Schnabel im Lager stationiert gewesen sei, habe er selbst keine Selektionen durchgeführt. Nach Schnabels Abkommandierung habe er zum Teil selektiert, fügte aber sofort hinzu, dass die von ihm untersuchten oder selektierten Gefangenen dann nochmals von einem SS-Arzt gesehen wurden.[721]

Es wird deutlich, dass Selektionen integraler Bestandteil des Lagerlebens waren, sie wurden bei der Ankunft auf dem Appellplatz oder im Häftlingsbad durchgeführt, bei Erkrankungen im Revier und ab 1942/43 auf der Suche nach Arbeitskräften für Außenlager. Auch Gefangene, die noch nicht gesund waren, wurden für den Arbeitseinsatz selektiert. Ein solches Außenlager war beispielsweise das Lager Plauen (Dr. Th. Horn).[722] Diejenigen, die anhand ihrer körperlichen Verfassung, ihrer beruflichen Qualifikation oder angesichts des Charakters der vorgesehenen Arbeit als nicht arbeitsfähig eingestuft wurden, wurden entweder in Vernichtungslager deportiert, sich selbst überlassen oder, wie oben anhand Trommers Verhalten dargestellt, aktiv ermordet (siehe hierzu auch Kapitel 4.6). „Selektion und Segregation waren die zentralen Schnittstellen zwischen den Polen Arbeit und Vernichtung."[723] Dies zeigt, dass sich Ärzte an der „Ökonomisierung

---

1944, Negative Selektion, in: Buggeln,Marc/Wildt, Michael (Hrsg.): *Arbeit im Nationalsozialismus*, München 2014. Kapitel Rationalisierung des KZ-Systems 1943–1945.

719 Schrade 2014, S. 202.

720 NARA, US vs. Heerde et al., 000-50-46-3, S. 913–915.

721 Ebenda, S. 914.

722 Benz/Distel 2007, S. 227.

723 Buggeln/Wildt 2014, Abschnitt Selektion und Segregation.

der Konzentrationslager"[724], also an ihrer Eingliederung in die Kriegswirtschaft, entscheidend beteiligten.

4.2 Fehlende arbeitsmedizinische Schutzmaßnahmen

Das Lager Flossenbürg war gegründet worden, um die Häftlinge im Steinbruch zur Zwangsarbeit einzusetzen und ihre Kraft so lange auszubeuten, bis sie an Erschöpfung, Verhungern oder Unfällen zugrunde gingen. Das Diktum „Arbeit macht frei", das auch in Flossenbürg am Lagertor angebracht war, muss als zynische Verklausulierung des eigentlichen Ziels verstanden werden, nämlich der Vernichtung durch Arbeit. Knochenbrüche, Polytraumata, Totschlag durch herabfallendes Gestein und gezielte Misshandlungen trugen sich regelmäßig zu und wurden nicht verhindert. Gefürchtet war die Strafkompanie, in der schwere Steine stundenlang im Kreis getragen werden mussten.

Durch das Arbeiten in staubigem Milieu wurde eine weitere Erkrankung verursacht. Wie ein Vergleich mit den Obduktionsberichten der Pathologie des Universitätsklinikums Erlangen zeigt, gab es in den Kriegsjahren bei zivilen Steinmetzen zwar selten, aber regelmäßig Todesfälle durch Silikose (umgangssprachlich Staublunge). Da die Gefangenen, die im Steinbruch Zwangsarbeit leisten mussten, keinen Mund-, Augen- oder Ohrenschutz erhielten, und sich bei Sprengungen auch nicht in einen Sicherheitsbereich begeben durften, muss vermutet werden, dass die Inzidenz der Silikose bei KZ-Gefangenen im Vergleich zu zivilen Steinmetzen um ein Vielfaches höher gelegen hat. Es ist ein Desiderat, entsprechende Nachkriegs-Dokumente (wie Krankenblätter oder Entschädigungsakten, aber auch postmortem gestellte Diagnosen) ehemaliger Häftlinge zu finden und sie vergleichend zu analysieren. Insbesondere wäre hierbei interessant, zu untersuchen, wie häufig durch die Silikose leichter entstehende Lungenerkrankungen wie TBC oder Lungenkrebs auftraten. Alle drei Erkrankungen wären als eine direkte Folge der Arbeit im Steinbruch einzuordnen.

4.3 Gezielte Vernachlässigung und Misshandlung

In seinen Angaben vom Dezember 1953 erklärte der ehemalige Gefangene Fritz Frühwald, wie er zwischen Juni 1944 und April 1945 mindestens drei Mal im Häftlingskrankenbau als Patient erschien. Das erste Mal hatte er Fieber, er nannte

724 Hördler, Stefan: Rationalisierung des KZ-Systems 1943–1945. Arbeitsfähigkeit und Arbeitsunfähigkeit als ordnende Selektionskriterien, in: Buggeln/Wildt 2014, Abschnitt Arbeit.

es „eine kleine Grippe“, so dass am ehesten ein fieberhafter bzw. grippaler Infekt vorgelegen haben mag. Bei seiner zweiten Vorstellung hatte er eine Fingerverletzung, die er nicht weiter beschrieb und beim dritten Mal wurde er vorstellig, um eine Brille zu bekommen, was auch geschah. Bei keiner dieser drei Vorstellungen habe er einen Arzt gesehen, woraus er erstaunlicherweise ableitete, dass er den Ärzten nichts vorzuwerfen habe.[725] Dies mag auf den ersten Blick einleuchten und es war vielleicht sogar dieser Umstand, der ihm das Leben rettete, doch genau die Tatsache, dass er von keinem Lagerarzt gesehen wurde, lässt Fragen aufkommen. Wer hat ihn behandelt – ein Pfleger oder ein Häftlingsarzt? Wer wurde überhaupt vom Lagerarzt untersucht?

Der Bereich der Vernachlässigung in hygienischer oder sanitärer Hinsicht betraf in Flossenbürg jeden Aspekt des alltäglichen Lebens. Die Schlafstätten waren von Läusen, Flöhen, Wanzen (siehe Glossar) und anderen Insekten durchsetzt. Die sich immerzu steigernde Überbelegung zwang die Männer, sich eine Pritsche zu dritt oder zu viert in einer Tag- und einer Nachtschicht aufzuteilen.[726] Diese körperliche Enge erleichterte die gegenseitige Ansteckung mit Fleckfieber, TBC und anderen Infektionskrankheiten. Das Wasser, mit dem sich Gefangene wuschen, war schal. Froren die Leitungen im Winter zu, gab es kein fließendes Wasser mehr. Grobe Seife gab es nur zeitweise, Utensilien zur Zahnpflege gab es nicht.

Obwohl Schmitz versuchte, die täglichen Visiten als geordnet und regelhaft darzustellen, wird in seiner Beschreibung eher das Gegenteil erkennbar: Laut Schmitz wurden außer dienstags und freitags zwei Mal täglich alle Patienten im Häftlingskrankenbau, also in den Blöcken 13, 14 und 15, visitiert. Er, manchmal in Begleitung eines SS-Arztes, sei von Bett zu Bett und von Patient zu Patient gegangen, um sich nach ihrem Befinden zu erkundigen, sich mit dem zuständigen Häftlingsarzt auszutauschen und medizinische Anweisungen zu geben. An den zwei Operationstagen, Dienstag und Freitag, fand nur eine Visite am Tag statt, die durch die sogenannte „Große Visite“ montags und donnerstags ergänzt werden sollte.[727] Anlässlich dieser „Großen Visite“ seien Verbände gewechselt und Wunden revidiert worden, wenn nötig. Da es dreistöckige Betten gab, sei es unmöglich gewesen, diese Patienten dort zu untersuchen. Deshalb habe man sie

725 Angaben Fritz Frühwald am 19.12.1953 in Nürnberg vor dem Untersuchungsrichter des LG Weiden. StArch Am, Sta Wen, Ermittlungsverfahren (NSG) 81/3, Wilhelm Faßbender. Hier Bl. 463 f.

726 Siegert 1979, S. 451.

727 Aussage Heinrich Schmitz am 12.12.47, in: NARA, US vs. Heerde et al., 000-50-46-3, S. 915.

in die Ambulanz geholt. Der Weg dorthin sei überdacht gewesen. Den Vorwurf, auch schwerstkranke Patienten hätten den Weg in die Ambulanz bei jeglicher Witterung im Freien zurücklegen müssen, wies er zurück. Wörtlich fügte er noch hinzu: „And those men who had about 39 degrees fever or who were especially seriously ill and who were about to be unconscious any minute remained in their beds.“[728] – eigentlich eine medizinische Selbstverständlichkeit.

Die gesamte Darstellung, er sei von Bett zu Bett und von Patient zu Patient gegangen, erscheint wie eine zynische Verhöhnung. Die wenigen Patienten, die jemals in den Genuss einer ansatzweise fürsorglich-menschlichen Begegnung mit einem Lagerarzt kamen, waren solche, die für bestimmte Zwecke „gebraucht“ wurden, etwa für eigenmächtige Humanexperimente oder weil sie bestimmte handwerkliche Fertigkeiten hatten.

Als die Gefangenen ab dem 16. April 1945 auf die Todesmärsche getrieben wurden, verschärfte sich ihre gesundheitliche Situation auch im Hinblick auf Fleckfieber dramatisch. Der Medical Bulletin der US Army beschrieb die Siutation, die bei Befreiung des Lagers bzw. der Marschkolonnen vorgefunden wurde, eindringlich:

> „In this area the German SS marched out thousands of prisoners from the Flossenburg concentration camp – many with typhus, others incubating the disease – a few days before the camp was liberated. (…) About 1,180 cases of typhus were observed by the typhus team in this area, of which 95 percent was related to the concentration camps. About 80 percent of the total number of cases stemmed from the main concentration camp in this area, at Flossenburg. (…) Wherever these prisoners were set free, or wherever they migrated or were brought by the Amercians, typhus appeared. (…) The main problem of the typhus team was to control this disease. The team made a sanitary and epidemiological survey, hospitalized and isolated all typhus patients and suspects, deloused with DDT powder all patients and contacts (many times a whole town) (…) and finally immunized all contacts with typhus vaccine.“[729]

Ein weiterer Aspekt, der die vollkommene Vernachlässigung der Gefangenen belegt, betraf die alltägliche Notdurft. Toiletten waren entweder in großen Sälen untergebracht, ohne jegliche Privatsphäre, oder, in der Nähe der „Quarantäne-Baracken“, als eine große Latrine. Hier waren über ein Betonbecken mehrere Holzbalken gelegt worden. Die Konstruktion war überdacht, aber nicht von vier Wänden umgeben und konnte kaum Schutz vor der Witterung bieten. Im Matsch, der das Betonbecken umgab rutschen die Männer mit ihren Holzpantinen aus.

---

728 Ebenda, S. 916.

729 Bulletin of the U.S. Army Medical Department, Vol. 5, no.2 (Feb. 1946), p. 141–142.

Wer zu schwach war, um sich auf dem Balken zu halten oder hinauf bzw. hinunter zu klettern, fiel in die Kloake.

Da an diesen Vorrichtungen die grundlegenden Regeln von Sauberkeit nicht eingehalten wurden, stellten sie ein Reservoir an Krankheitserregern dar: Ruhr, Typhus, Hepatitis A (im damaligen Sprachgebrauch epidemische Hepatitis genannt), aber auch primär harmlose Durchfallerreger, die unter den gegebenen Lebens- und Ernährungsbedingungen sekundär lebensgefährlich werden konnten, wurden hier mittels Schmierinfektion weitergegeben.

Die Latrine wurde außerdem als weitere Misshandlungs-, Erniedrigungs- und Mordstätte benutzt, wenn die Zeit, die jeder Gefangene für seine körperlichen Bedürfnisse aufwenden durfte, auf fünf Minuten begrenzt wurde, wenn die Männer, während sie den Ort aufsuchten, davongejagt wurden oder wenn Funktionshäftlinge andere Gefangene in diese Latrine warfen, um sie zu ertränken.

Misshandlung

In seiner Aussage beschrieb der Zeuge Dr. Karl Wittig den Unterschied zwischen „Schlagen“ und „Misshandlung“ auf seltsame Art und Weise: Geschlagen wurde täglich von den Kapos, mit der flachen Hand oder mit einem Stock. Misshandlungen waren schwerwiegender, da sie Verletzungen auslösten.[730]

Die Beschreibungen von brutalsten Misshandlungen sind vielfältig. Wurden die Gefangenen nicht im Steinbruch zu Tode geschunden, waren sie jederzeit einem Angriff von Mitgefangenen ausgesetzt, wie folgende Zeugenangabe belegt: „Er hat die Leute immer wieder zusammengeschlagen, dass sie liegen blieben.“[731] Auch die Prügelstrafe auf dem sogenannten Bock führte zu schwersten, lebensbedrohlichen Verletzungen der der Haut und der inneren Organe. Welche Rolle spielten die Lagerärzte hierbei? Erstens mussten die Lagerärzte die für „Züchtigungen“ vorgesehenen Gefangenen untersuchen und bescheinigen, dass sie körperlich in der Lage waren, diese zu überstehen. Zweitens konnten unter den Bedingungen eines Konzentrationslagers schwere Wundinfektionen der betroffenen Hautstellen genauso wenig effizient gepflegt und behandelt werden wie beispielsweise ein gleichzeitig entstandenes Milz- oder Nierentrauma, also innere Verletzungen. Erhielten die so misshandelten Gefangenen nicht ausgedehnte Zuwendung im „Revier“, sondern wurden in den Lageralltag integriert, gingen sie daran in der Regel innerhalb von Stunden oder wenigen Tagen zugrunde. Doch selbst wenn

---

730 Aussage Dr. Karl Wittig. NARA, US vs. Friedrich Becker et al., S. 3711.

731 Aussage Karl Heil, in: StArch Am, Sta Wen, (NSG) 81/6, Ermittlungsverfahren gegen Wilhelm Faßbender. Bl. 1314.

jemand mit schwersten inneren Verletzungen in das Revier aufgenommen wurde, wären drittens unter den gegebenen Möglichkeiten eines KZ selbst dem motiviertesten Arzt die Hände gebunden. Ohne Bluttransfusion (die erst im Entstehen war und durch die US Army nach Europa kam), ohne Antibiotika, ohne steriles Verbandsmaterial und ohne die nötige Infrastruktur im OP waren solch schwere Verletzungen im Allgemeinen nicht zu beherrschen. Das war aber auch gar nicht vorgesehen: Handlungsoptionen im Falle von Verletzungen „bildeten (...) nie eine intensivierte Pflege der Kranken, sondern die selektive Ermordung der Schwerkranken, Invaliden und Arbeitsunfähigen."[732]

Aber die Ärzte schlugen auch selbst zu: Schmitz bestritt zwar kategorisch, jemals einen Häftling misshandelt zu haben. Er habe nur Patienten auf die Wangen geschlagen, um sie schneller aus der Narkose aufwachen zu lassen.[733] Allerdings ist die entsprechende 12-zeilige Passage im englischen Wortprotokoll in sich unlogisch und widersprüchlich, so dass hier eventuell ein Übersetzungsfehler vorliegt. Darüber hinaus erscheint die Anspielung auf den weit verbreiteten „Klaps", den Patienten zum schnelleren Aufwachen aus der Narkose auf beide Wangen durchaus erhielten, als Trivialisierung, da dadurch die Zustände im Lager den Zuständen in einem zivilen Krankenhaus oder einem Lazarett gleichgesetzt wurden.

4.4 Zwangssterilisierungen

Die zwei Begriffe Sterilisation und Kastration werden in den Quellen oft synonym verwendet und es ist nicht immer zweifelsfrei festzustellen, welches Vorgehen angewandt wurde. Kastrationen, also die vollständige operative Entfernung der männlichen Keimdrüsen oder Hoden (im Gegensatz zur Durchtrennung der Samenleiter bei der Sterilisation), werden von ehemaligen Gefangenen, aber auch von ehemaligen Häftlingsärzten erwähnt. Es muss also davon ausgegangen werden, dass beide Verfahren durchgeführt wurden, allerdings ist eine jeweilige numerische Schätzung und Zuordnung aufgrund der fehlenden Dokumentation und der unklaren Begriffsverwendung unmöglich.

Basis für Zwangssterilisierungen war das „Gesetz zur Verhütung erbkranken Nachwuchses" (GzVeN), das als Kabinettserlass am 14. Juli 1933 beschlossen, aber erst elf Tage später, aus Angst davor, Konkordatsverhandlungen mit dem Vatikan könnten sonst scheitern, veröffentlicht worden war.[734] Es war zum 1. Januar 1934

---

732 Hördler: Aufhebung, in: Buggeln/Wildt, 2014, Kapitel Rationalisierung des KZ-Systems 1943–1945.

733 NARA, US vs. Heerde et al., 000-50-46-3, S. 913.

734 Eckart 2012, S. 124.

in Kraft getreten und hat bis 1945 die zwangsweise Unfruchtbarmachung von annähernd 400.000 Menschen zur Folge gehabt.[735] Wurden zivile Angehörige des „Volkskörpers“ noch mit der theoretischen Einspruchsmöglichkeit im Rahmen eines scheinbar korrekten juristischen Verfahrens vor den Erbgesundheitsgerichten (EG) beruhigt, stand diese Möglichkeit den Gefangenen eines Konzentrationslagers nicht offen. Für sie war die nur vermeintlich freiwillige Einwilligung in die Zwangssterilisation eine Frage des Überlebens, denn willigten sie nicht in die Prozedur ein, konnten sie überhaupt nicht mit einer Entlassung rechnen. Willigten sie indes ein, rückte die Entlassung nicht in greifbare Nähe, wurde aber wahrscheinlicher.

Für das Lager Flossenbürg lassen sich Zwangssterilisationen an Gefangenen für die gesamte Zeit seines Bestehens nachweisen.

Aus den Jahren 1938 und 1939 beweist ein Schriftwechsel zwischen Lagerarzt und Lagerkommandanten einerseits, dem Chefarzt des Klinikums Weiden und den lokalen Wohlfahrtsverbänden oder dem Landrat andererseits die Zwangssterilisierung nach (lager-)ärztlicher Anordnung an acht Männern.[736] Zwei weitere Männer waren für die sogenannte „Entmannung“ vorgeschlagen worden, da sie aber schriftlich festhielten „sich nicht mehr homosexuell zu betätigen und sich nicht strafbar zu machen“, wurden sie nicht operiert.[737] Ihre Entlassung fand zwar statt, aber erst zwei bzw. drei Jahre später. Die Biografien dieser Personen konnten im Rahmen der vorliegenden Arbeit nicht recherchiert werden.

Ein Gefangener, der am 21. Juni 1939 zwangssterilisiert worden war, überlebte seine weitere Haft nicht: Seine Todesbescheinigung weist sein Sterbedatum mit dem 1. August 1941 aus, die höchstwahrscheinlich fingierte Todesursache benannte der Lagerarzt mit „Herzschlag“.[738]

1938 und 1939 war auch Fritz Baader Lagerarzt in Flossenbürg. Er überwies Männer zur Zwangssterilisation in das Klinikum Weiden und war demnach indirekt an deren Zwangssterilisation beteiligt. Ausführender Chirurg war der Chefarzt des Klinikums und NSDAP-Mitglied Dr. med. Ernst Stark.[739]

---

735 Ebenda, S. 130.

736 StA Wen: A III Nr. 1963 (Kopie in AGFl).

737 Ebenda. Josef Gstettner, entlassen nach Nürnberg am 6.7.1941 und Ernst Frohnhöfer, entlassen nach Hamburg am 14.3.1942. Abgleich mit der Datenbank durch Johannes Ibel.

738 Standesamt Flossenbürg, Sterbebücher 1938–1942. Todesbescheinigung für Gustav Lamm (Kopie in AGFl).

739 Eine biografische Darstellung Ernst Starks steht aus.

Abb. 14: Rechnung des Städtischen Klinikums Weiden vom Juli 1939 für die operative Sterilisierung eines Gefangenen des KZ Flossenbürg.

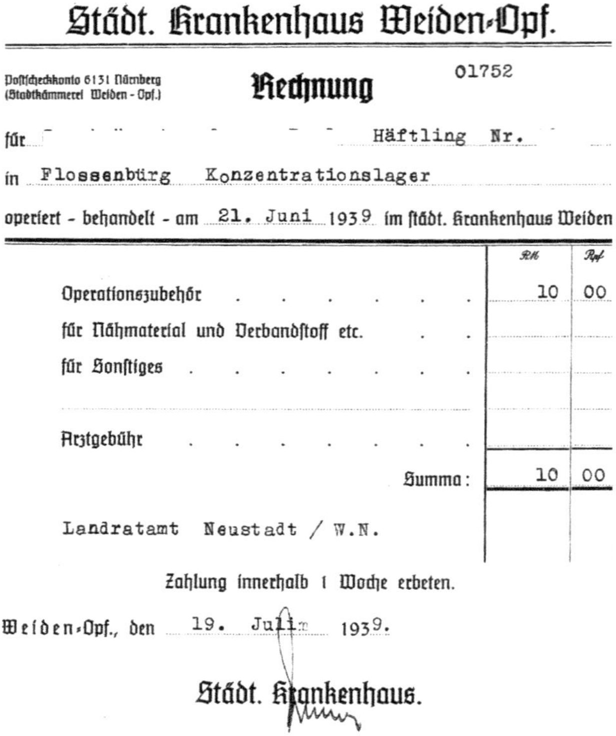

Städt. Krankenhaus Weiden-Opf.

Postscheckkonto 6131 Nürnberg
(Stadtkämmerei Weiden - Opf.)

Rechnung 01752

für Häftling Nr.

in Flossenbürg Konzentrationslager

operiert - behandelt - am 21. Juni 1939 im städt. Krankenhaus Weiden

	RM	Rpf
Operationszubehör	10	00
für Nähmaterial und Verbandstoff etc. . .		
für Sonstiges		
Arztgebühr		
Summa:	10	00

Landratamt Neustadt / W.N.

Zahlung innerhalb 1 Woche erbeten.

Weiden-Opf., den 19. Juli 1939.

Städt. Krankenhaus.

Für den Zeitraum ab 1941 sei exemplarisch folgende Angabe eines ehemaligen Gefangenen wiedergegeben:

> „Im Laufe der Zeit aber habe ich die Namen der Ärzte erfahren. Wir kamen nämlich öfters zu den Ärzten. (…) So viel ich weiß, habe ich und auch die anderen Häftlinge öfters, etwa jede Woche einmal, zu den Ärzten ins Revier kommen müssen. Wir wurden dort befragt, ob wir uns auf freiwilliger Basis kastrieren oder sterilisieren lassen wollen. Uns wurde versprochen daß wir dann innerhalb von 6 Monaten entlassen werden würden. Ich glaube, man wollte uns damit mürbe machen. Wer sich sterilisieren lassen wollte, mußte dafür unterschreiben. Es waren einige dabei, die damit einverstanden waren. Es wurde aber im allgemeinen niemand entlassen."[740]

740 Angaben von Herbert Degner am 2.9.1959. StArch Am, Sta Wen, 149 (NSG), Ermittlungsverfahren gegen Dr. Böhmichen.

Der Zeuge führte weiterhin aus, dass Lagerarzt Böhmichen regelmäßig „Sterilisierungen“ durchführte.[741]

Ferdinand Knobloch, der von November 1943 bis zur Befreiung in Flossenbürg inhaftiert war und als ehemaliger Prager Medizinstudent im „Revier" arbeiten musste gab an, dass die relative einfach durchzuführende Sterilisierungsoperation im Lager problematisch war, da es an einer guten Technik und der nötigen Sauberkeit gemangelt habe.[742] Ähnlich lautete die Aussage des ehemaligen französischen Häftlingsarztes Dr. Alain Legeais, der 1946 anhand einer beispielhaften Schilderung der Sterilisierung einer Frau, dem amerikanischen Militärtribunal die Zustände im Häftlingskrankenbau zu illustrieren versuchte. Die „Zuschauer“, Adjutant Baumgartner und Kommandant Koegel, hätten sich von Schmitz den Vorgang erklären lassen und dabei pausenlos geraucht.[743]

Vielleicht dieselbe Operation findet sich im Bericht Egon Walleitners wieder, allerdings weniger distanziert beschrieben:

> „Baumgartner befahl (...) unter irgendeinem Vorwand an einer von ihm ausgesuchten ungefähr 25jährigen Frau, welche Jüdin war und bei einer Visite über Unterleibsschmerzen klagte, zu operieren und ihn zusehen zu lassen.
> Die betreffende Frau war trotz der ewigen Tretmühle des Sklavenlebens und des langsamen seelischen und körperlichen Zerfalles noch eine Schönheit. Als ich sie sah, dachte ich gleich an Farbe und Pinsel und wollte diese madonnenhafte Gestalt auf der Leinwand festhalten. Leider war dies nur ein Traum, denn dafür hätte ich nie die Erlaubnis erhalten. Außerdem war sie ja nun, wie ich mit eigenen Augen sehen musste, dazu ausersehen, dem SS-Gewaltigen als Lustmordobjekt zu dienen. Sie wurde unter furchtbaren Qualen und Schmerzen im Beisein des Adjutanten von dem (...) selten nüchternen Arzt ohne wirksame Narkose operiert und starb eine Stunde nachher an den Folgen dieser Prozedur. Diesem weiblichen Häftling wurde also im Auftrage des Adjutanten der Uterus herausoperiert, um die Neugierde des Lüstlings zu befriedigen.“[744]

Es sei angemerkt, dass aufgrund der anatomischen Lage der weiblichen Geschlechtsorgane, die Sterilisierung bei Frauen komplizierter ist als beim Mann. Darüber hinaus, stellt die Entfernung des Uterus, die Hysterektomie, nur dann eine kom-

---

741 Ebenda. Zu den Folgen einer Kastration siehe Klee, Ernst: *Was sie taten – was sie wurden. Ärzte, Juristen und andere Beteiligte am Kranken- und Judenmord*, Frankfurt/Main 2004, S. 101.

742 KZ-Gedenkstätte Flossenbürg/Medienwerkstatt Franken, Interview mit F. K. vom 1.9.2011.

743 Aussage von Dr. Legeais, Alain am 20. Juni 1946. NARA, US vs. Friedrich Becker et al., FT 000-50-46. S. 496.

744 Walleitner (o. J.), S. 135 f. Der Verfasser fügte eine Tuschezeichnung des Vorgangs hinzu.

plette Sterilisierung dar, wenn gleichzeitig die Eierstöcke (Ovarien) entfernt werden. Welches Verfahren Schmitz anwandte, geht aus der Beschreibung Walleitners nicht hervor, ist jedoch auch völlig irrelevant, weil es erstens um die Darstellung der entwürdigenden und unsauberen Operation mit rauchenden Zuschauern und zweitens um die unzureichende Narkose bei einem großen, schmerzhaften und technisch anspruchsvollen Eingriff ging. Drittens legt die Beschreibung des Vorganges die Vermutung nahe, dass die Frau den Eingriff von vornherein nicht überleben sollte.

Neben Böhmichen und Schmitz hat auch Schnabel Häftlinge selbst sterilisiert.[745] Für die anderen Lagerärzte muss angenommen werden, dass sie diese Eingriffe ebenfalls durchführten, allerdings fehlen hierfür bislang Belege.

Auf der überlieferten Operationsliste für den Zeitraum von Oktober 1944 bis Ende April 1945 (siehe Kapitel 4.7) sind Sterilisierungen als solche nicht vermerkt.

4.5 Medizinische Dienstleistungen oder Fälschung der Dokumentation: fingierte Todesursachen und Legitimation der Vernichtung

Über die Bürokratie im Lager Auschwitz schreibt Aleksander Lasik:

> „Denn tatsächlich muss die formale Prozedur der Registrierung der Sterbefälle, die angesichts der Angabe falscher Todesursachen das straflose Töten von Häftlingen rechtlich und medizinisch sanktionierte, in vollem Umfang als eine Mystifikation betrachtet werden. Die Abteilung V war damit eines der Instrumente der Massenvernichtung und zugleich eines der Werkzeuge zur Legalisierung der innerhalb des Lagers begangenen Verbrechen."[746]

Die Situation in Flossenbürg war zwar hinsichtlich Größe, Anzahl der Gefangenen und Tötungsweise nur sehr bedingt vergleichbar mit der in Auschwitz, im Hinblick auf die Bürokratie waren die Vorgänge jedoch ähnlich: Die Todesursachen waren immer unvollständig und zum Großteil offensichtlich gefälscht. Sie waren unvollständig, weil die entsprechenden Krankheitsverläufe nicht klar dargestellt wurden; wenn etwa ein 29-jähriger Mann an Herzinsuffizienz stirbt, so ist das erklärungsbedürftig. Oder mit anderen Worten ausgedrückt, wird ein junger Mann herzinsuffizient, muss es eine andere, zugrundeliegende Krankheit geben, z. B. ein rheumatisches Fieber oder eine Myokarditis, im Falle eines Konzentrationslagers auch Verhungern und körperliche Erschöpfung. Diese Informationen sind selbstredend nicht auf den offiziellen Dokumenten überliefert.

---

745 KZ-Gedenkstätte 2008, S. 143.

746 Lasik/Piper/Setkiewicz/Strzelecka 1999, S. 293.

Die offensichtlichen Fälschungen ergeben sich aus massenhaft an einem Tag anfallenden Toten. Wenn am selben Datum zehn oder mehr junge Männer an „Herzschwäche" gestorben sein sollen, liegt die Vermutung nahe, dass diese „Herzschwäche" herbeigeführt wurde, die Männer also nicht eines natürlichen Todes gestorben sind.[747] Nur bei einem kleinen Teil kann eine korrekte Wiedergabe der individuellen, zum Tod führenden Pathologie vermutet werden, etwa wenn eine Epilepsie (Fallsucht), eine Schüttellähmung (Morbus Parkinson) oder eine Neoplasie (Krebs) dokumentiert wurde.

Bis September 1942 fand die Beurkundung im Standesamt der Gemeinde statt, danach wurde ein eigenes Standesamt im Lager eingerichtet, so dass der gesamte Prozess der Ankunft, des (Zwangs-)Arbeitens und des Sterbens eines Gefangenen innerhalb der Lagergrenzen stattfand. Die spurlose Vernichtung durch Einäscherung im Krematorium besiegelte diese vollkommene Auslieferung der Gefangenen an die SS über den Tod hinaus und entspricht dem von Barbara Distel und Wolfgang Benz angesprochenen „universalen Verfügungsanspruch [der SS] über das Individuum".[748] Ab September 1942 wurde die Dokumentation anhand von Todesbescheinigungen lückenhafter.

Grundsätzlich wurde den Morden mittels Ausstellung von Dokumenten, die den Tod bescheinigten, „der Charakter der ‚Legalität' verliehen".[749] Zu Flossenbürg finden sich Angaben hierzu beispielsweise bei Eduard Belger, dem ehemaligen Schreiber im Truppenrevier, durch dessen Hände auch der gesamte Schriftverkehr des Häftlingskrankenbaus ging:

> „Wenn die Todesbescheinigung bei mir durchlief, war jedenfalls darauf eine andere neutrale Todesursache angegeben, so dass ich bei keinem Häftling sicher wusste, ob er eines natürlichen oder eines gewaltsamen Todes gestorben war."[750]

Vor diesem Hintergrund mag eine Analyse der dokumentierten „Todesursachen" müßig erscheinen. Bei genauer Durchsicht ergibt sich allerdings ein komplexes Bild, welches hier umrissen werden soll:

---

747 So wurde von Schnabel am 19.9.1942 mindestens 13 mal diese „Diagnose" gestellt anstatt der sonst durchschnittlichen zwei oder drei. Leichenschauscheine der Gemeinde Flossenbürg, Kopie in AGFl.

748 Benz/Distel 2005, S. 7.

749 Lasik/Piper/Setkiewicz/Strzelecka 1999, S. 296.

750 Angaben Eduard Belgers am 30.8.1954. StArch Am, Sta Wen, (NSG) 81/6, Ermittlungsverfahren gegen Wilhelm Faßbender, Bl. 1305. Dass die dokumentierten Todesursachen fingiert waren, trat auch im Verfahren gegen Franz Christian Weck zu Tage. Vgl. Rüter/de Mildt 1976, hier S. 268.

Wie eingangs dargestellt, umfassen die Todesbescheinigungen über 2.000 Fälle. Die Ärzte, deren Unterschrift auf diesen Bescheinigungen zweifelsfrei zugeordnet werden konnte, waren Baader, Gräff, Hattler, Hoffmann, Litschel, Louis, Neumann, Popiersch, Schiedlausky, Schnabel und Trommer. Zwei Unterschriften konnten nicht einwandfrei zugeordnet werden.

Die am häufigsten erwähnte „Todesursache" ist die Herz- oder Herz-Kreislaufschwäche. Sie wird häufig in einen rudimentären internistischen Zusammenhang gestellt, etwa „Herzschwäche bei akuter Enteritis". Sagt die Diagnose „Herzschwäche" an sich wenig über den Gesundheitszustand und die medizinische Todesursache des Betroffenen aus, so erscheinen die oberflächlich erwähnten Grunderkrankungen zum Teil realistisch. Analysiert man diese Grunderkrankungen, ergibt sich das zu erwartende Bild der häufigen Pathologien: Pleuritis, Pneumonie und TBC. Es werden aber auch seltene Erkrankungen als ursächlich für die Herzinsuffizienz erwähnt, etwa Nephritis, Meningitis oder Gelenkrheuma. Eine realistische Einschätzung hierzu könnte so formuliert werden, dass die jeweilige Erkrankung durchaus vorgelegen haben mag, jedoch werden die Begleitumstände wie Zwangsarbeit in rauem Klima, mangelhafte Ernährung und quasi inexistente hygienische Bedingungen selbstverständlich nicht erwähnt, so dass diese immer als, wenn nicht auslösend, so zumindest deutlich verstärkend mitgedacht werden müssen. Zum Beispiel wird eine Nephritis durch Eiweißmangel in der Nahrung nicht besser und die entstehenden (Hunger-)Ödeme belasten die Herzleistung. Letztere kann sich bei täglicher 12-stündiger Schwerstarbeit niemals erholen, sondern wird im Gegenteil noch weiter belastet und führt schließlich zu Herzversagen.

Selten finden solche Pathologien Erwähnung, die durchaus dem Normalkollektiv der damaligen Bevölkerung entsprochen haben dürften: Krebs, Schlaganfall, Herzklappenfehler; auch Tetanus wird ein Mal erwähnt. Diese erscheinen realistisch. Daran erkrankte Personen hatten unter den Bedingungen des Lagers von Anfang an eine deutlich herabgesetzte Überlebenswahrscheinlichkeit. Dass etwa Herzvitien oder Metastasen Eingang in die Todesbescheinigung gefunden haben, beweist darüber hinaus, dass Sektionen an den verstorbenen Häftlingen von Anfang an durchgeführt worden sind, da solche Befunde am ehesten postmortem zu stellen sind (zu Sektionen bzw. Obduktionen siehe Kapitel 4.8).

Diese Diagnosen können auch als Beweis für eine Pseudomedizin gelten, denn wieso wurde ein Gefangener mit metastasierendem Krebs, ein Epileptiker oder jemand mit pluriglandulärer Insuffizienz, also von schweren und nicht heilbaren Erkrankungen Betroffene nicht entlassen? Das Lager sollte diesen Menschen den

Tod bringen und ihre Krankheit wurde ihnen als Schwäche sowie als weiteres Argument ihrer angeblichen Minderwertigkeit ausgelegt, also als zusätzlichen Grund, sie sterben zu lassen bzw. umzubringen.

Erschießungen wurden ebenfalls als Todesursache dokumentiert. Daran fällt auf, dass nicht selten eine genaue Beschreibung des getroffenen Körperteils eingefügt wurde, so dass sich letztendlich ein voyeuristisches Bild ergibt. Die dabei nachfolgende „innere Verblutung" wurde überflüssigerweise und pseudogenau ebenfalls erwähnt. Bei diesen Bescheinigungen, die den Tod durch Erschießen festhalten, stellt sich die Frage, was ihr Sinn und Zweck sein sollte. Denn, wurde der Gefangene hingerichtet, wurde dies im Vergleich nüchtern in der Todesbescheinigung erwähnt: „Auf Befehl des RF-SS erschossen." – War es die gleiche Sensationslust, die auch in den später entstandenen Sektionsberichten minutiös Schusskanäle, zerrissenes Gewebe und Verstümmelungen nachvollziehen lässt? Sollten diese Bescheinigungen den Eifer und die Gehorsamkeit der Wachmannschaften unter Beweis stellen? Oder waren diese detaillierten Beschreibungen letztendlich auch fingiert, um etwa Misshandlungen und Folter durch Funktionshäftlinge oder die Politische Abteilung zu vertuschen? Es fällt insgesamt auf, dass Gelenkluxationen (eine der Folgen des „Baumhängens"), Knochenbrüche, Folgen von Schlägen oder Peitschenhieben so gut wie überhaupt nicht erwähnt werden.

Die dritte Gruppe der „Todesursachen" betrifft den Suizid. Bis September 1942 wurde der Freitod, etwa durch Erhängen, in 13 Fällen dokumentiert. Diese Zahl dürfte weit unter der tatsächlichen Selbstmordrate liegen. Jemand, der sich in der Todeszone dem elektrisch geladenen Lagerzaun näherte, um von den Wachen erschossen zu werden, wurde allerdings nicht als „Freitod" erwähnt, sondern als „Auf der Flucht erschossen". Wie oft dies vorkam, lässt sich nicht nachvollziehen oder schätzen.

4.6 Mord und die „Sonderbehandlung 14f13"

Wie beispielsweise das Lager Bergen-Belsen, besaß das Lager Flossenbürg keine Gaskammer. Die verschiedenen Methoden, derer sich die Ärzte bedienten, um Gefangene mehr oder weniger gezielt umzubringen, werden im Folgenden dargestellt.

Die häufigste Art, mit der sich Ärzte am aktiven Mord (im Gegensatz zur passiven Vernachlässigung) an den Gefangenen beteiligten, war die Verabreichung einer tödlichen Substanz durch intravenöse (i.v.) oder intrakardiale (i.c.) Injektion. Hierfür wurden entweder überdosierte Medikamente, wie etwa das heutige Anti-Epileptikum Luminal und andere Narkotika oder primäre Gifte wie Phenol, auch Karbolsäure genannt, verwendet. Auch die Verabreichung von Wasserstoffperoxyd ist bezeugt. Dies geht aus den Angaben von Frantisek Polák und Wilhelm Rücker[751] hervor.[752] Der ehemalige Gefangene Josef Stegmaier schilderte 1953, wie er als Leichenträger im Hauptlager Flossenbürg bläulich gefärbte Leichname im Krematorium sah. „Eine Zeit lang ist jeden 2. oder 3. Tag“ ein Transport mit Menschen nach Flossenbürg gekommen, die sofort mittels einer Giftinjektion umgebracht wurden.[753] Rücker bestätigte auch, „dass zeitweise viele Menschen durch Spritzen getötet wurden. (…) Diese Zeiten waren besonders unter Dr. Trommer.“[754]

Schmitz nahm während seines Verfahrens wiederholt zu Phenol-Injektionen Stellung. Im Juni 1944 hätte Schnabel ihn darüber informiert, dass jeder Gefangene, der länger als sechs Monate ununterbrochen krank war und von dem ärztlicherseits davon auszugehen sei, dass er sich nicht wieder erhole, Berlin gemeldet werden sollte. Schnabel habe dann mehrere Tage lang Gefangene selektiert, es sei aber nichts weiter geschehen. Erst nach Ankunft Hermann Fischers als Standortarzt im Oktober 1944 seien Schmitz und Geiger in einer abendlichen Besprechung darüber informiert worden, dass ein Geheimbefehl Heinrich Himmlers vorläge, der die Tötung dieser Häftlinge durch Gift anordnete. Die Injektionen sollten ausdrücklich durch Häftlingsärzte durchgeführt werden. Deshalb habe Fischer die zwei jüdischen Ärzte Dr. Förster und Dr. Rutkowski[755] dazu bestimmt, diese Injektionen zu verabreichen. Schmitz habe dabei keine aktive Rolle gespielt, sondern sich darauf beschränkt, die zur Tötung bestimmten Häftlinge mit dem Kürzel „13-C“[756] zu markieren und

751 „Ich bin einmal in den Sektionsraum des Krematoriums gekommen. Dort stand eine große (…) Flasche mit 30 %igem Wasserstoff.“ Da Wasserstoff normalerweise gasförmig ist, muss es sich um das flüssige Wasserstoffperoxyd gehandelt haben. Angaben Wilhelm Rückers, StArch Am, Sta Wen, Ermittlungsverfahren (NSG) 81/6 gegen Wilhelm Faßbender, Bl. 1253.

752 Die Verwendung von Scopolamin, wie etwa bei Eckart erwähnt, konnte für das Hauptlager Flossenbürg noch nicht nachgewiesen werden. Vgl. Eckart 2012, S. 135.

753 Aussage Josef Stegmaier am 10.12.1953 vor dem Untersuchungsrichter des LG Weiden in Ludwigsburg. StArch Am, Sta Wen, Ermittlungsverfahren (NSG) 81/3 gegen Wilhelm Faßbender, Bl. 429 f.

754 Siehe Fußnote 751.

755 Über diese Ärzte konnte bislang nichts eruiert werden.

756 Dieses Kürzel gab auch der ehemalige tschechische Häftlingsarzt Polák an, siehe seine Aussage vom 24.6.1946: NARA, US vs. Friedrich Becker et al., 000-50-46, Seiten 602–645. Wofür das Kürzel stand, ist nicht bekannt. Das C könnte für die

Material wie Handschuhe und Kanülen, aber auch das Phenol selbst, zu der für die Tötung vorgesehenen Baracke zu bringen.[757] In seinen Angaben vom Februar 1946 führte er des Weiteren aus, dass die zwei jüdischen Häftlingsärzte unter Androhung ihrer Hinrichtung dazu gezwungen wurden, die Injektionen zu verabreichen, und dass bei diesen Hinrichtungen auch Geiger anwesend war.[758] Es seien auf diese Art 70 oder 72 Gefangene getötet worden.[759] Auch auf Vorhalt blieb Schmitz dabei, selbst nie Injektionen durchgeführt zu haben. Das Schicksal der Häftlingsärzte, deren Zwangssituation Schmitz mit keinem Wort thematisierte, ist ungeklärt.

Das von Schmitz verwendete Tuberkulin stellte im eigentlichen Sinne kein Gift dar, wurde von ihm aber überdosiert und an schwerkranke Patienten verabreicht, deren geschwächtes Immunsystem in keiner Weise in der Lage war, die (abgeschwächten) Krankheitserreger zu kontrollieren.

Diese Injektionen waren aktives, gewolltes Töten; ärztlicher, pseudomedizinisch legitimierter Mord. Das passive Töten durch Ärzte jedoch, bestand aus Ignorieren, Verleugnen (dem sog. „Gesundschreiben") von Krankheiten, was auch schwerste Verletzungen einschloss, sowie aus verweigerter Therapie. Patienten wurden mit Fieber zur Arbeit befohlen, und das Wetter sowie die klimatischen Bedingungen der Oberpfalz billigend in Kauf genommen. Der ehemalige französische Gefangene Clement Meis beschrieb dies eindringlich:

> „Das Schlimmste? Der Steinbruch! Weil wir immer draußen waren. Wenn Sie nur eine Jacke haben, eine Hose, und es regnet, was machen Sie? Man wird nass. Man kommt in die Baracke zurück und ist nass. Es gibt kein Feuer. Man schläft im Bett – nass. Man steht am nächsten Morgen auf und geht in den Steinbruch, und es regnet immer noch. Man ist immer nass. Deshalb gab es viele Tote durch Rippenfellentzündung und Tuberkulose. Im Winter hatten wir erfrorene Finger, erfrorene Füße. Man hatte nichts, um sich zu schützen, keine Handschuhe. Wir hatten Holzlatschen, aber keine Kniestrümpfe. Wir hatten keine Stiefeletten, keine Schuhe."[760]

Kohlenstoffatome im Phenol stehen und die 13 für die Baracke mit der Nummer 13, wo diese Morde durchgeführt wurden.

757 Aussage Heinrich Schmitz am 12.12.47, NARA, US vs. Heerde et al., 000-50-46-3, S. 904.

758 NARA, US vs. Heerde et al., 000-50-46-3, P-Ex-9, in: StArch Am, Sta Wen, Ermittlungsverfahren (NSG) 81/1 gegen Wilhelm Faßbender, Bl. 1330.

759 Aussage Heinrich Schmitz am 12.12.47, NARA, US vs. Heerde et al., 000-50-46-3, S. 926.

760 Meis, Clement: „Im Krankenhaus fand ich meine große Liebe", in: Muggenthaler 2005, S. 47.

Neben der gewollt brutalen Zwangsarbeit waren es diese Verweigerung der Ärzte und die sowohl quantitativ als auch qualitativ völlig ungenügenden medizinischen Mittel, die zum Tod der Gefangenen führten.

„14f13"

Der Besuch einer Ärztekommission unter Friedrich Mennicke zur Selektion von kranken Gefangenen im Rahmen der „Sonderbehandlung 14f13" zur Aussonderung und Tötung von nicht mehr arbeitsfähigen Männern lässt sich für Flossenbürg einmal für März 1942 nachweisen.[761] Die rund 230 ausgesonderten Häftlinge wurden im Mai in die Heil- und Pflegeanstalt Bernburg an der Saale verschleppt und in der dortigen Gaskammer ermordet.[762] In der Folge wurden die Habseligkeiten der Getöteten nach Flossenbürg zurück transportiert und die Angehörigen erhielten einen sogenannten „Trostbrief" der eine unverfängliche Todesursache aufführte.

Insgesamt hatte medizinisches Personal in Bernburg zwischen November 1940 und August 1941 9.384 Menschen mit Kohlenmonoxyd erstickt. Nach dem Sommer 1941 wurden die euphemistisch „Desinfektion" genannten Morde als „Sonderbehandlung 14f13" weitergeführt. Gefangene aus den Lagern Flossenbürg, Groß-Rosen, Neuengamme, Ravensbrück, Buchenwald und Sachsenhausen wurden dort ermordet.[763]

---

761 Postkarte Mennickes an seine Frau vom 18.3.1942. Hessisches HStArch Wiesbaden (Signatur 631a, 1652). Obj.-Nr. D-Ver2-D_Floss. Für diesen Hinweis danke ich herzlich Astrid Ley.

762 Benz/Distel 2007, S. 32.

763 Hoffmann, Ute: „Für Reichszwecke frei gemacht." Zur Einrichtung und Funktion der „Euthanasie"-Anstalt Bernburg/Saale, in: Morsch, Günter/Perz,Bertrand/Ley, Astrid: *Neue Studien zu national-sozialistischen Massentötungen durch Giftgas. Historische Bedeutung, technische Entwicklung, revisionistische Leugnung*, Berlin 2011, S. 131–139. Allgemein zu Bernburg Aly, Götz: *Die Belasteten. 'Euthanasie' 1939–1945. Eine Gesellschaftsgeschichte*, Frankfurt/Main 2013, S. 48 f.

Abb. 15: Rückseite der Postkarte Menneckes an seine Frau Eva: „Flossenbürg, 18.3.42. Liebes Putti! Hier ist ganz große Kameradschaft und so grüße ich Dich aus diesem Kreise. Dein tr. Fritz." Außer Mennecke unterschrieben auch der Leiter der Politischen Abteilung des KZ Flossenbürg, Wilhelm Faßbender und seine Gattin, der Standortarzt Dr. Hofmann sowie die Ehefrau des Kommandanten Karl Künstler. Quer dazu fügte Mennecke noch ein: „Jetzt: 23:30. Im Hotel Post. Hoffentlich geht's Dir gut! Herzl. Grüße. Dein Fr." Nach seinem Aufenthalt in Flossenbürg ließ Mennecke drei Wochen später zum Dank für den schönen Abend zwölf Flaschen Wein schicken. S.a. Fußnote 763.

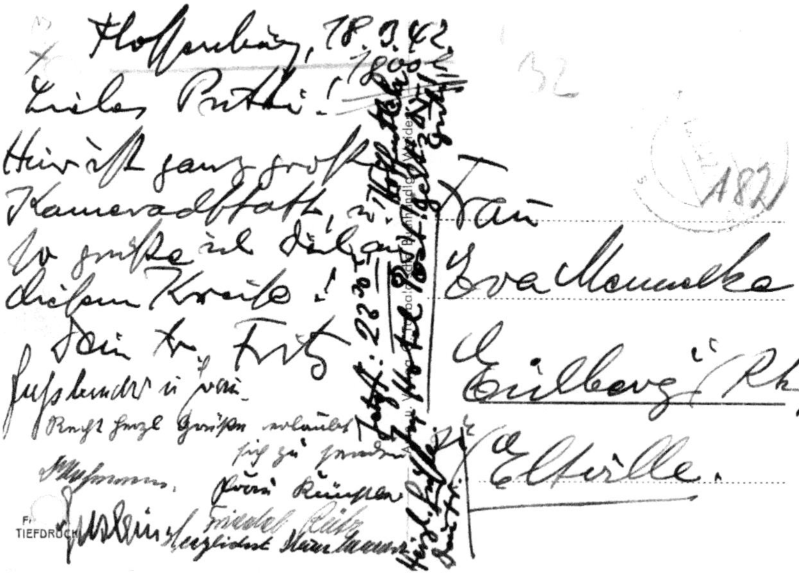

4.7 Operationen

Im Operationssaal, aber auch in den Ambulanzräumen wurde die sogenannte „Kleine Chirurgie" durchgeführt, also beispielsweise die Spaltung von Abszessen, das Entfernen von oberflächlich gelegenen Fremdkörpern oder die Versorgung von Ulcera. Dies geschah aber nur teilweise lege artis:

> „Zuerst hatte ich einen Abszess an der Fußsohle, dann einen auf der Oberseite. Der Fuß wurde komplett eröffnet und Gewebe durch die zwei Abszesse geschoben. Heute noch ist ein Teil meines Fußes komplett schwarz und zwei Zehen kleben zusammen, aufeinander."[764]

764 Aussage von George Marcel Buhler am 27.6.1946. NARA, US vs. Friedrich Becker et al., 000-50-46, S. 778–816.

George Marcel Buhler wurde insgesamt drei Mal an seinem Fuß von Schnabel und später von Schmitz, bei diesem ohne Anästhesie, operiert. Unter welchen Bedingungen solche Eingriffe stattfanden führte er ebenfalls aus:

> „So hatte ich eines Tages die Möglichkeit, zu sehen, dass Mathoi [Anm. einer der Häftlingspfleger] Hände operierte, während Schmitz ohne Anästhesie meinen Fuß operierte. Es war ein beängstigendes Spektakel. Dort standen die Patienten, die auf ihre OP warteten, barfuß, hier sahen sie ihre Kameraden, die ohne Anästhesie operiert wurden.“[765]

Allerdings kam es auch vor, und das entspricht der Willkür der medizinischen Behandlung in den Konzentrationslagern, dass solche Wunden und Verletzungen überhaupt nicht versorgt wurden, wie die Aussage von Louis Martin impliziert. Er hatte monatelang eiternde Wunden, die durch die Reibung der groben Holzpantinen verursacht waren. Er musste täglich damit arbeiten gehen.[766] Ungezählt sind die Fälle, in denen solch oberflächliche Wunden sich zu Phlegmonen und septischen Verläufen entwickelten.

Größere Operationen stellten die Zwangssterilisierungen dar. Technisch einerseits wenig anspruchsvoll führten sie gegen den Willen der Betroffenen zu bleibender Zeugungsunfähigkeit und konnten bei unsauberem Vorgehen andererseits zu schwerwiegenden Komplikationen, wie etwa Infektionen, Blutungen und Ödemen im Genitalbereich, führen. Alleine aufgrund der Schmerzhaftigkeit wurde dadurch die Arbeitsfähigkeit deutlich herabgesetzt. Diese Komplikationen konnten auch zu einem vollständigen Funktionsverlust eines oder beider Hoden führen und damit die de-facto-Kastration zur Folge haben (siehe Kapitel 4.4).

Große Operationen sind hauptsächlich für Heinrich Schmitz überliefert, was aber nicht bedeutet, dass andere Ärzte nicht auch komplizierte Eingriffe im Lager Flossenbürg vorgenommen haben.

Das heimlich vom französischen Häftlingsarzt Legeais geführte Operationsbuch, das er auch im DFP erwähnt, ist wahrscheinlich nicht erhalten geblieben. Es gibt hingegen eine Operationsliste, die in der englischen Übersetzung vorliegt (siehe Quellenlage).[767] Anhand dieser Liste lassen sich Cholezystektomien (Gallenblasen-Entfernungen), Billroth-Operationen, explorative Laparatomien[768], aber auch die Versorgung von Leistenbrüchen oder Knochenverletzungen belegen. Verstarb der Patient während der OP oder in den folgenden Tagen, wurde dies ebenfalls vermerkt. Für manche lässt sich eine anschließende Obduktion belegen

---

765 Ebenda.

766 Aussage Louis Martin in: NARA, US vs. Friedrich Becker et al., 000-50-46, S. 440–476.

767 BArch, NS 4/Fl – 388.

768 Eröffnung des Bauchraumes bei unklarer Diagnose. S. Glossar.

(siehe ausführlich Kapitel 4.8), was aufgrund anderweitig fehlender Dokumentation wertvolle Informationen zum Schicksal der aufgeführten Männer beiträgt.

Schmitz führte aus, dass alle von ihm operierten „Patienten" (er sprach im Gerichtssaal nicht von Häftlingen) vor einer Magen-Operation eine chemische und eine Röntgen-Untersuchung durch Polák, seinen Assistenten, erhielten.[769] Den Vorwurf, bei falscher Indikationsstellung operiert zu haben, bestritt Schmitz und fügte hinzu, dass nach 18 Jahren Berufstätigkeit die Lust am Operieren nachgelassen habe, was vor allem durch die Darstellung Carl Schrades in Zweifel gezogen werden darf. Für Schrade stand fest, dass Schmitz an Todgeweihten eigenmächtige Experimente vorgenommen hat und dass er das ihm scheinbar unendlich zur Verfügung stehende „Menschenmaterial" zum Üben und Ausprobieren von Operationstechniken benutzte.[770] Schmitz dagegen ging in seiner Aussage sogar so weit, die zeitgenössische konservative Behandlung des Magengeschwürs detailliert auszuführen: „... for such inner diet cures one first of all needs fresh eggs, up to eighteen a day."[771] Wie bei anderen medizinischen Erklärungen dieser Art gewinnt man den Eindruck, dass sich Schmitz als erfahrenen und gewissenhaften Arzt, der unter fürchterlichen Bedingungen nur das Beste für seine Patienten erreichen wollte, darzustellen versuchte.

Dem weiteren Vorwurf, unter unsterilen Bedingungen gearbeitet zu haben, widersprach er ebenfalls; er habe mit Häftlingspfleger Janicki[772] an jedem OP-Tag die benötigten Instrumente bereit gelegt und sie sterilisiert, wobei er sich einige Minuten später selbst widersprach.[773] Bei dem Vorwurf, er habe eine Zigarre während einer Operation geraucht, geriet seine Argumentation gleichfalls ins Wanken.

Eine Eröffnung des Bauchraums stellt einen schwerwiegenden Eingriff in die Physiologie des Körpers darstellt, der multiple belastende, potentiell lebensbedrohliche Veränderungen herbeiführen kann. Diese sind etwa eine Steigerung des Blutdrucks aufgrund des Schmerzes und aufgrund veränderter Druckverhältnisse im Bauchraum. Ein bereits geschwächtes Herz-Kreislauf-System ist allein

---

769 NARA, US vs. Heerde et al., 000-50-46-3, S. 907. Polák war allerdings kein „Assistent", sondern erfahrener Internist. Im Lager war er als Häftlingsarzt eingesetzt und befand sich demnach in einer Zwangssituation.

770 Schrade 2014, S. 261.

771 Aussage Heinrich Schmitz am 12.12.47, in: NARA, US vs. Heerde et al., 000-50-46-3, S. 909.

772 Janusz Janicki war ein polnischer Gefangener, der im HKB als Pfleger eingesetzt war. Vgl. Sobolewicz 1999, S. 190.

773 Ebenda, S. 912.

hierdurch gefährdet, zu dekompensieren. Des Weiteren kann ein solcher Eingriff, zumal wenn ein gut durchblutetes Organ wie der Magen entfernt wird, zu einem großen Blutverlust führen, was bei anämischen Patienten problematisch werden kann. Billroth-Operationen bestehen aus der teilweisen Entfernung gleich mehrerer Bauchorgane. Schon bei sonst gut ernährten und gesunden Personen ist bei diesem Eingriff eine häufige postoperative Folgeerscheinung die plötzliche und durchfallartige Entleerung des Verdauungstraktes (im heutigen Sprachgebrauch „dumping-syndrom" genannt), wobei große Mengen Wasser, Elektrolyte und Nahrungsbestandteile für den Körper verloren gehen. Diese schnellen Entleerungen können von einem Kreislaufkollaps begleitet sein. All dies macht deutlich, dass die Durchführung einer Billroth-Operation im Kontext eines Konzentrationslagers ein eigenmächtiges Humanexperiment darstellt. In einer Umgebung, in der es an allem mangelte, hatten diese Patienten eine von vornherein extrem niedrige Chance zu überleben. Die Tatsache, dass solch ein schwerwiegender Eingriff wiederholt an KZ-Häftlingen durchgeführt wurde, die weder psychisch noch physisch dazu in der Lage waren, dass dies mit der Billigung des Standortarztes und der oberen Verwaltungsriege geschah und dass diejenigen, die daran starben, zum Teil noch am selben Tag obduziert wurden, entspricht gleich mehreren medizinischem Verbrechen. Bewiesen sind diese Vorgänge für den Vertragsarzt Heinrich Schmitz, den die Standortärzte Schnabel und Fischer gewähren ließen. Eine gewisse Ähnlichkeit zum Vorgehen von Dr. Kramer und Dr. Mengele in Auschwitz oder Dr. Rascher in Dachau, die alle ihre Opfer zunächst für Versuche missbrauchten und dann umbringen ließen, um sie anschließend zu obduzieren, um anatomisch-pathologisches Material zu gewinnen, ist unübersehbar.

Operative Eingriffe müssen für alle anderen Lagerärzte und in geringerem Umfang für Standortärzte vermutet werden. Hierzu sind prinzipiell auch zahnchirurgische Eingriffe zu zählen. Zum momentanen Zeitpunkt ist die Quellenlage hierzu allerdings zu dünn, um konkrete Angaben machen zu können.

4.8 Obduktionen

Zu den Quellenbeständen des ITS zum Lager Flossenbürg gehört auch ein Buch mit handgeschriebenen Obduktionsprotokollen.[774] Diese Protokolle belegen 161 Leicheneröffnungen im Hauptlager zwischen dem 28. Juli 1944 und dem 10. April 1945.

---

774 C.C. Flossenbürg, „Sektionsberichte" (Individual Death reports). ITS, Bad Arolsen: G.C.C. 5/76. Kopie und Transkription in AGFl.

Obduktionen sind im Hauptlager auch schon vor dem 28. Juli 1944 durchgeführt worden, hierzu sind aber keine schriftlichen Überlieferungen ehrhalten geblieben. Verschiedene ehemalige Gefangene erwähnen allerdings das regelmäßige Obduzieren durch Lagerärzte bzw. durch sie selbst oder durch andere, nicht immer ärztlich ausgebildete Mithäftlinge.[775] Aussagen von SS-Ärzten bezüglich der von ihnen durchgeführten Leichenöffnungen finden sich nicht. Schätzungen der Anzahl obduzierter Leichen vor Juli 1944 sind somit bisher nicht möglich. Die Zahl von 161 korreliert auch in keiner Weise mit der tatsächlichen Sterblichkeit.

Insgesamt wurden 164 Nummern vergeben, davon wurden 161 Obduktionen durchgeführt, bei einer Doppelnennung. Zwei Protokolle wurden zwar nummeriert, aber keine Eintragung festgehalten. Für den Monat Juli 1944 sind zwei Protokolle vorhanden, für August 16, für September 13, für Oktober 19, für November 15, für Dezember sechs, für Januar 1945 sind 23, für Februar 27, für März 35 und für April fünf nachweisbar. Lediglich ein Leichnam war weiblich. Obduktionen von Kindern wurden nicht festgehalten.

Die Angaben zum obduzierten Leichnam sind außerordentlich unterschiedlich: Bei nur 34 wurde der komplette Name notiert, bei 120 ein Teil des Namens (meistens der Familienname) und bei sieben Leichenöffnungen wurde gar kein Name erfasst. In acht Protokollen ist das Geburtsdatum bzw. das Alter angegeben. Bei 152 wurde die Gefangenennummer notiert, bei 95 die Nationalität. In sechs Protokollen findet sich der Hinweis darauf, dass es sich um einen jüdischen Häftling gehandelt hat.

Die meisten Obduktionen wurden an Leichen von polnischen bzw. „reichsdeutschen" Gefangenen durchgeführt (29 bzw. 28, hiervon trug ein Leichnam ein „Z" für Zigeuner in einer wohl in Auschwitz erhaltenen Tätowierung am Unterarm). Die anderen Nationalitäten verteilten sich wie folgt: zwölf russische, je neun französische und tschechische, je ein ungarischer, belgischer, italienischer, holländischer und norwegischer Leichnam. Bei drei Obduktionen ist die Nationalität unklar, bei 66 wurde sie nicht notiert.

Diese Heterogenität der formalen Angaben setzt sich inhaltlich fort. So werden bei 24 Obduktionen vorab klinische Informationen genannt, allerdings nur stichworthaft. Eine genaue Beschreibung des Leichnams findet sich selten, dafür

775 Stanley (Stanisław) M. Garstka: Erinnerungen, S. 5, in: *Przeglad lekarski – Oswiecim*. Nr. 14, Kopie in AGFl. Er habe im Sommer 1944 anhand einer von ihm selbst durchgeführten Obduktion versucht, Heinrich Schmitz zu beweisen, dass der Verstorbene an Lungenentzündung gelitten habe.

auffallend häufig ein Hinweis auf den Ernährungszustand. Die Beschreibung der vorgefundenen Anatomie bzw. der pathologischen und mitunter forensisch aufschlussreichen Veränderungen bleibt meist rudimentär. Die abschließende Formulierung einer Todesursache bzw. eines möglichen Sterbevorgangs unterbleibt in den allermeisten Fällen, außer nach Erschießungen.

Die weitaus größte Anzahl der Obduktionen erbrachte die Diagnose einer Infektionskrankheit, ihre Zahl beläuft sich auf 72. Während diesen wurden drei Proben für bakteriologische Untersuchungen entnommen. Ob die jeweilige Erkrankung klinisch zu vermuten gewesen wäre bzw. vermutet wurde, wird meist nicht erwähnt. Die zweitgrößte Gruppe von Obduktionen fand post-operativ statt, ihre Zahl betrug 40, hiervon der Großteil nach Laparatomien. Elf Obduktionen wurden nach Erschießungen durchgeführt und die Obduktion beschreibt in der Regel ausführlich den Schusskanal bzw. die Schusskanäle. Die restlichen Protokolle beschreiben entweder Polytraumata, wobei unklar bleibt, wie das jeweilige Trauma zustande gekommen sein könnte oder es treten verschiedene Herzerkrankungen, Hungerpathologien und Nierenprozesse, hierbei vor allem Glomerulonephritiden, zutage. Neoplasien fehlen völlig.

Wie bereits angedeutet, ist die Qualität der Obduktionen ausgesprochen wechselhaft, insgesamt aber mangelhaft. Manche Leichname wurden lediglich am ehemaligen Operationsgebiet/-situs eröffnet, selten wurde eine vollständige Eröffnung aller drei Körperhöhlen durchgeführt. Manche Protokolle erstrecken sich über zwei Zeilen, ohne dass ersichtlich ist, ob die Obduktion überhaupt durchgeführt wurde.

Legt man das zeitgenössisch übliche Obduktionsschema zugrunde, ergibt sich eine Vergleichsmöglichkeit hinsichtlich der Qualität. So wird in dem 1935 erschienenen Handbuch der biologischen Arbeitsmethoden von Emil Abderhalden auf größtmögliche Genauigkeit ausdrücklich Wert gelegt. „Sektionen einzelner Körperteile oder Körperhöhlen“ seien „ein Unding“.[776] Mikroskopische Untersuchungen werden ausdrücklich eingefordert:

> „Sie [Anm.: die mikroskopischen Untersuchung] ist heute eine so unentbehrliche Hilfsmethode der Arbeit am Leichentisch, daß es als ein Kunstfehler angesehen werden kann, wenn sie nicht in systematischer Weise (…) angewandt wird.“[777]

---

776 Abderhalden, Emil: *Handbuch der biologischen Arbeitsmethoden*, Wien 1935, S. 1094.

777 Ebenda. Wobei der Verfasser folgende Einschränkung anschließt: „Inwieweit dies im Einzelfall geschieht, hängt von der wissenschaftlichen Fragestellung, von den praktischen Bedürfnissen und vom Geldbeutel ab.“

Auch ein zweiteiliges Obduktionsprotokoll sei „als wissenschaftliches oder amtliches Dokument ein wesentlicher Teil der Sektion".[778] Die übliche Reihenfolge sei: zuerst die Eröffnung der Bauchhöhle, gefolgt von der Eröffnung der Brusthöhle, des Halses und zuletzt der Schädelhöhle mit Untersuchung des Gehirns und des Rückenmarks.[779] Erfahrene Obduzenten könnten diese Reihenfolge nach persönlichen Vorlieben oder den jeweiligen Erfordernissen verändern.[780] Diesen zeitgenössischen Standardforderungen werden die Flossenbürger Protokolle nur in wenigen Einzelfällen gerecht.

Führt man eine inhaltliche Gegenüberstellung mit den Aussagen ehemaliger Häftlinge durch, ergibt sich ein erschreckendes Bild. Hier sei erneut auf Carl Schrade verwiesen.[781] Die von Schrade erwähnten Gastrektomien sind die häufigsten in-situ- Befunde der 40 postoperativen Obduktionen. Die Protokolle bestätigen also nicht nur die Aussage Schrades, sondern sie lassen anhand der neutralen pathologisch-anatomischen Beschreibung den langsamen, schmerzhaften und grauenhaften Tod des Betroffenen erahnen.[782]

Die Schwäche der Protokolle liegt nicht nur in ihrer mangelhaften Ausführung und darin, dass nicht notiert wurde, wer den Leichnam aufgrund welcher Kriterien zur Obduktion bestimmt hat. Es wurde auch nicht notiert, ob der Lagerarzt selbst obduzierte oder ein Gefangener.[783] Die handschriftlichen Protokolle tragen zum Großteil keine Unterschrift. Neben Schmitz fungierte lange Zeit Schnabel parallel als Standortarzt, so dass auch er als Obduzent in Frage kommt, genauso wie später Geiger und Adam (ab Januar bzw. Februar 1945). Dass der Standortarzt Fischer obduziert hat, scheint nicht wahrscheinlich, kann letztendlich aber nicht ausgeschlossen werden. In den Berichten von Zeitzeugen und in den Ermittlungsverfahren der BRD der 1950er Jahre ist hierzu kaum etwas eruiert worden.

---

778 Ebenda, S. 1100.

779 Ebenda, S. 1122.

780 Ebenda, S. 1123.

781 Schrade 2014, S. 260 f.

782 So etwa Obduktionsbericht Nr. 31 vom 29.9.44: „Operationswunde vom Proc. xyph. bis zum Nabel. Bei Öffnen des Abdomens: Peritonitis. Ursprung: Perforation der Magennaht hinten bei subtotaler Resektion des Magens und Billroth I". ITS, Bad Arolsen: G.C.C. 5/76. C.C. Flossenbürg, „Sektionsberichte" (Individual Death reports). Kopie und Transkription in AGFl.

783 So gab Karl Mathoi im DFP an, sich um „post-mortems", also Obduktionen, gekümmert zu haben. Ob er diese nur organisierte oder aber selber durchführte, bleibt in seiner Aussage unklar. Aussage Mathoi Karl am 27.9.1946. NARA. US vs. Becker et al., 000-50-46, S. 4190.

Warum wurde überhaupt obduziert? Über regelrechte „Bestellungen“, also gezielte Anforderungen von bestimmten Leichnamen durch wissenschaftliche Institute, wie sie zum Beispiel an das „Revier” im Vernichtungslager Auschwitz-Birkenau oder an das Konzentrationslager Natzweiler-Struthof geschickt wurden bzw. andere Formen von Kooperationen zwischen den Ärzten des Lagers Flossenbürg mit größeren wissenschaftlichen Instituten ist bisher nichts bekannt, so dass es unwahrscheinlich ist, dass diese Obduktionen „Auftragsleistungen“waren. Konnte jemand von ihnen profitieren, etwa zur Seuchenprävention? In den Fällen, in denen die Obduktion eindeutig das Vorhandensein von Tuberkulose, Diphterie, Typhus abdominalis oder Fleckfieber ergab (die häufigsten Infektionskrankheiten, die die Protokolle diagnostizieren), wurde im Obduktionsprotokoll nicht vermerkt, ob und wenn ja, welche präventiven Maßnahmen ergriffen wurden. Aus der Aussage des tschechischen Häftlingsarztes Frantisek Polák wissen wir vom Gegenteil, nämlich dass angesichts einer Fleckfieber-Epidemie die Errichtung einer effektiven Quarantäne und Verabreichung von Impfungen zwischen September 1944 und Februar 1945 unterblieb.[784] Eine offene oder eine Miliar-Tuberkulose war unter Lagerbedingungen in der Regel ein Todesurteil. Es gibt Hinweise, dass Tuberkulose-Kranke gezielt von Lagerärzten wie Trommer und Schmitz, evtl. auch von Schnabel, für tödliche Injektionen selektiert wurden. Ob es angesichts von Typhus oder Diphterie gezielte Maßnahmen zur Vermeidung einer Epidemie gegeben hat, darf also angezweifelt werden, allerdings sind die Quellenbestände hierzu dürftig.[785] Ein präventiver Gedanke hinter den Obduktionen kann demnach weitgehend ausgeschlossen werden.

Es bleibt zum jetzigen Zeitpunkt weitgehend unklar, warum diese Obduktionen durchgeführt wurden. Aufgrund der fehlenden Einverständniserklärung der Betroffenen und der oben aufgeführten zahlreichen Mängel beweisen diese Protokolle allerdings wiederholte Leichenschändungen. Darüber hinaus beweisen sie die Bauchoperationen Schmitz’, die zahlreichen Fälle von Tuberkulose, oft gepaart mit Verhungern und Hinrichtungen. Sie sind als ein extrem wichtiges forensisches Beweismittel einzustufen.

In der heutigen Gedenkstätte ist der Sektionstisch in einem Raum des Krematoriumgebäudes für Besucher zugänglich. Es steht somit für edukative, aber auch

784 „They were not treated but sent back to work, or else they were admitted for three days to the ward and after three days released (…) with high fever of 39 or 40 degrees.“ Aussage Dr. Polak, Franz Wenzel am 24.6.1946. NARA, US vs. Becker et al., 000-50-46, S. 602–645.

785 Ein Abgleich hierzu mit den Beständen des ITS Bad Arolsen steht aus.

für kommemorative Zwecke zur Verfügung. Der Sektionstisch des Krankenreviers ist nicht erhalten geblieben.

4.9 Humanexperimente

Folgt man der engen Definition dessen, was im Nürnberger Ärzteprozess unter einem verbrecherischen Humanexperiment verstanden wurde, dann wurden solche in Flossenbürg nicht durchgeführt: „Dies waren keine vereinzelten Versuche (...), sondern sie waren vielmehr das Ergebnis der gleichgeschalteten Fomulierung einer Politik und der Planung auf hoher regierungsmäßiger, militärischer und naziparteilicher Ebene und sie wurden durchgeführt als wesentlicher Teil des totalen Kriegseinsatzes."[786] Die Versuche, die Gegenstand der Anklage in Nürnberg gewesen waren, waren in Konzentrationslagern durchgeführt worden, aber nur ein Teil der verantwortlichen Ärzte war auch dort als Lager- bzw. Standortarzt stationiert gewesen. Der andere Teil der Ärzte, die die Versuche durchführte, kam nur zu diesem Zweck von ausserhalb in das Lager. In jedem Fall gab es eine Form von Kooperation zwischen Lager einerseits und extern gelegener Institution andererseits. Eine solche Zusammenarbeit, weder mit wissenschaftlichen, noch mit miliärischen Institutionen, ist auf medizinischer Ebene bislang für Flossenbürg nicht nachweisbar.

Eigenmächtige Versuche allerdings, die individuelle Ärzte in unterschiedlichem Ausmaß, aus eigenen Beweggründen und mit jeweils stark abweichenden Konsequenzen für die Opfer durchgeführt haben, lassen sich für das Hauptlager Flossenbürg keineswegs ausschließen. Vielmehr muss davon ausgegangen werden, dass solche Versuche, ohne vermeintlichen wissenschaftlichen Anspruch und ohne kollegiale oder institutionale Verbindung zur Außenwelt die Regel waren.

Auch die Zentrale Stelle der Landesjustizverwaltungen in Ludwigsburg wollte 1966 „eigenmächtige Versuche" von Lagerärzten von juristischer Seite nicht ausschließen,[787] und bestätigte damit das, was ehemalige Gefangene immer berichtet hatten.

Damit würde sich Flossenbürg von Verhältnissen in anderen Konzentrationslagern nicht unterscheiden: Aus Bergen-Belsen ist beispielsweise Dr. Wilhelm Jäger bekannt, der Amputationen und Operationen ohne Betäubung und ohne medizinische Vor- und Nachbereitung durchführte, so dass die Patienten an den Folgen seiner „Behandlung" starben.[788] Ähnliches gilt für den „Dr. Tod" genann-

786 Mitscherlich/Mielke 2009, S. 362.

787 Schreiben vom 21.1.1966. BArch, ZStL, B 162/27383. Bl. 5.

788 Wenck 2000, S. 124.

ten Aribert Heim, der zwar nur kurz im Lager Mauthausen stationiert war, dort aber durch äußerste Brutalität hervor trat. Das Vorgehen von Heinrich Schmitz in Flossenbürg ist damit zweifelsfrei gleichzusetzen. Die Ausführungen zur Gabe von Tuberkulin und zu ausgedehnten Bauch-Operationen belegen die eigenmächtige Durchführung von Versuchen am Menschen durch Schmitz, völlig ohne Anordnung von außen und ohne Kooperation mit außerhalb des Lagers gelegenen Stellen. Es ist anzunehmen, dass sich in Zukunft noch weitere Hinweise auf nicht indizierte Behandlungen oder Behandlungen, um eine Methode an wehrlosen Gefangenen auszuprobieren, ergeben werden.[789]

Für die anderen Ärzte können solch eigenmächtige Versuche, die als ein „Üben" oder „Ausprobieren" verstanden werden können, und offenbar keiner höheren Wissenschaft dienten, ebenfalls nicht ausgeschlossen werden.

Ein Abgleich mit der von Paul Weindling an der Oxford-Brooks University erarbeiteten Datenbank zu Opfern von Menschenversuchen[790] steht bislang noch aus, verspricht nach einer ersten Sichtung aber vielversprechende Erkenntnisse und eine Differenzierung unseres heutigen Wissensstandes zu verbrecherischen Menschenversuchen im Hauptlager Flossenbürg.

---

789 Ein entsprechender Abgleich zwischen der Datenbank der Gedenkstätte Flossenbürg und der Datenbank zu Opfern von Humanexperimenten an der Oxford Brooks University (in Zusammenarbeit mit Johannes Ibel bzw. Paul Weindling) ist noch nicht abgeschlossen.

790 Weindling 2015.

5. Exemplarische Rekonstruktion dreier Krankheitsgeschichten: Fritz Jänsch, Stefan Hajdu und Jacques Terrasse

Die meisten Anamnesen, Krankheitsverläufe und eventuell Todesursachen von Patienten des Häftlingskrankenbaus und Patienten außerhalb des eigentlichen „Reviers" sind nicht rekonstruierbar, da eine entsprechende Dokumentation entweder nie existiert hat oder vor der Befreiung des Lagers vernichtet wurde. Damit fehlt ein ganz wesentlicher zeitgenössischer Bestandteil von Informationen zur gesundheitlichen Verfassung der Gefangenen. Dies ist für andere Bereiche des Lagerlebens analog und die meisten Details, die uns heute eine Rekonstruktion von Geschehnissen im Lager ermöglichen, sind entweder nach Kriegsende aufgezeichnet worden bzw. können über mehrere, zum Teil sehr unterschiedliche Quellenbestände Stück für Stück zusammengesetzt werden. Im Folgenden sollen exemplarisch drei typische Krankheiten im Konzentrationslager Flossenbürg anhand von Einzelschicksalen dargestellt werden; eine davon verlief tödlich.

5.1 Fritz Jänsch und Stefan Hajdu

Ein Beispiel für eine rudimentäre medizinische Dokumentation ist die Krankheitsgeschichte von Fritz (Friedrich) Jänsch. 56-jährig wurde er 1954 als Zeuge im Ermittlungsverfahren gegen Faßbender, Schnabel u. a. gehört. Dabei gab er an, Ende 1944 von Heinrich Schmitz unnötig operiert worden zu sein. Warum er sich im Revier primär vorgestellt hatte, welche Diagnose dort gestellt wurde und welcher Eingriff letztendlich vorgenommen worden war, wurde in Jänschs Anhörung nicht eruiert. Auch wurde nicht nachgefragt, wie es ihm 1954 gesundheitlich ging.

Diese Anhörung war der Ausgangspunkt für weitere Recherchen: Die Datenbank der Gedenkstätte Flossenbürg liefert heute weitere Informationen: Fritz Jänsch wurde am 4. Dezember 1897 in Breslau geboren, sein Beruf war Kaufmann. Von den Nationalsozialisten wurde er am 12. März 1937 nach Sachsenhausen verschleppt, nach Einweisung durch die Kripo. In Flossenbürg wurde er unter der Haftnummer 1259 am 26. November 1938 als „Berufsverbrecher" zur „polizeilichen Vorbeugungshaft" registriert.

Laut der von Gefangenen heimlich kopierten Operationsliste[791] wurde Fritz Jänsch am 31. Oktober 1944 mit der Diagnose „Ulcus pepticum" operiert. Welcher Eingriff genau vorgenommen wurde, bleibt unklar. Am 26. November wurde er aus dem "Revier" entlassen. Als Komplikation war zwischenzeitlich eine Eventration aufgetreten, was bedeutet, dass Jänsch einen ausgedehnten Bauchbruch hatte; dies kann eine sehr ernsthafte postoperative Komplikation darstellen. Dass er damit überlebt hat, ist ein weiteres Beispiel für die „Willkür des Überlebens im Konzentrationslager".[792] Hätte er nach seiner Entlassung nicht sofort eine relativ einfache Arbeit in der Lagerschreibstube zugeteilt bekommen, wie er selbst 1954 angab, hätte er mit großer Wahrscheinlichkeit nicht überlebt. Dass er eine „privilegierte Arbeit" bekam, könnte wiederum daran gelegen haben, dass er zu den deutschsprachigen Gefangenen gehörte.

Zum Zeitpunkt der Drucklegung war die biografische Recherche zu Friedrich Jänsch, beispielsweise über eventuell vorhandene Entschädigungsakten, noch nicht abgeschlossen.

Stefan Hajdu

Ein Beispiel für eine schwerste, lebensbedrohliche Verletzung stellt das Schicksal des Ungarn Stefan Hajdu dar. Stefan Hajdu wurde am 21. Juli 1929 in der ungarischen Stadt Tapolca geboren. Im Juni 1944 wurde er mit seiner gesamten, als jüdisch verfolgten Familie in das Konzentrations- und Vernichtungslager Auschwitz-Birkenau deportiert, wo alle Familienmitglieder außer Stefan und seinem Vater in der Gaskammer ermordet wurden. Der Vater starb im Dezember 1944 in einem Außenlager von Buchenwald an Unterernährung und Entkräftung. Im April 1945 wurde der damals 15-jährige Stefan mit einem Zug von Buchenwald „evakuiert". Am 9. April 1945 wurde dieser Zug von alliierten Jagdflugzeugen angegriffen, in der Annahme, dass es sich um SS- oder Wehrmachtsverbände handelte. Hierbei wurde Stefan das linke Bein oberhalb des Knies abgerissen. Stefan war noch am Leben, blutete aber stark aus der Oberschenkelwunde. Die bewachenden SS-Männer verweigerten eine Versorgung durch das sich in der Nähe befindende Rote Kreuz. Sie brachten den Jungen – mit notdürftig abgedrückter Oberschenkelarterie – über mehrere Tage weiter nach Flossenbürg, wo er fiebernd mit einer offenbar infizierten, weil übel riechenden Oberschenkelwunde

---

791 Englische Liste ohne Titel. Erläuterung siehe Kapitel 4.7. BArch, NS 4/Fl 388.

792 In Anlehnung an den Titel der Autobiografie von Sobolewicz, Tadeusz: *Von der Willkür des Überlebens im Konzentrationslager*, Frankfurt/Main, 2005. Jänschs Angaben erfolgten am 17.8.1954 in Schwandorf. StArch Am, Sta Wen, (NSG) 81/7, Ermittlungsverfahren gegen Faßbender, Wilhelm, Bl. 1219 f.

am 13. April ankam. Dort wurde er sofort vom tschechischen Häftlingsarzt Polák im Revier operativ versorgt. Den Todesmärschen entging er mit Glück. Im Revier erlebte er die Befreiung des Lagers durch amerikanische Einheiten am 23. April. Nach der Befreiung wurde eine deutsche Krankenschwester dazu eingeteilt, ausschließlich Stefans Pflege zu übernehmen. Von ihr erhielt er Infusionen mit Calcium, Vitaminen und – wahrscheinlich lebensrettend – Penizillin.

Nebenbei erinnerte er sich während des Gesprächs, das wir 2013 führten, lächelnd daran, wie er durch diese Krankenschwester das erste Mal in seinem Leben eine Grapefruit zu essen bekam (wegen des hohen Vitamin-C-Gehalts). Über ein Jahr später, im Mai 1946 bekam Stefan eine Prothese angepasst und es dauerte mehrere Jahre, bis er damit richtig gehen und Treppen steigen konnte.

Insgesamt wurde Stefan Hajdu in seinem Leben noch drei Mal nachoperiert. Erst nach der letzten Revision des Amputationsstumpfes 1961 in Eisenberg (in der damaligen DDR) hatte er mehrere Jahrzehnte keine Phantomschmerzen oder andere Beschwerden mehr.[793]

Abb. 16: Entlassungsschein von Stefan Hajdu aus dem UNRRA Hospital Weiden im Mai 1946. Handschriftlich wurden links unten Status post amputationem femoris links und Pleuritis exsudativa als Hauptdiagnosen vermerkt.

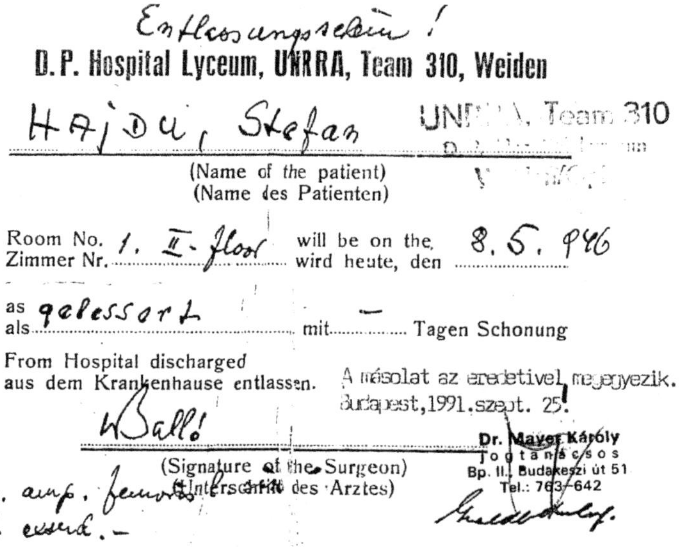

Entlassungsschein!

D.P. Hospital Lyceum, UNRRA, Team 310, Weiden

HAJDU, Stefan

(Name of the patient)
(Name des Patienten)

Room No. / Zimmer Nr. 1. II. floor will be on the, / wird heute, den 8. 5. 946

as / als gelessort mit – Tagen Schonung

From Hospital discharged
aus dem Krankenhause entlassen.

(Signature of the Surgeon)
(Unterschrift des Arztes)

Status p. amp. femoris
Pleuritis exsud. –

UNRRA, Team 310

A másolat az eredetivel megegyezik.
Budapest, 1991. szept. 25.

Dr. Mayer Károly
Jogtanácsos
Bp. II. Budakeszi út 51
Tel.: 763-642

793 Zusammenfassung aus einem Interview, geführt in der Gedenkstätte Flossenbürg, April 2013.

Abb. 17: Amputationsstumpf Femur links, Aufnahme vom April 2013.

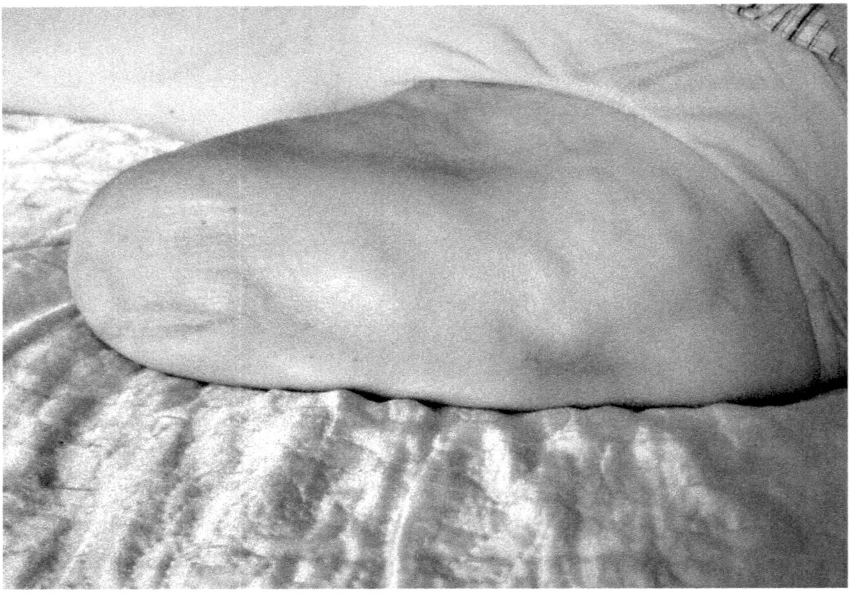

5.2 Jaques Terrasse

Etwas ausführlicher lässt sich die Krankheitsgeschichte und die wahrscheinliche Todesursache des französischen Häftlings Jacques Terrasse rekonstruieren. Dies ist allerdings weniger anhand von zeitgenössichen Lagerdokumenten als aufgrund der Zeugenschaft eines französischen Häftlingsarztes möglich.

Jacques Terrasse wurde am 5. April 1897 in Oneux in Nordfrankreich geboren.[794] Am 17. Januar 1944 wurde er von Compiègne nach Buchenwald deportiert, wo er zusammen mit dem späteren Flossenbürger Häftlingsarzt Dr. Alain Legeais am 19. Januar ankam.[795] Im Lager Buchenwald erhielt er die Gefangenennummer 39849. Am 3. März 1944 wurde er in das Flossenbürger Außenlager Hradischko (Hradištko) verschleppt, von wo er am 5. Juni mit 31 anderen Gefangenen in das Hauptlager Flossenbürg gebracht wurde. Seine Gefangenen-Nummer ist in den Flossenbürger Nummernbüchern mit 6415 Sch. (für Schutzhaft) hinterlegt. Der chronologisch nächste Eintrag über Terrasse findet sich in Lagerdokumenten

794 Livre mémorial 2004, S. 1440.

795 Ebenda.

erst wieder für den 16. Oktober 1944, am Tag der Sektion seines Leichnams. Die hier erwähnte „Diagnose" – hiermit war im eigentlichen Sinne die Todesursache gemeint – lautet: „Große blasse Niere, Glomerulonephritis chronica".[796] Das Todesdatum von Jacques Terrasse ist in den Nummernbüchern einen Tag später, am 17. Oktober 1944 vermerkt, sodass davon ausgegangen werden muss, dass die Sektion noch an seinem Todestag, am 16. Oktober, und vor Eintreten der sicheren Todeszeichen, durchgeführt wurde und dass es einen Tag dauerte, bis die schriftliche Nachricht seines Todes in der Schreibstube ankam.

In einem ausführlichen Brief vom Sommer 1945 wandte sich der ehemalige französische Häftlingsarzt und Weggefährte von Terrasse, Dr. Alain Legeais an einen Freund von Terrasse und beschrieb dessen letzte Wochen und Monate.[797] Der eng mit Schreibmaschine geschriebene, zweiseitige Brief berichtet davon, dass Terrasse bereits Ende September 1944 bzw. spätestens in den ersten Oktobertagen[798] im Revier verstorben sei. Die betreuenden Häftlingsärzte seien Michel Bommelaer und Jacques Michelin gewesen. Der Beschreibung Legeais' ist zu entnehmen, dass Terrasse seit August zunehmende beidseitige Beinödeme aufgrund einer Nephritis entwickelt hatte. Diese Ödeme hatten „monströse" Ausmaße angenommen. Eine Therapie sei im Lager nicht möglich gewesen. Zuletzt sei noch eine Herzinsuffizienz hinzugetreten. Er war immer schwächer geworden, und zuletzt war seine Stimme kaum mehr hörbar gewesen. Ca. 48 Stunden vor seinem Tod war er in ein Koma gefallen, und „so sanft wie möglich" gestorben. Michelin habe ihm die Augen geschlossen, dann haben sie ihn zusammen aus dem Saal 3 getragen. Terrasse habe bis zuletzt an sein und ihrer aller Überleben geglaubt.

Aus diesem Brief geht außerdem hervor, dass Terrasse Vater einer vierjährigen Tochter war.

Legeais legte offenbar viel Wert darauf, tröstliche Worte für den Freund zu finden und das Sterben von Terrasse als einen würdevollen und vor allem schmerzlosen Vorgang zu beschreiben. Dass Letzteres auch in Wirklichkeit so stattgefunden hat, kann retrospektiv weder bestätigt noch widerlegt werden, nichtsdestoweniger ist dieser Brief eine verhältnismäßig detaillierte Beschreibung eines tödlichen Krankheitsverlaufs aus der Sicht eines erfahrenen Mediziners, was angesichts von für die Lagerzeit weitgehend fehlender Dokumentation eine absolute Rarität darstellt.

---

796 Sektionsbericht Nr. 41, ITS, Bad Arolsen: G.C.C. 5/76. C.C. Flossenbürg, „Sektionsberichte" (Individual Death reports). Kopie und Transkription in AGFl.

797 Brief an einen ungenannten Empfänger vom 17.8.1945. Dossier Legeais, AGFl.

798 Legeais konnte sich nicht mehr an das genaue Datum erinnern: „Je ne puis me souvenir de la date exacte du décès de Terrasse, cette fin si triste de votre ami se situe au plus tard dans les premiers jours d'octobre". Ebenda.

6. Schlussbetrachtung und Ausblick

Für die vorliegende Arbeit wurden die Viten von 29 Männern rekonstruiert, die, mit einer Ausnahme, alle Mitglieder der Waffen-SS im Konzentrationslager Flossenbürg gewesen waren. In diesem Lager und den dazu gehörigen fast 90 Außenlagern sind nachweislich mindestens 30.000 Menschen umgekommen. Die Gefangenen, die das Kriegsende er- und überlebten, waren oft für ihr Leben gezeichnet – durch körperliche Narben, bleibende Erkrankungen, aber auch durch seelische Verletzungen.

Durch eine Quellenstudie wurden die biographischen Eckdaten, wenn möglich, für das gesamte Leben jedes Arztes rekonstruiert. Das Augenmerk richtete sich hierbei auf drei Fragen: Erstens, wann war der Betroffene als Arzt, Zahnarzt oder Dentist im KZ Flossenbürg stationiert? Zweitens, hat er sich dort an Medizinverbrechen beteiligt und wenn ja, an welchen und in welchem Ausmaß? Drittens, wurde der Betroffene nach 1945 juristisch zur Rechenschaft gezogen?

Es konnte festgestellt werden, dass von den 29 Männern zwei den ehemaligen Gefangenen relativ positiv in Erinnerung geblieben sind (Baader und Adam). Gegen diese wurden zwar Ermittlungs- bzw. Strafverfahren geführt, aber ohne Strafe eingestellt. Drei der hier vorgestellten Ärzte wurden von alliierten Militärgerichten für schuldig befunden und hingerichtet (Schmitz, Schiedlausky für seine Taten in Ravensbrück, Wolter für seine Taten in Mauthausen). Vier andere Ärzte wurden von alliierten Militärgerichten bzw. westdeutschen Gerichten zu Freiheitsstrafen verurteilt (Fischer, Geiger, Hellinger und Weck). Zu weiteren Strafverfahren kam es nicht.

Sechs der hier behandelten Ärzte haben den Zweiten Weltkrieg höchstwahrscheinlich nicht überlebt (bei Dienstbach und Trommer muss man Suizid vermuten, Litschel starb in sowjetischer Kriegsgefangenschaft, Popiersch starb in Majdanek an Fleckfieber, Hattler wird als gefallen und Hofmann als verschollen geführt). Zu sechs Ärzten konnten keine oder nur wenig aufschlussreiche Informationen gefunden werden (Jäger, Louis, Neumann, Osenbrügge, Trischkat, Weyand). Vierzehn der vorgestellten Ärzte konnten ihrem Beruf nach 1945 wieder nachgehen (Adam, Baader, Böhmichen, Bremmer, Einfeldt, Geiger, Gräff, Louis, Pütz, Schnabel, Seitschek, Trischkat. Die oben erwähnten Fischer und Weck konnten bis zu ihrer Verurteilung praktizieren.)

Die Studie zeigt außerdem, dass viele dieser Männer nur wenige Wochen oder Monate im Lager stationiert waren, bevor sie an anderer Stelle, oft auch in einem anderen KZ, stationiert wurden. Dies hat zweierlei Bedeutung: Erstens wurden die einzelnen Ärzte durch diese schnellen Wechsel für die Gefangenen weitestgehend gesichts- bzw. namenlos. Eine Erinnerung an diesen oder jenen Arzt im Speziellen ist selten möglich. Wenn bestimmte Personen erinnert werden, dann weil sie sich im negativen, manchmal auch im positiven Sinn von der weitgehend anonymen Gruppe der Ärzte abhoben. Zweitens wird das Netz der Lager und der übergeordneten Schaltstellen im nationalsozialistischen Gesundheitssystem sichtbar: Es erstreckte sich von Neuengamme, Bergen-Belsen und Berlin im Norden über Dachau, Flossenbürg und Mauthausen im Süden bis ins besetzte Elsass und folgerichtig bis zu den Vernichtungslagern im besetzten Polen.

Ein dritter Punkt, der herausgearbeitet werden konnte, waren die individuellen Handlungsspielräume, die sich für einen Arzt in alle Richtungen eröffneten. Es war implizit vorgegeben, die Gefangenen als Arbeitskräfte zu vernichten, aber es blieb dem Einzelnen überlassen, wie viel „Vernichtung", also Mord, er aktiv selbst bei der Krankenversorgung vornahm. Das Verhalten der einzelnen Ärzte diesbezüglich war durchaus sehr unterschiedlich.

Anhand der Angaben in den wenigen Ermittlungs- bzw. Strafverfahren wird sichtbar, dass Schuldeingeständnisse oder Reue kaum vorkamen; mitunter kommt auch Zweifel am Aufklärungswillen von juristischer Seite auf.

Die medizinische Versorgung war, wie in allen anderen Konzentrationslagern auch, durch allgegenwärtigen Mangel und Vernachlässigung geprägt. Nachweisbare aktive Medizinverbrechen betreffen Zwangssterilisationen, die „Sonderbehandlung 14f13", Krankenmord und eigenmächtige Menschenversuche, darüber hinaus Leichenschändung und Fälschung der standesamtlichen Dokumentation von Todesfällen. Die Ärzte machten sich darüber hinaus durch ihre Anwesenheit bei zahlreichen Massenexekutionen der Mitwisserschaft (und des späteren Schweigens darüber) schuldig.

Es sei erneut darauf hingewiesen, dass für diese Arbeit kein Kontakt zu den Familien der ehemaligen SS-Ärzte aufgenommen wurde. Dies sollte in naher Zukunft geschehen, um vorhandenes Photomaterial, aber auch eventuell vorhandene persönliche Erinnerungen in Form von Gesprächen oder Interviews zu sichern.

Die vorliegende Arbeit möchte kein Beitrag zur Debatte über die sogenannte „Wiedergutmachung" sein, sie möchte aber weitere Fragestellungen aufzeigen, die sich im Hinblick auf die medizinische (Nicht-)Versorgung im Lagerkomplex Flossenbürg ergeben und hierbei könnten in Zukunft die Wiedergutmachungsakten bzw. andere Entschädigungsakten eine wichtige Rolle spielen. Diese sollten als Quelle zu medizinischen Fragen angesehen werden, um Leidenswege ehemaliger Gefangener auch über das Kriegsende 1945 hinaus darstellen zu können.

Andere Fragestellungen ergeben sich im Hinblick auf Schmitz, dessen Vita in einen psychiatriegeschichtlichen Kontext eingeordnet werden sollte. Ein Vergleich der Obduktionsberichte mit ähnlichen Schriftstücken aus anderen Lagern steht genauso aus wie eine Suche und Analyse von Untersuchungsbefunden der Bakteriologischen Untersuchungsanstalt Erlangen zu Gefangenen Flossenbürgs. Auch eine Verbindung des Hauptlagers oder eines der Außenlager zur Universität Erlangen kann noch nicht völlig ausgeschlossen werden.

Die Beschreibung der äußerst heterogenen hygienisch-medizinischen Zustände und Entwicklungen in den über 90 Außenlagern Flossenbürgs stellt ein weiteres Desiderat dar. Auch der Zeitraum zwischen dem 23. April und dem 8. Mai 1945 stellt aufgrund seines Übergangscharakters, der relativ guten Dokumentation durch die US Army und der anhaltend hohen Todeszahlen unter den befreiten Gefangenen eine kleine, aber medizinisch bedeutsame Forschungslücke dar.

Das Feld der Medizin verlassend, stehen rechtsgeschichtliche Analysen der DFP und der Ermittlungsverfahren der frühen 1950er Jahre am Weidener Landgericht aus.

7. Bibliographie

7.1 Unveröffentlichte Quellen

Genutzte Archive:

BArch Berlin-Lichterfelde

BArch ZStL: Zentralstelle der Landesjustizverwaltungen

AGBB: Archiv der Gedenkstätte Bergen-Belsen

AGFl: Archiv der Gedenkstätte Flossenbürg

ANg: Archiv der Gedenkstätte Neuengamme

AS: Archiv der Gedenkstätte Sachsenhausen

APMO: Państwowe Muzeum Auschwitz-Birkenau, Staatliches Museum der Gedenkstätte Auschwitz-Birkenau

ITS: International Tracing Service

HStArch Mü: Hauptstaatsarchiv München

ThHStArchW: Thüringisches Hauptstaatsarchiv Weimar

StArch Am: Staatsarchiv Amberg

StArch Nü: Staatsarchiv Nürnberg

LA Berlin: Landesarchiv Berlin

LA BW: Landesarchiv Baden-Württemberg

LA NRW: Landesarchiv Nordrhein-Westfalen (Abteilung Rheinland)

LA SH: Landesarchiv Schleswig-Holstein

NLA H: Niedersächsisches Landesarchiv Hannover

NLA O: Niedersächsisches Landesarchiv Oldenburg

StA BO: Stadtarchiv Bad Oyenhausen

StA Cha: Stadtarchiv Cham

StA Fl: Stadtarchiv Flensburg

StA Hab: Stadtarchiv Hammelburg

StA Hu: Stadtarchiv Hanau

StA Nü: Stadtarchiv Nürnberg

StA Us: Stadtarchiv Usingen

StA Wen: Stadtarchiv Weiden

UA FAU: Universitätsarchiv Friedrich-Alexander-Universität Erlangen-Nürnberg

UA Fr: Universitätsarchiv Freiburg

UA G: Universitätsarchiv Göttingen

UA Graz: Universitätsarchiv Graz

UA Mün: Universitätsarchiv Münster

UA Wie: Universitätsarchiv Wien

WStLA: Wiener Stadt- und Landesarchiv

7.2 Veröffentlichte Quellen: Dokumentensammlungen, Quelleneditionen, zeitgenössische Schriften und Memoiren

Dokumentensammlung:

Fondation pour la Mémoire de la Déportation: *Livre-mémorial des déportés de France arrêtés par mesure de répression et dans certains cas par mesure de persécution 1940–1945*, Paris 2004.

Rüter, Christiaan F./de Mildt, Dick W. (Hrsg.): *Justiz und NS-Verbrechen. Sammlung (west-)deutscher Strafurteile wegen nationalsozialistischer Tötungsverbrechen*, 1945–2012, 49 Bände, Amsterdam, München 1968–2012.

Interneteditionen bzw. Podcasts:

Harvard Law School Library. Erläuterungen und Materialien zu den Nürnberger Prozessen, http://nuremberg.law.harvard.edu.

Forschungs- und Dokumentationszentrum der Universität Marburg für Kriegsverbrecherprozesse, https://wwww.uni-marburg.de/icwc/forschung/2weltkrieg/usadachau.

Muggenthaler, Thomas: *Die dunklen Jahre des Hauses Wittelsbach*. Podcast des Bayerischen Rundfunks, Bayern 2, 2011.

Erinnerungsliteratur:

Adam, Walter: *Nacht über Deutschland*, Wien 1947.

Fliecx, Michel: *Vom Vergehen der Hoffnung. Zwei Jahre in Buchenwald, Peenemünde, Dora, Belsen*, Göttingen 2013.

Garstka, Stanley (Stanisław) M.: Erinnerungen, aus: *Przeglad lekarski – Oswiecim*. Nr. 14, Kopie in AGFl.

Heger, Heinz: *Die Männer mit dem rosa Winkel. Der Bericht eines Homosexuellen über seine KZ-Haft von 1939–1945*, Gifkendorf 2011.

Israeler, Steve: Interview durch die Survivors Of The Shoah Visual History Foundation am 16.3.1995.

Legeais, Alain: *Dossier. „Association de Flossenbürg et Kommandos" (DAFK)*, Kopie in AGFl.

Naujoks, Harry: *Mein Leben im KZ Sachsenhausen 1936–1942. Erinnerungen des ehemaligen Lagerältesten*, Köln 1987.

Nyiszli, Miklós: *Im Jenseits der Menschlichkeit*, Berlin ³2011.

Schrade, Carl: *Elf Jahre. Ein Bericht aus deutschen Konzentrationslagern*, Göttingen 2014.

Schrade, Carl: *Le vétéran. Onze ans dans les camps de concentration*, Mayenne 2011.

Sobolewicz, Tadeusz: *Aus der Hölle zurück. Von der Willkür des Überlebens im Konzentrationslager*, Frankfurt/Main 1999.

Terry, Jack/Nitecki, Alicia: *Jakubs Welt. Die Erinnerungen des Jack Terry*, Stamsried 2005.

Walleitner, Hugo: *Zebra. Ein Tatsachenbericht aus dem Konzentrationslager Flossenbürg*, Bad Ischl o. J.

7.3 Sekundärliteratur

Abderhalden, Emil: *Handbuch der biologischen Arbeitsmethoden*, Wien 1935.

Aly, Götz: *Die Belasteten. ‚Euthanasie' 1939–1945. Eine Gesellschaftsgeschichte*, Frankfurt/Main 2013.

Bastian, Till: *Furchtbare Ärzte. Medizinische Verbrechen im Dritten Reich*, München 2001.

Benz, Wolfgang/Distel, Barbara (Hrsg.): *Der Ort des Terrors. Geschichte der nationalsozialistischen Konzentrationslager*, Band 1: Die Organisation des Terrors, München 2005.

Benz, Wolfgang/Distel, Barbara (Hrsg.): *Flossenbürg. Das Konzentrationslager Flossenbürg und seine Außenlager*, München 2007.

Benz, Wolfgang/Graml, Hermann/Weiß, Hermann (Hrsg.): *Enzyklopädie des Nationalsozialismus*, München ⁵1998.

Blasius, Dirk: Die Tuberkulose im Dritten Reich, in: *Der Kampf gegen die Tuberkulose*. Herausgegeben vom Deutschen Zentralkomitee zur Bekämpfung der Tuberkulose (DZK), Frankfurt/Main 1996 S. 77–85.

Böhm, Johannes: *Medizin im System der nationalsozialistischen Konzentrationslager und das Wirken des Flossenbürger Lagerarztes Heinrich Schmitz*. Facharbeit [unveröffentlicht] im Leistungskurs Geschichte am Augustinus-Gymnasium Weiden 2010.

Buggeln, Marc/Wildt, Michael (Hrsg.): *Arbeit im Nationalsozialismus*, München 2014. (e-book ohne Seitenzahlen).

Cüppers, Martin: *Wegbereiter der Shoah. Die Waffen-SS, der Kommandostab Reichsführer-SS und die Judenvernichtung 1939–1945*, Darmstadt ²2011.

Czech, Danuta: *Kalendarium der Ereignisse im Konzentrationslager Auschwitz-Birkenau*, Hamburg 1989.

Damskis, Linda Lucia: *Zerrissene Biografien. Jüdische Ärzte zwischen nationalsozialistischer Verfolgung, Emigration und Wiedergutmachung*, München 2009.

Ebbinghaus, Angelika/Dörner, Klaus: *Vernichten und Heilen. Der Nürnberger Ärzteprozess und seine Folgen*, Berlin 2002.

Ebbinghaus, Angelika: Mediziner vor Gericht, in: Henke, Klaus-Dietmar (Hrsg.): *Tödliche Medizin im Nationalsozialismus. Von der Rassenhygiene zum Massenmord.* Schriften des Deutschen Hygiene-Museums Dresden, Köln 2008, S. 203–224.

Eckart, Wolfgang U.: *Medizin in der NS-Diktatur. Ideologie, Praxis, Folgen*, Köln 2012.

Einfeldt, Hermann: *Prof. Dr. Ernst Jessen 1859–1933. Ein Leben für die Schulzahnpflege*, Köln 1959.

Einfeldt, Hermann: *Die Quintessenz der zahnärztlichen Hygiene*, Berlin 1972.

Freund, Florian: *Der Dachauer Mauthausen-Prozess, in: Dokumentationsarchiv des Österreichischen Widerstandes. Jahrbuch 2001*, Wien 2001, S. 35–66.

Freund, Florian: *Die Toten von Ebensee. Analyse und Dokumentation der im KZ Ebensee umgekommenen Häftlinge 1943–1945*, Wien 2014.

Fritz, Sven: *Die SS-Ärzte des Konzentrationslagers Neuengamme.* Wissenschaftliche Hausarbeit [unveröffentlicht] zur Erlangung des akademischen Grades eines Magister Artium der Universität Hamburg, 2008.

Gedenkstätte Buchenwald (Hrsg.): *Konzentrationslager Buchenwald 1937–1945. Begleitband zur ständigen historischen Ausstellung*, Göttingen ⁸2011.

Greene, Joshua M.: *Justice at Dachau. The trials of an american prosecutor*, New York 2003.

Groß, Dominik: *Beiträge zur Geschichte und Ethik der Zahnheilkunde*, Würzburg 2006.

Heigl, Peter: *Konzentrationslager Flossenbürg in Geschichte und Gegenwart. Bilder und Dokumente gegen das zweite Vergessen*, Regensburg ³1994.

Henke, Klaus-Dietmar (Hrsg.): *Tödliche Medizin im Nationalsozialismus. Von der Rassenhygiene zum Massenmord.* Schriften des Deutschen Hygiene-Museums Dresden, Köln 2008.

Herbert, Ulrich: Best. *Biographische Studien über Radikalismus, Weltanschauung und Vernunft 1903–1989*, Bonn 1996.

Höllinger, Nina: Andreas Schilling – „never say that Schilling was a little man". *betrifft widerstand 107*, Dezember 2012. S. 4–11. [Anm.: Kleinschreibung im Original]

Hoffmann-La Roche AG und Urban & Fischer (Hrsg.): *Roche Lexikon Medizin*, München, Jena [5]2003.

Hoffmann, Ute: „Für Reichszwecke frei gemacht." Zur Einrichtung und Funktion der „Euthanasie"-Anstalt Bernburg/Saale, in: Morsch, Günter und Perz, Bertrand unter Mitarbeit von Ley, Astrid: *Neue Studien zu nationalsozialistischen Massentötungen durch Giftgas. Historische Bedeutung, technische Entwicklung, revisionistische Leugnung*, Berlin 2011, S. 131–139.

Hossfeld, Uwe et al. (Hrsg.): *„Kämpferische Wissenschaft". Studien zur Universität Jena im Nationalsozialismus*, Wien 2003.

Ibel, Johannes (Hrsg.): *Einvernehmliche Zusammenarbeit? Wehrmacht, Gestapo, SS und sowjetische Kriegsgefangene*, Berlin 2008.

Jäckel, Eberhard/Longerich, Peter/Schoeps, Julius H. (Hrsg.): *Enzyklopädie des Holocaust. Die Verfolgung und Ermordung der europäischen Juden*, 4 Bände, München, Zürich [2]1998.

Jansen, Christian: Leben und Maximen des politisch engagierten Mathematikers Emil Julius Gumbel, in: Eichhorn E./Thiele E.J.: *Vorlesungen zum Gedenken an Felix Hausdorf*, Berlin 1994, S. 213–226.

Kater, Michael H.: *Ärzte als Hitlers Helfer*, Hamburg, Wien 2000.

Klee, Ernst: *Was sie taten – was sie wurden. Ärzte, Juristen und andere Beteiligte am Kranken- oder Judenmord*, Frankfurt/Main [12]2004.

Klee, Ernst: *Das Personenlexikon zum Dritten Reich. Wer war was vor und nach 1945*, Frankfurt/Main [2]2007.

Klee, Ernst: *Auschwitz, die NS-Medizin und ihre Opfer*, Frankfurt/Main [5]2012.

Köthe, Andreas: *Die Geschichte der Geraer kommunalen und privaten Krankenanstalten von ihren Anfängen bis zum Jahre 1983*. Medizinische Dissertation [unveröffentlicht], eingereicht an der Medizinischen Akademie Erfurt, 1986.

Kretzer, Anette: *NS-Täterschaft und Geschlecht. Der erste britische Ravensbrück-Prozess in Hamburg 1946/47*, Berlin 2009.

Kühne, Thomas: *Kameradschaft. Die Soldaten des nationalsozialistischen Krieges und das 20. Jahrhundert*, Göttingen 2011.

KZ-Gedenkstätte Flossenbürg/Stiftung Bayerische Gedenkstätten (Hrsg.): *Konzentrationslager Flossenbürg 1938–1945. Katalog zur ständigen Ausstellung*, Ulm 2008.

KZ-Gedenkstätte Flossenbürg/Stiftung Bayerische Gedenkstätten (Hrsg.): *Was bleibt – Nachwirkungen des Konzentrationslagers Flossenbürg. Katalog zur Dauerausstellung*, Ulm 2011.

Lasik, Aleksander/Piper, Franciszek/Setkiewicz, Piotr/Strzelecka, Irena (Hrsg.): *Auschwitz 1940–1945. Studien zur Geschichte des Konzentrations- und Vernichtungslagers Auschwitz*, 5 Bände, Oświęcim 1999.

Leucht, Stefan/Förstl, Hans: *Kurzlehrbuch Psychiatrie und Psychotherapie*, Stuttgart, New York 2012.

Ley, Astrid: Medizin im Konzentrationslager. Gezielte Vernachlässigung, medizinische Minimalversorgung, ärztliche Verbrechen. Dauerausstellung in der Gedenkstätte Sachsenhausen, in: Medizinhistorisches Journal 41, 2006, S. 99–108.

Ley, Astrid: Kollaboration mit der SS zum Wohle von Patienten? Das Dilemma der Häftlingsärzte in Konzentrationslagern, in: Zeitschrift für Geschichtswissenschaft, 61, 2013, S. 123–139.

Ley, Astrid/Morsch, Günter: *Medizin und Verbrechen. Das Krankenrevier des KZ Sachsenhausen 1936–1945*, Berlin 2007.

Lifton, Robert J.: *Ärzte im Dritten Reich*, Stuttgart 1988.

Maier, Christoph: *Rüstungsprojekt Dogger und Konzentrationslager Hersbruck nach Aussagen des Happurger Prozesses.* Magisterarbeit [unveröffentlicht], Universität Erlangen-Nürnberg 2009.

Michl, Dominik: *Die französischen Häftlinge des KZ Flossenbürg.* Magisterarbeit [unveröffentlicht], Universität Würzburg, Würzburg 2011.

Mitscherlich, Alexander/Mielke, Fred: *Medizin ohne Menschlichkeit. Dokumente des Nürnberger Ärzteprozesses*, Frankfurt/Main 172009.

Muggenthaler, Thomas: „*Ich lege mich hin und sterbe!*". *Ehemalige Häftlinge des KZ Flossenbürg berichten*, Stamsried 2005.

Orth, Karin: *Das System der nationalsozialistischen Konzentrationslager*, Hamburg 1999.

Orth, Karin: *Die Konzentrationslager-SS. Sozialstrukturelle Analysen und biographische Studien*, Göttingen 2000.

Riaud, Xavier: *La pratique dentaire dans les camps du IIIe Reich*, Paris 2002.

Scherer, Katrin: *Ärzte, Helfer, Mörder – zur Medizin im Dritten Reich anhand des Krankenreviers Flossenbürg.* Zulassungsarbeit [unveröffentlicht] im Studiengang Lehramt für Realschulen, Universität Passau, Wintersemester 2004/2005.

Schlaffer, Rudolf: *GeRechte Sühne? Das Konzentrationslager Flossenbürg. Möglichkeiten und Grenzen der nationalen und internationalen Strafverfolgung von NS-Verbrechen*, Hamburg 2001.

Siegel, Sari: Treating an Auschwitz Prisoner-Physician. The case of Dr. Maximilian Samuel. Holocaust and Genocide Studies 28, no. 3 (Winter 2014), S. 450–481.

Siegert, Toni: Das Konzentrationslager Flossenbürg. Gegründet für sogenannte Asoziale und Kriminelle, in: Broszat, Martin/Fröhlich, Elke/Grossmann, Anton (Hrsg.): *Bayern in der NS-Zeit. Soziale Lage und politisches Verhalten der Bevölkerung im Spiegel vertraulicher Berichte*, Band 2, München, Wien 1979. S. 429–492.

Siegert, Toni: *30 000 Tote mahnen. Die Geschichte des Konzentrationslagers Flossenbürg und seiner 100 Außenlager von 1938 bis 1945*, Weiden 1984, Amberg [7]2003.

Sigel, Robert: *Im Interesse der Gerechtigkeit: die Dachauer Kriegsverbrecher-Prozesse 1945–1948*, Frankfurt/Main 1992.

Skriebeleit, Jörg: *Auch in Würzburg?! Zur Geschichte eines unbemerkten Außenlagers des KZ Flossenbürg.* Sonderdruck aus dem Mainfränkischen Jahrbuch für Geschichte und Kunst, Band 56, 2004.

Sommer, Robert: *Das KZ-Bordell. Sexuelle Zwangsarbeit in nationalsozialistischen Konzentrationslagern*, Paderborn [2]2010.

Steegmann, Robert: *Le KL Natzweiler et ses kommandos. Une nébuleuse concentrationnaire des deux côtés du Rhin 1941–1945*, Strasbourg 2005.

Steinacher, Gerald: *Nazis auf der Flucht*, Frankfurt/Main 2010.

Steinbacher, Sybille: *Auschwitz. Geschichte und Nachgeschichte*, München [2]2007.

Strebel, Bernhard: *Das KZ Ravensbrück. Geschichte eines Lagerkomplexes*, Paderborn 2003.

Vieregg, Hildegard/Eisele, Willi/Emmer, Theo/Bayerischer Philolo-genverband/Landesfachgruppe Geschichte-Sozialkunde/ Verband der Geschichtslehrer Deutschlands/Landesverband Bayern: *Begegnungen mit Flossenbürg. Beiträge, Dokumente, Interviews, Zeugnisse Überlebender*, Weiden 1998.

Voit, Stefan: *Die Totenbücher des KZ Flossenbürg 1938–42*, Erste Staatsprüfung für das Lehramt an Grundschulen in Bayern [unveröffentlicht], Regensburg 1985.

Von Cranach, Michael/Siemen, Hans-Ludwig (Hrsg.): *Psychiatrie im Nationalsozialismus. Die Bayerischen Heil- und Pflegeanstalten zwischen 1933 und 1945*, München 1999.

Von Engelhardt, Dietrich (Hrsg.): *Biographische Enzyklopädie deutschsprachiger Mediziner*, 2 Bände, München 2002.

Weindling, Paul J.: *Epidemics and genocide in eastern europe 1890–1945*, Oxford 2000.

Weindling, Paul J.: „Mustergau“ Thüringen. Rassenhygiene zwischen Ideologie und Machtpolitik, in: Hossfeld, Uwe et al. (Hrsg.): *„Kämpferische Wissenschaft“. Studien zur Universität Jena im Nationalsozialismus*, Wien 2003, S. 1013–1026.

Weindling, Paul J.: *Victims and Survivors of Nazi Human Experiments. Science and Suffering in the Holocaust*, London, New York 2015.

Welzer, Harald: *Täter. Wie aus ganz normalen Menschen Massenmörder werden*, Frankfurt/Main 2007.

Wenck, Alexandra-Eileen: *Zwischen Menschenhandel und „Endlösung“: Das Konzentrationslager Bergen-Belsen*, Paderborn 2000.

Wildt, Michael: *Generation des Unbedingten. Das Führungskorps des Reichssicherheitshauptamtes*, Hamburg 2002.

Wolter, Heike unter Mitarbeit des P-Seminars Geschichte am Gymnasium Neutraubling: *„Wenn der Krieg um 11 Uhr aus ist, seid ihr um 10 Uhr alle tot!“ Sterben und Überleben im KZ-Außenlager Obertraubling*, Salzburg 2011.

Zehm, Abner (Colonel), MC: Experiences at a Concentration Camp. Medical Bulletin of the US Army, Europe, Vol. 6, No. 5–6, May/June 1949, S. 4., Reproduktion in: *Medical Bulletin of the US Army*, Europe, Vol. 37, No. 2, February 1980.

8. Glossar der medizinischen Fachbegriffe[799]

Dieses Glossar stellt eine Auswahl dar und kann ein medizinisches Wörterbuch nicht ersetzen. Es wurde versucht, Begriffe, Krankheiten, Operationsverfahren oder Substanzen auszuwählen, die für die medizinische Situation in einem Konzentrationslager bzw. für die Spätfolgen der ehemaligen Gefangenen von Belang waren und sind oder die in den konsultierten Quellen immer wieder auftauchen. Es besteht somit keinerlei Anspruch auf Vollständigkeit.

Aminoglykoside: In den 1930er und 1940er Jahren von IG Farben entwickelte Antibiotika. Damals einzig theoretisch verfügbare Antibiose, Penizillin stand in Deutschland noch nicht zur Verfügung. Im englischen Sprachgebrauch Sulfa-drugs genannt. Diese Substanzgruppe erlangte durch die Versuche am Menschen im Frauen-Konzentrationslager Ravensbrück, durchgeführt von Prof. Dr. med. Karl Gebhardt, traurige Berühmtheit.

Anämie: Blutarmut, genauer: Mangel an roten Blutkörperchen (Erythrozyten), die den Sauerstoff transportieren. Ursachen: starke oder wiederholte Blutungen, Mangelernährung.

Atrophie: Rückbildung/Verkleinerung (meist pathologisch).

Autopsie: Inspektion des Körperinneren am Toten. Siehe auch Sektion und Obduktion.

Billroth: Christian-Theodor B., entwickelte in Wien und Zürich in den 1880er Jahren zwei Verfahren zur operativen Teilentfernung des Magens, Billroth I und Billroth II, die sich darin unterscheiden, welche Anteile reseziert und wie die Magen-Darm-Passage wieder hergestellt wird. Komplikationen bei beiden Verfahren: Dünndarmulkus, Anastomosenulkus, Dumping-Syndrom u. a.

Billroth I: Resektion von Antrum und Pylorus, End-zu-End-Anastomose zwischen Magenstumpf und Duodenum.

Billroth II: Resektion des Pylorus und des präpylorischen Magenanteils unter Blindverschluss des Magen- und des Duodenalstumpfes. End-zu-Seit-Anastomose zwischen Magen und einer Jejunumschlinge.

Bronchitis: Entzündung der Bronchialschleimhaut, akut oder chronisch.

Bronchopneumonie/Herdpneumonie: herdförmige, ohne Bezug zu anatomischen Lungengrenzen ablaufende Lungenentzündung.

---

799 Soweit nicht anders angegeben aus: Hoffmann-La Roche AG und Urban & Fischer (Hrsg.): *Roche Lexikon Medizin*, München, Jena [5]2003.

Cholecystektomie: operative Entfernung der Gallenblase. Meist bei **Cholecystitis**, Entzündung der Gallenblase.

Commotio cerebri: Gehirnerschütterung. Voll reversible Hirnfunktionsstörung ohne anatomisches Korrelat, meist Folge eines Schädel-Hirn-Traumas. Es können (kurze) Bewusstlosigkeit, Amnesie und Kopf- bzw. Nackenschmerzen auftreten.

Contusio cerebri: Gehirnquetschung. Gedeckte Hirnverletzung bei stumpfem Schädel-Hirn-Trauma. Lokalisation und Ausmaß sind von Richtung und Intensität der Gewalt und von ihrer Stoßachse abhängig. Die Gewebezertrümmerungen, Blutungen und späteren Narben finden sich am Ort der Gewalteinwirkung und/oder am Gegenpol; je nachdem wo diese Narben sind, kann es zu Ausfallserscheinungen kommen (Sprach- und Sprechstörungen, Lähmungen, Gedächtnisverlust u. ä.)

Diarrhö: Durchfall, akut oder chronisch, evtl. begleitet von schmerzhaften Krämpfen, evtl. mit Schleim-, Eiter- oder Blutbeimengungen.

Diphtherie: mittels Tröpfcheninfektion übertragene Infektionskrankheit mit Corynebakterium diphtheriae. Klinisch: Fieber, Halsschmerzen, Schwellung des Halses. Bei Befall des Kehlkopfes („echter Krupp") Ersticken möglich. Folgeerscheinungen an Herz und Niere, sowie Lähmungen möglich.

Dysenterie: entzündliche Erkrankung des Dickdarms, die mit sehr häufigen Stuhlentleerungen einhergeht; im engeren Sinne Bakterienruhr: Infektionskrankheit, heute meldepflichtig. Erreger: verschiedene Shigella-Arten. Andere Ursachen: falsche Ernährung.

Dystrophie: durch Mangel- oder Fehlernährung bedingte Störungen und Veränderungen des ganzen Organismus, nach Gefäßschäden auch lokale D. möglich.

EEG: Elektroenzephalogramm, Elektroenzephalographie. Messung der hirnelektrischen Aktivität.

Ekzem: nicht ansteckender, stark juckender Hautausschlag, oft mit Bläschenbildung.

Embolie: plötzlicher Verschluss eines Blutgefäßes, meist einer Arterie. Führt zu Infarkt und Absterben des von diesem Blutgefäß versorgten Gewebes.

Endokarditis: Entzündung der Herzinnenhaut (Endokard), meist als Endokarditis der Herzklappen. Ursachen: rheumatisch, infektiös oder Mischformen. S.a. Pericarditis.

Enteritis: Entzündung der Darmwand, im engeren Sinne der Dünndarmwand, oft in Verbindung mit Magenschleimhautentzündung (Gastroenteritis) oder Dickdarmschleimhautentzündung (Enterokolitis).

Erysipel: auch Wundrose genannt. Akute, schwere Hautinfektion durch Streptokokken, ausgehend von oberflächlichem (Epithel-) Defekt. Klinik: Stufenförmig abgesetzte, flammenförmig vordringende Hautinfiltration, evtl. mit schweren Begleiterscheinungen, etwa Ödeme oder Blasenbildungen. Meist hohes Fieber. Ohne antibiotische Behandlung septischer (tödlicher) Verlauf.

Evipan: Narkotikum aus der Gruppe der Barbiturate.

Exanthem: Akut auftretender Hautausschlag, manchmal mit Juckreiz, häufig bei infektiösen Allgemeinerkrankungen (Scharlach, Typhus, Fleckfieber) oder als Reaktion auf Medikamente.

Fistel: abnormer, röhrenförmiger Gang, der von einem Hohlorgan ausgeht und an der Körperoberfläche mündet.

Fleckfieber: Auch Flecktyphus oder Febris petechialis. Oberbegriff für verschiedene Rickettsiosen. Im engeren Sinn ist das epidemische Fleckfieber (auch Typhus exanthematicus, Läusefleckfieber, Kriegstyphus, Hungertyphus) gemeint. Englisch: spotted fever, epidemic typhus oder kurz typhus.
Weltweit, v. a. unter schlechten hygienischen Bedingungen (Verlausung) auftretende akute epidemische Infektionskrankheit mit hoher Sterblichkeit. Hervorgerufen durch Rickettsien, die von Läusen übertragen werden. Auch bei Heilung können schwere Folgeschäden bleiben (z. B. Schwerhörigkeit, Lähmungen u. a.)

Flöhe: Siphonaptera. Blut saugende Parasiten. Können Krankheiten übertragen (Pest, Fleckfieber). Nach Biss heftig juckende Quaddeln mit zentraler Blutung.

Follikulitis: Entzündung des Haarfollikels.

Fraktur: Knochenbruch.

Gangrän: gangränöse Nekrose. Brand. Nach Minderdurchblutung, mechanischer oder thermischer Schädigung auftretender Gewebsuntergang, gefolgt von Schrumpfung, Vertrocknung (Mumifizierung) und Schwarzfärbung. Bei zusätzlicher Infektion mit Fäulnisbakterien resultiert eine Erweichung bzw. Verflüssigung des Gewebes.

Gasbrand: Gasödem, Gasphlegmone. Nicht ansteckende, schwere Wundinfektion nach (schwerer) Wundverschmutzung, mit rasch fortschreitendem Gewebstod (Nekrose). Klinik: plötzlich einsetzender Wundschmerz, Schock, schneller Körperverfall, Gelbsucht (Ikterus).

Gastritis: Entzündung der Magenschleimhaut, akut oder chronisch. Verschiedenste Auslöser, u. a. Stresssituationen.

Gastroenteritis: Entzündung der Darmwand, im engeren Sinne der Dünndarmwand, in Verbindung mit einer Magenschleimhautentzündung.

Gehirnerschütterung: s. Commotio cerebri

Gehirnquetschung: s. Contusio cerebri

Haemorrhagie: Blutung. Blut im Urin: Haematurie. Bluthusten: Haemoptoe. Blutspucken: Haematemesis.

Hepatitis epidemica: Veraltete Bezeichnung, heute Hepatitis A. Übertragung durch Kontakt- oder Schmierinfektion, also durch kontaminiertes Wasser und Lebensmittel bzw. unsaubere Toiletten. Bei sonst Gesunden unspezifische Symptome wie Minderung des Allgemeinbefindens, evtl. erhöhte Temperatur. Später Ikterus (Gelbsucht), evtl. mit Hautjucken. Ernsthafte Verläufe im höheren Alter oder bei geschwächten Patienten sind möglich. Therapie: Bettruhe, symptomatische Behandlung der Begleitbeschwerden. (Siehe: http://www.rki.de/DE/Content/Infekt/EpidBull/Merkblaetter/Ratgeber_HepatitisA.html. Zugriff am 5.4.2015.)

Hydrocele: meist ist die Hydrocele testis gemeint, eine Zystenbildung im Hodenbereich, entsteht nach örtlichen Entzündungen oder Verletzungen. Klinik: wachsende Raumforderung an einem Hodensack (selten beidseits), Probleme beim Wasserlassen, beim Geschlechtsverkehr, Hautausschlag, Schmerzen, evtl. gleichzeitig Leistenbruch.

Hydrocephalus: umgangssprachlich „Wasserkopf": angeborene oder erworbene (nach Unfall, Blutung, Tumor) dauerhafte Ausweitung der Gehirnwasserräume im Gehirn (Liquorräume), die zur Steigerung des Hirndrucks führt. Klinik: Kinder bis 4 Jahre entwickeln sehr großen Schädelumfang, später kommt es (bei geschlossenen Schädelnähten) zu Kopfschmerzen, Übelkeit, Erbrechen, Lichtscheu, Lähmungen und anderen Ausfallserscheinungen, Bewusstseinsverlust. Ohne operative Versorgung mittelschwere bis schwere Hirnschäden bzw. Tod durch Atemstillstand.

Hypomanie: Symptome und Schweregrad erreichen nicht den Schweregrad einer manischen Episode. Typisch ist eine anhaltend gehobene Stimmung mit gemindertem Schlafbedürfnis und gesteigerter Libido. (Quelle: Leucht/Förstl, Kurzlehrbuch, S. 115).

Kachexie: Auszehrung. Allgemeine Atrophie des Organismus infolge tief greifender Störung aller Organfunktionen. Bei Tumorerkrankungen, Infektionskrankheiten (TBC), Stoffwechselstörungen (Leber- und Nierenerkrankungen), bei Alterserscheinungen, bei zerebralen Erkrankungen, als Vergiftungsfolge und bei Unter- und Mangelernährung.

Kastration: Oft verwechselt mit Sterilisation. Vollständige Entfernung der Keimdrüsen (Hoden oder Eierstöcke). Führt bei Jungen zu ausbleibender Pubertätsentwicklung, bei Männern zu einer Verweiblichung (Feminisierung) und bei Frauen zu einer Vermännlichung (Virilisierung). Im weiteren Sinne ist mit K. auch die Funktionsausschaltung durch Strahlen oder Medikamente (Hormonpräparate) gemeint.

Kieferbruch: Bruch des Ober- oder Unterkiefers außerhalb oder innerhalb der Zahnreihe. Oft kompliziert durch Verletzung von Kieferhöhle, Augenhöhle, Gefäßen und/oder Nerven.

Krätze: siehe Skabies.

Laparatomie: operative Eröffnung der Bauchhöhle. **Explorative L.:** Eröffnung der Bauchhöhle bei unklarer Diagnose.

Läsion: Verletzung.

Lazeration: Zerreißung, Einriss.

Mangelernährung, Malnutrition: Ernährung mit negativer Energiebilanz infolge mangelhafter Nahrungszufuhr (bei Hunger, aber auch z. B. Darmerkrankungen). Im engeren Sinne energetisch ausreichend, jedoch einseitige Ernährung mit unzureichendem Gehalt an Eiweiß, Vitaminen und Mineralien, was zur Mangelkrankheit führt: Vitaminmangel, Zahnausfall, Wundheilungsstörungen, Blutarmut, herabgesetzte Immunabwehr u. a.

Marasmus: über Monate bis Jahre ablaufender Auszehrungs- und Entkräftungsprozess. Alimentäres Dystrophiesyndrom. (Adjektiv: marastisch).

Meningitis: Entzündung der Gehirnhaut. Da diese sehr gut mit Nerven versorgt ist, ist eine M. extrem schmerzhaft. Klinik: Starke Kopfschmerzen, Übelkeit, Erbrechen, Lichtscheu, Fieber. Bei schwerer oder unbehandelter M. Ausweitung auf Gehirn möglich (Meningo-Enzephalitis). Dann Ausfallserscheinungen (Lähmungen, Bewusstseinstrübung).

M.d.E.: Minderung der Erwerbsfähigkeit.

Nekrose: abgestorbenes (schwarzes) Gewebe.

Nephritis: Entzündung des Nierenparenchyms (Nierengewebes). Führt zu Ödemen, Bluthochdruck, Blut im Urin u. a.

o.B. oder o.p.B.: ohne Befund bzw. ohne pathologischen Befund. Kein Vorliegen krankhafter Veränderungen.

Obduktion: Leicheneröffnung zur Feststellung der Todesursache. Englisch postmortem examination oder dissection.

Obstipation: Verstopfung.

Ödem: Schwellung.

Otitis media: Mittelohrentzündung.

Pankreas: Bauchspeicheldrüse.

Paralysis cordis: Herzlähmung, „Herzschlag". Heute gebräuchlich: Herzversagen. (eLexikon: www.peter-hug.ch/lexikon/herzlaehmung. Zugriff am 2.10.2012)

Pediculosis: Befall mit Menschenläusen. Befall des Kopfes: Kopfläuse. Befall der Kleider: Kleiderläuse, Befall im Schambereich: Filzläuse. Entlausung durch mechanische (Läusekamm), thermische (heißer Dampf) und chemische Mittel (etwa das heute in weiten Teilen der Welt verbotene DDT).

Penizillin: Antibiotikum, das aus Pilzkulturen hergestellt wird. Erstmals von Fleming 1928 entdeckt. War im „Dritten Reich" nicht vorhanden.

Perikarditis: Entzündung des Herzbeutels. Ursachen: direkte oder indirekte Verletzungen, rheumatisch, infektiös, bei Stoffwechselerkrankungen, bei Überempfindlichkeitsreaktionen. Führt zu Schmerzen, Fieber, Kurzatmigkeit, evtl. Herzstillstand.

Phenolvergiftung: Durch die lokalanästhetische Wirkung des Ph. kommt es zu schmerzlosen Verätzungen mit weißer Schorfbildung.

Phlegmone: diffuse (nicht begrenzte) Entzündung des (interstitiellen) Bindegewebes. Ausgelöst durch Strepto- und Staphylokokken. Eintrittspforte kann eine kleine Verletzung, etwa am Nagelbett, ein Ulkus oder ein Dekubitus sein. Verlauf ohne Antibiose und evtl. nötiger Wundspülung bzw. -sanierung septisch.

Pneumonie: Lungenentzündung. Entzündung des Lungenparenchyms (Lungengewebes). Meist durch Bakterien, Viren oder Pilze verursacht. Sehr selten durch giftige Dämpfe oder immunologische Ursachen ausgelöst.

Rheumatismus: Sammelbegriff für schmerzhafte und funktionsbeeinträchtigende Zustände des Muskel-Skelett-Systems. Im allgemeinen Sprachgebrauch häufig gleichgesetzt mit der rheumatoiden Arthritis.

Priapismus: pathologische Erektion.

Ruhr: Dysenterie ausgelöst durch (heute bekannte) Entamoeba- und Shigellen-Arten. Kann fulminant verlaufen: durch hohe Flüssigkeitsverluste oder toxische Allgemeinschäden kommt es zum Kreislaufkollaps.

Skabies: Acrodermatitis, Krätze. Durch Kontaktinfektion von Mensch zu Mensch übertragbare Hauterkrankung durch befruchtete Weibchen der Krätzmilbe. Sie bohren Gänge in die Hornschicht weicher Hautpartien und legen darin Eier ab, die als dunkle Punkte erscheinen. Klinik: hochgradiger Juckreiz, dadurch Kratzwunden, außerdem Ekzem, Lymphknotenschwellungen.

Scharlach: Scarlatina. Akute exanthematische Infektionskrankheit, v. a. im Kindesalter. Erreger: (beta-hämolysierende) Streptokokken (der Gruppe A). Übertragung durch Tröpfchen- oder Kontaktinfektion. Starke Hals- und Schluckschmerzen, meist mit hohem Fieber, evtl. Schüttelfrost und Erbrechen und charakteristisches Scharlachexanthem. Dauer ca. zwei Wochen. Therapie: heute Penizillin. Aminoglykoside sind bei Scharlach wirkungslos. Komplikationen: Otitis media, rheumatisches Fieber, Endo- und Myokarditis, Nephritis u. a.

Sektion: siehe Obduktion.

Septikämie: „Blutvergiftung", Sepsis. Krankheitsbild infolge dauernden oder periodischen Eindringens von pathogenen (krankheitsauslösenden) Bakterien und deren Giften aus einem (lokalen) Krankheitsherd und deren Ausbreitung auf dem Lymph-Blut-Weg zur Allgemeininfektion. Möglich nach Entbindung, Mittelohrentzündung, Mandelentzündung oder bei unsauberer Behandlung des Nabels bei Neugeborenen.

Sterilisation, Sterilisierung: Operatives Herbeiführen von Sterilität/Unfruchtbarkeit. Beim Mann durch Durchtrennung der Samenstränge, bei der Frau durch Durchtrennung der Eileiter.
Weitere Bedeutung: Beseitigung aller Mikroorganismen mit physikalischen Mitteln (z. B. Hitze).

Störung, bipolare: affektive Störung, bei der depressive und manische Phasen auftreten. In der depressiven Phase ist die Stimmung gedrückt, traurig, pessimistisch. Evtl. treten Angstzustände oder Selbsttötungstendenzen auf. In der manischen Phase ist die Stimmung heiter und ungebremst optimistisch. Weitere Symptome: Antriebsüberschuss, Enthemmung, Ideenflucht, Selbstüberschätzung. Kann bis zum Tod durch körperliche Erschöpfung führen.

Strophanthin: Herzmittel aus der Substanzgruppe der Herzglykoside. Heute wegen geringer therapeutischer Breite obsolet.

Strychnin: ein die Muskelspannung steigerndes Gift.

TBC: Tuberkulose, Tb. Hervorgerufen durch Mycobacterium tuberculosis. Heute meldepflichtige Infektionskrankheit. Häufigste Form Lungen-TBC, aber auch alle anderen Organsysteme können betroffen sein, dann: Miliar-Tuberkulose. Heute Therapie medikamentös, selten operativ.

Therapeutische Breite: Maß für die Sicherheit eines Medikaments. Gibt die Spanne zwischen therapeutischer und toxischer Dosis an; je größer diese Spanne, desto ungefährlicher ist das Medikament.

Thyreotoxische Symptome: durch eine Überfunktion der Schilddrüse bedingt. Tachykardie, evtl. mit Arrythmie, Hyperthermie, Agitiertheit, Erbrechen, Durchfälle, Muskelschwäche, Adynamie bis hin zum Koma.

Typhus: Typhus abdominalis, typhoides Fieber, Bauchtyphus, Typhoid. Abürzug: Ty.
Durch Salmonella typhii im direkten Kontakt (Schmierinfektion) oder durch verseuchte Lebensmittel (unsauberes Trinkwasser!) übertragene Infektionskrankheit.
CAVE: Im englischen und französischen Sprachgebrauch bedeutet Typhus eine andere Krankheit und wird als Bezeichnung für Fleckfieber/Flecktyphus verwendet!

Typhus exanthematicus, s. Fleckfieber, Flecktyphus

Ulkus: Geschwür, offene Stelle (Mehrzahl: Ulcera). Bei Diabetes, Dystrophie (Wundheilungsstörung), Mangeldurchblutung, Infektion.

Ulkus pepticum: Magengeschwür.

Unterernährung: unzureichende, den Energiebedarf des Organismus nicht deckende Ernährung, im weiteren Sinne auch der daraus resultierende Zustand. Die negative Energiebilanz wird kompensiert durch Einschmelzen von Körpersubstanz (zuerst Fettgewebe, dann Muskulatur) und – unter verringerter Leistung – durch Bedarfssenkung. Hochgradige und längere U. (v. a. im Entwicklungsalter) führt zu Dauerschäden.

Wanzen: Blutsaugende Insekten, mit Stech- und Saugmundwerkzeugen und z. T. mit Stinkdrüsen ausgestattet. Vor allem Bett- und Raubwanzen. Klinik: stark juckende Quaddel mit zentralem Einstich, Rückbildung nach 2–4 Tagen. Evtl. Blasenbildung, evtl. Nachlassen der Reaktion bei Gewöhnung.

Weil-Felix-Reaktion: Nach den Entdeckern bzw. Erstbeschreibern benannte labortechnische Nachweisreaktion von Fleckfieber.

9. Verzeichnisse

Abkürzungsverzeichnis

ÄK	Ärztekammer
BDC	Berlin Document Center
BGH	Bundesgerichtshof
BV	Berufsverbrecher
BVerfG	Bundesverfassungsgericht
C.C.	Concentration Camp
CIC	Civil Internment Camp; auch Counter Intelligence Corps
DAF	Deutsche Arbeitsfront
DEST	Deutsche Erd- und Steinwerke GmbH
DFG	Deutsche Forschungsgemeinschaft
DFP	Dachauer Flossenbürg-Prozess, s.a. FT
EG	Erbgesundheitsgericht
EMK	Einwohnermeldekartei
EOG	Erbgesundheitsobergericht
EWZ	Einwandererzentralstelle
DGZMK	Deutsche Gesellschaft für Zahn-, Mund- und Kieferheilkunde
FAZ	Frankfurter Allgemeine Zeitung
FT	Flossenbuerg Trial, auch Dachauer Flossenbürg-Prozess: DFP.
g.v.H	Garnisonsverwendungsfähig – Heimat
GzVeN	Gesetz zur Verhütung erbkranken Nachwuchses
HICOG	High Commissioner of Germany
HKB	Häftlingskrankenbau, Revier
i.c.	intrakardial
IKL	Inspektion der Konzentrationslager
IKRK	Internationales Komitee des Roten Kreuzes
IMT	International Military Tribunal
i.v.	intravenös
Kripo	Kriminalpolizei
KV	Kassenärztliche Vereinigung
La	Lagerarzt
LG	Landgericht
LKA	Landeskriminalamt
NA	National Archives, s.a. NARA

NARA	National Archives and Records Administration
NIOD	Instituut voor oorlogs-, holocaust en genocide studies
NSdtÄB	Nationalsozialistischer Deutscher Ärztebund
NSDStB	Nationalsozialistischer deutscher Studentenbund
NS(G)-Verbrechen	Nationalsozialistische (Gewalt-)Verbrechen
NSKK	Nationalsozialistisches Kraftfahrerkorps
NSV	NS-Volkswohlfahrt
OKHI	Institut für Fleckfieberforschung des Oberkommando des Heeres in Krakau
RÄK	Reichsärztekammer
RFSS	Reichsführer-SS
RG	Record Group
RKI	Robert-Koch-Institut
RMdI	Reichsministerium des Innern
RPA	Rassenpolitisches Amt
RSHA	Reichssicherheitshauptamt
RuSHA	Rasse- und Siedlungshauptamt
SA	Sturmabteilung
SD	Sicherheitsdienst
Sipo	Sicherheitspolizei
SS	Schutzstaffel; auch Sommersemester
SS-FHA	SS-Führungshauptamt
SSO	SS-Offizier
SS-TV:	SS-Totenkopfverbände
SS-WVHA	SS-Wirtschafts- und Verwaltungshauptamt
Sta	Staatsanwaltschaft; auch Standortarzt
StA	Stadtarchiv
Stalag	Kriegsgefangenen-Mannschafts-Stammlager
StArch	Staatsarchiv
SV	Sicherungsverwahrte
T4	Deckname der „Euthanasie"zentrale in Berlin (in der Tiergartenstraße 4)
TV	Totenkopfverbände
UNRRA	United Nation Relief and Refugee Administration
UA	Universitätsarchiv
VT	Verfügungstruppe

WAST	Deutsche Dienststelle für die Benachrichtigung der nächsten Angehörigen von Gefallenen der ehemaligen deutschen Wehrmacht
WCP	War Crimes Prison, Kriegsverbrechergefängnis
W-SS	Waffen-SS
WVHA	Wirtschaftsverwaltungshauptamt
ZStL	Zentrale Stelle der Landesjustizverwaltungen

Abbildungsverzeichnis

Personenregister

Ortsregister

10. Danksagung

Eine Arbeit wie diese kann nur durch die Unterstützung einer Vielzahl von Personen entstehen. Zunächst gehören dazu mein unermüdlicher Betreuer und Ordinarius für Geschichte der Medizin an der Universität Erlangen-Nürnberg, Karl-Heinz Leven, und die ebenso unermüdliche wissenschaftliche Mitarbeiterin Nadine Metzger. Sie standen immer für Gespräche, Fragen und Diskussionen zur Verfügung, aber vor allem brachten sie mir von Anfang an das nötige Vertrauen entgegen, ohne das ein solches Unterfangen ungleich schwieriger wird. Über die ebenfalls vom Erlanger Institut veranstalteten Vorlesungen und Seminare, durchgeführt von Fritz Dross, Philipp Rauh und Florian Bruns ergaben sich nicht nur fachliche, sondern auch menschliche Bereicherungen.

Den ehemaligen Gefangenen, die sich für Gespräche zur Verfügung stellten, gilt mein besonderer Dank: Steve Israeler, Jack Terry (beide leben heute in den USA) und Stefan Hajdu (er ist in seine Heimatstadt Budapest in Ungarn zurückgekehrt), der mir auch seine Fotografien zur Verfügung stellte, seien hier stellvertretend genannt.

Ruth Neubauer-Petzold, Linguistin, danke ich für zahlreiche Hilfestellungen beim Lösen des „Schreibknotens“. Tilman Rau, Pathologe, danke ich für seine Einschätzung der Sektionsprotokolle.

Für unermüdliches Suchen möchte ich den (auch ehemaligen) MitarbeiterInnen der KZ-Gedenkstätte Flossenbürg, Kathrin Helldorfer, Anja Fritz, Annette Kraus, Irmgard Sieder, Christiana Kick und Boris Behnen, von Herzen danken. Julius Scharnetzky und Johannes Ibel danke ich für das Lesen von Manuskriptabschnitten und die sich im Anschluss entfaltenden Diskussionen. Christa Schikorra und Jörg Skriebeleit sind im Verlauf der fünf Jahre Lehrer, Vorgesetzte und Gesprächspartner zugleich gewesen. Ulrich Fritz danke ich von Herzen für die stetige und konstruktive Begleitung der gesamten Arbeit.

Personen, denen ich während meiner Recherchen begegnet bin und die ich hier erwähnen möchte sind Heimer Möller (KZ-Gedenkstätte Neuengamme), Astrid Ley (KZ-Gedenkstätte Sachsenhausen), Dominik Michl (Würzburg), Sven Fritz (Hamburg), Magdalena Frühmann (Wien). Die zahlreichen Archivmitarbeiter, die mich unterstützt haben, müssen hier, aufgrund ihrer großen Anzahl, namentlich unerwähnt bleiben.

Diese Arbeit ist meiner wunderbaren Patchwork-Familie gewidmet.

Medizingeschichte im Kontext

Herausgegeben von Karl-Heinz Leven, Mariacarla Gadebusch Bondio, Hans-Georg Hofer und Livia Prüll

Die Reihe *Medizingeschichte im Kontext* veröffentlicht Studien, die Themen aus der Geschichte der Medizin und des Gesundheitswesens in wissenschafts- und kulturhistorischer Perspektive betrachten. Die Reihe versteht sich zugleich als Fortsetzung der von Ludwig Aschoff 1938/39 mit zwei Heften begründeten, von Eduard Seidler 1971-1994 mit 17 Bänden weitergeführten *Freiburger Forschungen zur Medizingeschichte*. Die Bände 1 bis 11 (1999 bis 2004) wurden von Karl-Heinz Leven und Ulrich Tröhler herausgegeben.

Band 1 Christine Hummel: Das Kind und seine Krankheiten in der griechischen Medizin. Von Aretaios bis Johannes Aktuarios (1. bis 14. Jahrhundert). 1999.

Band 2 Cécile Mack: Henriette Hirschfeld-Tiburtius (1834-1911). Das Leben der ersten selbständigen Zahnärztin Deutschlands. 1999.

Band 3 Susanne Mende: Die Wiener Heil- und Pflegeanstalt *Am Steinhof* im Nationalsozialismus. 2000.

Band 4 Bernhard Gessler: Eugen Fischer (1874-1967). Leben und Werk des Freiburger Anatomen, Anthropologen und Rassenhygienikers bis 1927. 2000.

Band 5 Jochen Binder: Zwischen Standesrecht und Marktwirtschaft. Ärztliche Werbung zu Beginn des 20. Jahrhunderts im deutsch-englischen Vergleich. 2000.

Band 6 Cécile Mack: Die badische Ärzteschaft im Nationalsozialismus. 2001.

Band 7 Beate Waigand: Antisemitismus auf Abruf. Das Deutsche Ärzteblatt und die jüdischen Mediziner 1918-1933. 2001.

Band 8 Georg Schomerus: Ein Ideal und sein Nutzen. Ärztliche Ethik in England und Deutschland 1902-1933. 2001.

Band 9 Barbara Rabi: Ärztliche Ethik – Eine Frage der Ehre? Die Prozesse und Urteile der ärztlichen Ehrengerichtshöfe in Preußen und Sachsen 1918-1933. 2002.

Band 10 Bernd Grün / Hans-Georg Hofer / Karl-Heinz Leven (Hrsg.): Medizin und Nationalsozialismus. Die Freiburger Medizinische Fakultät und das Klinikum in der Weimarer Republik und im „Dritten Reich". 2002.

Band 11 E. Caroline Jagella: Ignaz Schwörer (1800–1860). Freiburger Geburtshelfer zwischen Romantik und Positivismus. Ein Beitrag zur Geschichte der medizinischen Ethik im 19. Jahrhundert. 2004.

Band 12 Stephan Anis Towfigh: Das Bahá'ítum und die Medizin. Ein medizinhistorischer Beitrag zum Verhältnis von Religion und Medizin. 2006.

Band 13 Nils Kessel: Geschichte des Rettungsdienstes 1945–1990. Vom „Volk von Lebensrettern" zum Berufsbild „Rettungsassistent/in". 2008.

Band 14 Jette Sophia Jung: Erfolg und Scheitern der Hegar-Operation. Eine wissenschaftsgeschichtliche Untersuchung über die Kastration der Frau im 19. Jahrhundert. 2007.

Band 15 Jasmin Beatrix Mattes: Die Stationsbenennungen des Klinikums der Albert-Ludwigs-Universität Freiburg im Breisgau. Erinnerungskultur, kollektives Gedächtnis und Umgang mit nationalsozialistischer Vergangenheit. 2008.

Band 16 Simon Reuter: Im Schatten von Tet. Die Vietnam-Mission der Medizinischen Fakultät Freiburg (1961–1968). 2011.

Band 17 Ute Caumanns / Fritz Dross / Anita Magowska (Hrsg. / red.): Medizin und Krieg in historischer Perspektive. Beiträge der XII. Tagung der Deutsch-Polnischen Gesellschaft für Geschichte der Medizin, Düsseldorf 18.-20. September 2009. Medycyna i wojna w perspektywie historycznej. Prace XII. konferencji Polsko-Niemieckiego Towarzystwa Historii Medycyny, Düsseldorf 18 do 20 września 2009 r.. 2012.

Band 18 Philipp Rauh / Karl-Heinz Leven: Ernst Wilhelm Baader (1892-1962) und die Arbeitsmedizin im Nationalsozialismus. 2013.

Band 19 Eva Brinkschulte / Mariacarla Gadebusch Bondio (Hrsg.): Norm als Zwang, Pflicht und Traum. Normierende versus individualisierende Bestrebungen in der Medizin. Festschrift zum 60. Geburtstag von Heinz-Peter Schmiedebach. 2015.

Band 20 Eva Brinkschulte / Fritz Dross / Anita Magowska / Marcin Moskalewicz / Philipp Teichfischer (Hrsg./red.): Medizin und Sprache – Die Sprache der Medizin. Medycyna i język – język medycyny. 2016.

Band 21 Jessica Tannenbaum: Medizin im Konzentrationslager Flossenbürg 1938 bis 1945. Biografische Annäherungen an Täter, Opfer und Tatbestände. 2017.

www.peterlang.com

www.ingramcontent.com/pod-product-compliance
Ingram Content Group UK Ltd.
Pitfield, Milton Keynes, MK11 3LW, UK
UKHW021849290926
8980IPUK00005B/732

9 783631 675632